U0396766

广西壮族自治区
疾病预防控制中心年鉴 2022

《广西壮族自治区疾病预防控制中心年鉴》编委会 编

广西科学技术出版社

图书在版编目（CIP）数据

广西壮族自治区疾病预防控制中心年鉴.2022 /
《广西壮族自治区疾病预防控制中心年鉴》编委会编.—
南宁：广西科学技术出版社，2022.12
　　ISBN 978-7-5551-1889-3

　　Ⅰ．①广… Ⅱ．①广… Ⅲ．①疾病预防控制中心—广
西—2022—年鉴 Ⅳ．① R197.2-54

中国版本图书馆 CIP 数据核字(2022)第 218002 号

广西壮族自治区疾病预防控制中心年鉴 2022

《广西壮族自治区疾病预防控制中心年鉴》编委会　编

策　　划：何杏华　　　　　　　责任编辑：陈诗英
责任校对：夏晓雯　　　　　　　责任印制：韦文印
装帧设计：梁　良　　　　　　　排　　版：南宁市佳彩广告设计有限公司

出 版 人：卢培钊
出　　版：广西科学技术出版社
社　　址：广西南宁市东葛路 66 号　　　　邮政编码：530023
网　　址：http://www.gxkjs.com
印　　刷：广西民族印刷包装集团有限公司
地　　址：南宁市高新区高新三路 1 号　　　邮政编码：530007

开　　本：889mm×1194mm　1/16
字　　数：360 千字　　　　　　　　　　印　　张：13
版　　次：2022 年 12 月第 1 版
印　　次：2022 年 12 月第 1 次印刷
书　　号：ISBN 978-7-5551-1889-3
定　　价：168.00 元

版权所有　侵权必究

质量服务承诺：如发现缺页、错页、倒装等印装质量问题，可直接向本社调换。

《广西壮族自治区疾病预防控制中心年鉴2022》编委会

名誉主编：

廖品琥　王　勇　杜振宗　庞　军

主　编：

吕　炜　林　玫

副 主 编：

李广山　黄兆勇　李　红

执行副主编：

钟　革

责任编辑：

李　虹　朱金辉　蔡剑锋　李　艳　梁　婧

编　委（按姓氏音序排列）：

陈　琨　邓秋云　董爱虎　付志智　韩彦彬　黄玉满　黄兆勇　蒋玉艳　蒋智华
蓝光华　雷宁生　李　红　李　虹　李　艳　李广山　李杰文　梁大斌　梁富雄
廖显明　林　玫　林可亮　刘梦静　卢　文　吕　炜　蒙晓宇　孟　军　莫兆军
谭冬梅　谭宗艳　唐小兰　万孝玲　谢　萍　许洪波　杨　继　张洁宏　曾　竣
钟　革　钟格梅　周昌明　周为文　周轶翔　朱金辉

编写人员（按姓氏音序排列）：

蔡剑锋　陈世毅　陈威林　崔哲哲　邓　涛　邓革红　胡莉萍　黄　腾　黎　锋
李　迪　李　虹　李晓鹏　梁　晖　梁煌助　梁羡篁　林可亮　罗灿姬　罗海兰
罗兰英　罗小娟　罗月梅　吕国丽　毛　玮　莫　雪　任美璇　石萌萌　苏丕丽
覃心怡　谭宗艳　唐雯茜　陶春爱　万孝玲　韦佳楠　韦树娇　吴昊清　许露曦
杨俊峰　张丽芳　赵新春　周信娟

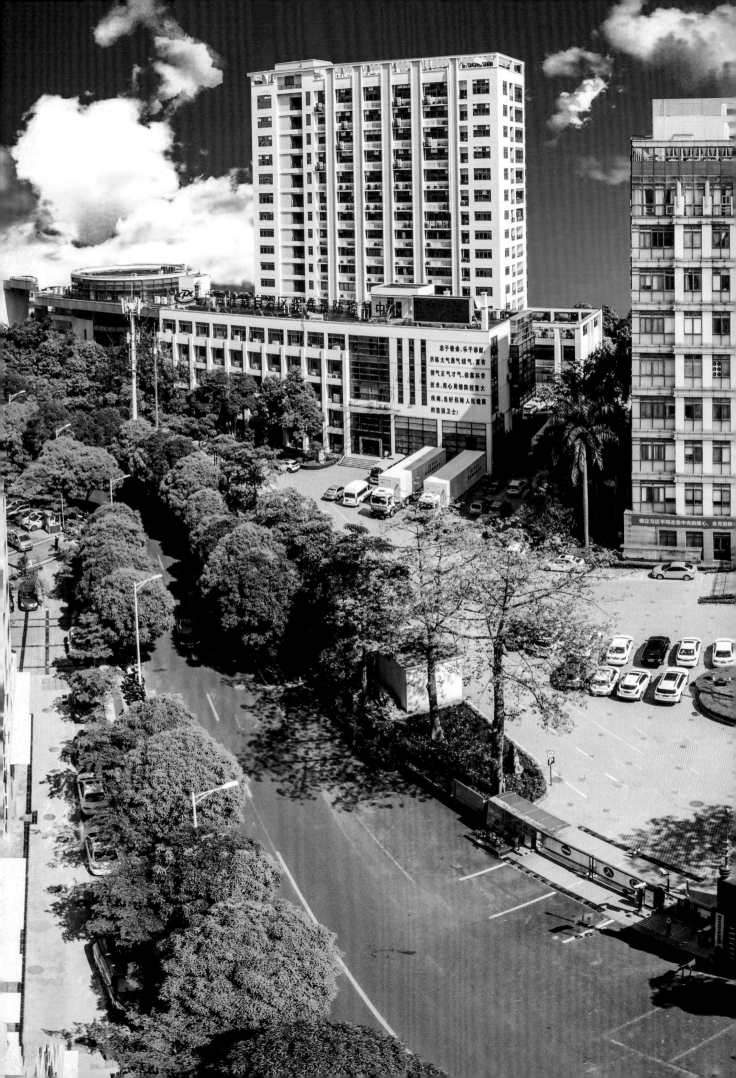

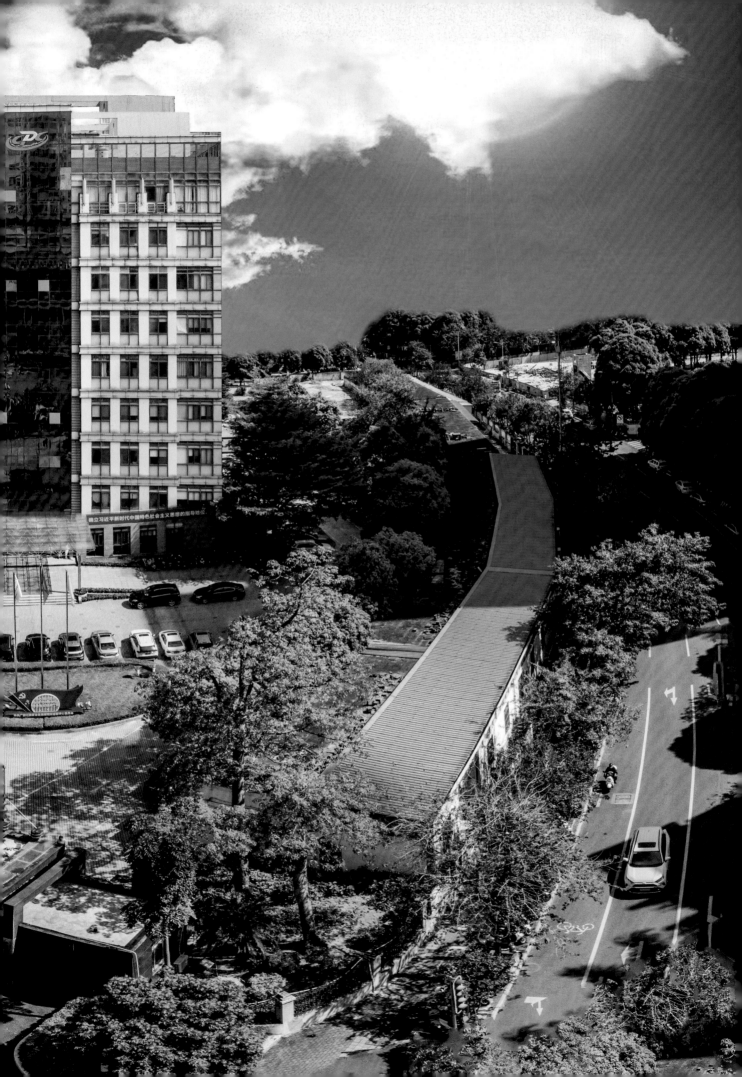

图片专辑

2021年，自治区人民政府、自治区卫生健康委等上级单位领导莅临广西壮族自治区疾病预防控制中心，慰问中心专家，检查督导、调研指导中心疾病预防控制工作，对中心的建设与发展给予极大的关怀与帮助。

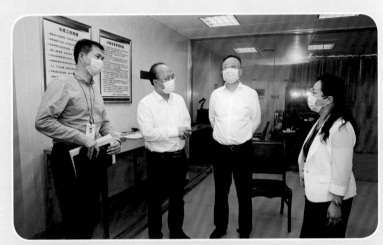

▶4月20日，自治区人民政府副主席黄俊华（左三）到中心实地考察调研新冠疫苗采购管理及调配工作。自治区卫生健康委主任廖品琥（左二），中心主任林玫（右一）、副主任黄兆勇（左一）陪同调研

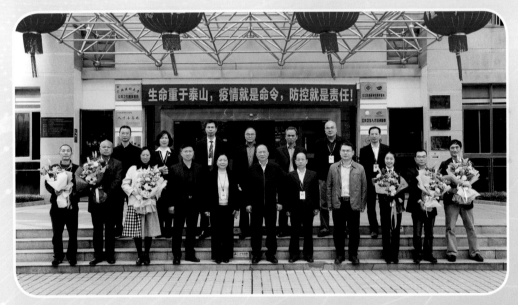

◀2月10日，自治区卫生健康委主任廖品琥（前排左六）到中心慰问疫情防控人员后合影

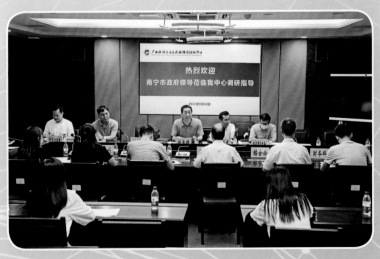

▶9月18日，南宁市人民政府党组成员刘宗晓（正面左三）带队到中心调研指导。图为调研座谈会现场

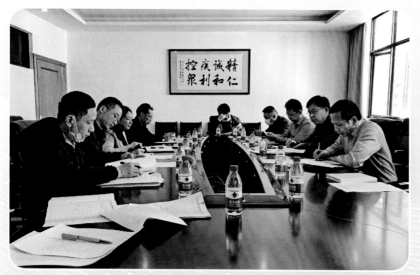

◀ 2月5日，自治区卫生健康委副主任庞军（右二）一行到中心调研指导广西公共卫生应急技术中心大楼项目建设工作。图为调研座谈会现场

▶ 6月11日，自治区卫生健康委党组党史学习教育领导小组第一指导组组长、一级巡视员梁远（左二）到中心开展党史学习教育检查指导工作。图为中心党委书记吕炜（右一），党委副书记、中心主任林玫（左一）介绍中心党史学习情况

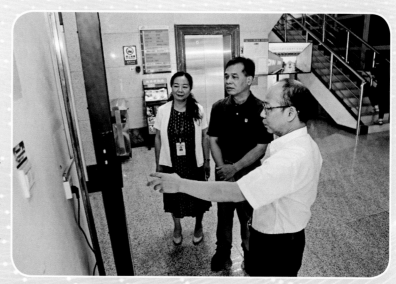

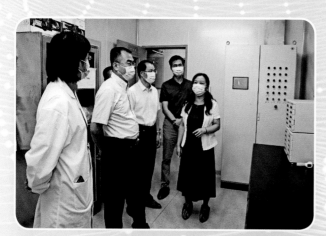

▲ 7月16日，自治区科学技术厅副厅长李克纯（左二）带队到中心调研指导传染病防控领域科技创新工作。图为中心主任林玫（右一）介绍全区传染病疫情及实验室检测工作情况

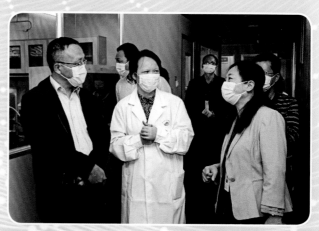

▲ 11月4日，自治区科学技术厅副厅长唐咸来（左一）实地考察调研中心科研工作、重点实验室建设、人才队伍建设等情况。图为中心主任林玫（右一）介绍中心科研工作情况

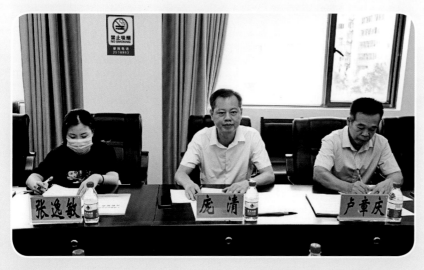

◀9月6日，自治区卫生健康委食品安全标准与监测评估处处长庞清一行到中心调研指导食品安全与营养健康工作。图为调研座谈会现场

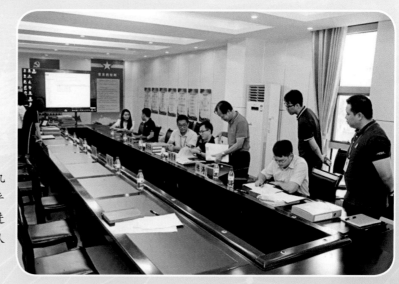

▶9月3日，自治区卫生健康委直属机关纪委交叉督导组对中心学习贯彻习近平总书记重要讲话精神等九项重点工作进行督导检查。图为督导组工作人员在认真查阅相关台账

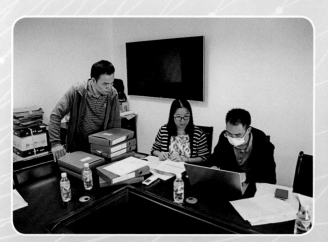

▲10月15日，自治区卫生健康委巡查组第二小组到中心开展网络安全巡查工作。图为巡查组检查中心网络安全工作情况

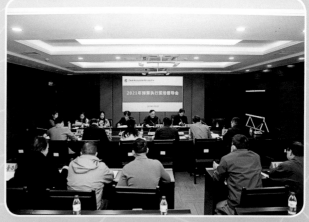

▲11月10日，自治区财政厅社保处和自治区卫生健康委财务处、疾控处联合督导组到中心召开2021年预算执行现场督导会

★ 国家级检查组检查督导

2021年，国家卫生健康委等单位先后派出评审组、专家组到中心对实验室进行认可复评＋变更评审、对生物安全三级实验室进行飞行检查、对新型冠状病毒实验活动进行现场评估论证等。评审组、专家组对中心所做的相关工作和取得的成绩给予高度评价，并提出指导性意见。

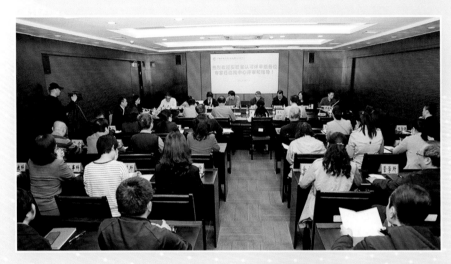

◀ 3月27—28日，中国合格评定国家认可委员会组织实验室认可评审组专家对中心相关实验室进行认可复评＋变更评审。图为评审现场

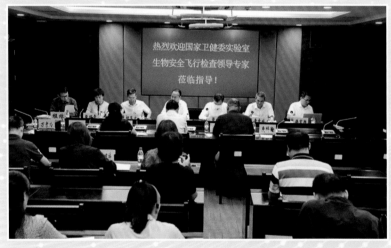

▶ 10月12日，国家卫生健康委组织实验室生物安全飞行检查专家组到中心对生物安全三级实验室进行检查。图为检查工作现场

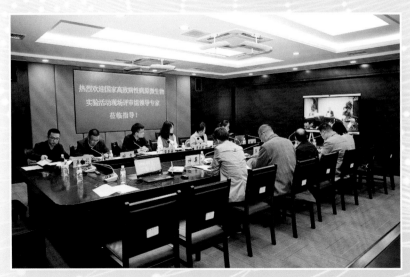

◀ 12月8—10日，国家卫生健康委科教司组织国家高致病性病原微生物实验活动现场评审组到中心对生物安全三级实验室开展新型冠状病毒实验活动进行现场评估论证。图为评估论证现场

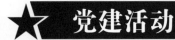

党建活动

2021年，在自治区卫生健康委党组的领导下，中心党政领导班子带领全体干部职工认真学习贯彻习近平新时代中国特色社会主义思想，习近平总书记在庆祝中国共产党成立100周年大会上的重要讲话、视察广西时的重要讲话和重要指示精神，以及党的十九大精神、十九届六中全会精神等，落实推进全面从严治党，以组织开展党史学习教育为重要抓手，党建引领，将学习成效转化为为群众办实事的动力，进一步推进新时代党的建设和疾病预防控制事业高质量发展。

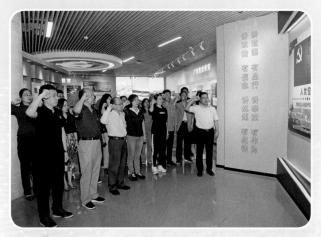

▲3月29日，中心第一、第二、第三党支部联合开展"庆祝建党100周年，践行初心使命"主题党日活动。图为中心党员重温入党誓词

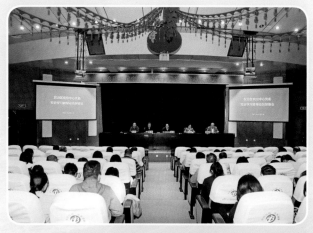

▲4月9日，中心党委召开党史学习教育动员部署会，深入学习贯彻习近平总书记在党史学习教育动员大会上的重要讲话精神。图为会议现场

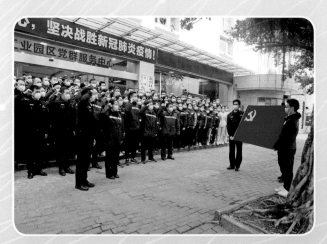

▲12月30日，中心驰援东兴市新冠肺炎疫情临时党支部全体党员与全区疾控系统及防城港市公安派驻东兴疫情现场的全体党员在东兴市江平工业园大流调溯源组驻地开展"重温入党誓词"活动。图为宣誓现场

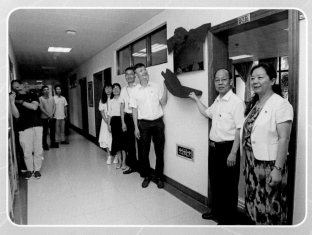

▲6月4日，中心党委与自治区图书馆党委联合开展"学习党史见行动　我为群众办实事"党建联建活动，中心党委书记吕炜（右二），中心党委副书记、主任林玫（右一），自治区图书馆党委书记赵晋凯（右三），党委副书记、纪委书记彭松林（右四）等出席活动揭牌仪式

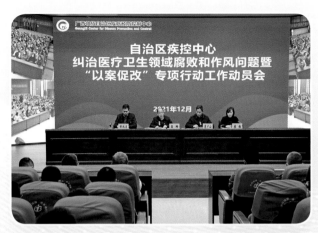

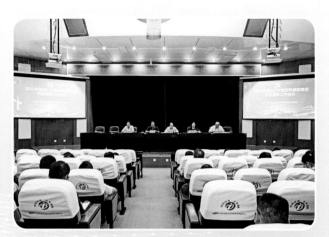

▲ 2021年12月31日，中心召开纠治医疗卫生领域腐败和作风问题暨"以案促改"专项行动工作动员会。中心党委书记吕炜（左二）、党委副书记李广山（右二）、副主任黄兆勇（左一）、纪委书记李红（右一）出席会议

▲ 4月23日，中心党委召开2021年党的工作暨党风廉政建设和反腐败工作会议。中心党委书记吕炜（正面中）作工作报告，纪委书记覃柯滔（正面右一）对2021年度中心纪检监察工作进行部署

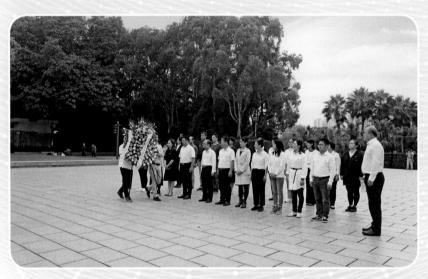

◀ 4月27日，中心党委组织各支部党员代表参观李明瑞、韦拔群烈士纪念碑和纪念馆，开展"祭英烈、学党史、践使命""清明祭英烈"主题活动。图为参加活动党员为革命烈士敬献花圈

▶ 6月3日，中心党委举办"奋斗百年路　启航新征程"党史学习微党课暨专题读书班活动。中心党委书记吕炜（正面左三）主持活动，中心党委副书记、主任林玟（正面右三），中心党委其他成员及非中共党员领导班子成员、各支部书记参加活动

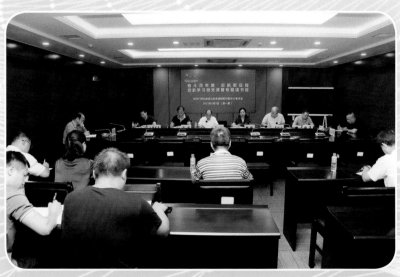

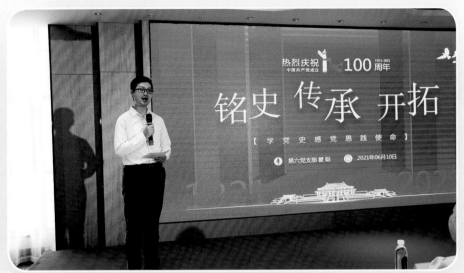

▶6月21日，中心在南宁市举办"学史明理铸忠魂以史鉴今开新局"庆祝建党100周年全区疾控中心"党史故事大家讲"微党课比赛。图为中心第六党支部瞿聪讲党史故事

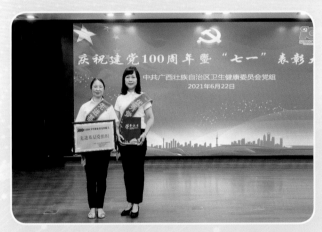

▲6月22日，自治区卫生健康委召开庆祝建党100周年暨"七一"表彰大会。图为中心第二十一党支部书记、放射卫生防护所所长谢萍（右），中心第十一党支部书记、免疫规划所副所长邓秋云（左）作为获奖代表上台领奖

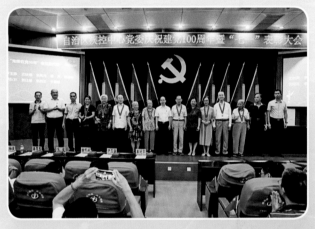

▲6月27日，中心党委召开庆祝建党100周年暨"七一"表彰大会。图为中心领导班子为"光荣在党50周年"老党员颁发纪念章后合影

▶6月29日，庆祝中国共产党成立100周年"七一勋章"颁授仪式在北京举行。图为中心组织全体党员、干部职工在线收看颁授仪式

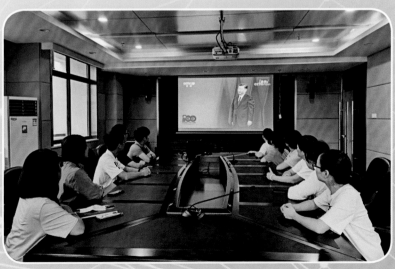

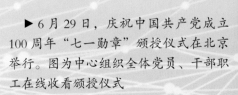

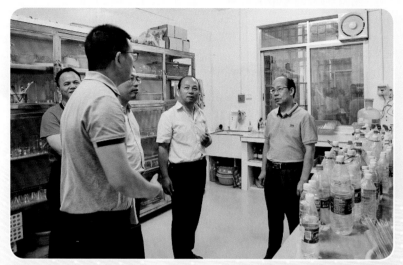

◀ 7月21—23日，中心党委书记吕炜（右一）带领中心党员赴玉林市、陆川县和博白县疾病预防控制中心调研基层党组织党建工作。图为调研组在陆川县疾病预防控制中心走访调研

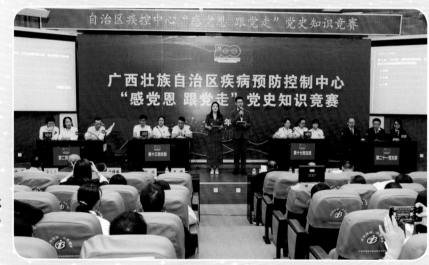

▶ 10月29日，中心举办"感党恩　跟党走"党史知识竞赛。图为竞赛现场

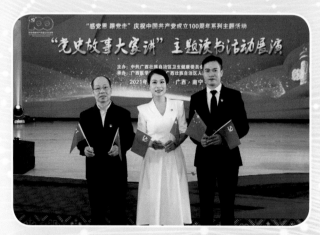

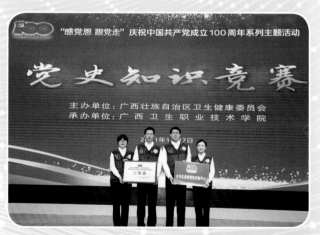

▲ 11月1日，自治区卫生健康委举办"感党恩跟党走"庆祝中国共产党成立100周年系列主题活动——"党史故事大家讲"主题读书活动展演，中心党委书记吕炜（左）带领选手黄腾（中）、李晓鹏（右）参加展演。图为他们获奖后合影

▲ 12月7日，自治区卫生健康委举办"感党恩跟党走"庆祝中国共产党成立100周年系列主题活动——党史知识竞赛，中心选派廖敏（右一）、于洋（左一）、赵锦明（左二）、李科全（右二）组成"疾控卫士梦之队"参赛。图为他们领奖后合影

★ 重要活动

2021年，在自治区卫生健康委党组领导下，中心领导班子带领全体干部职工深入学习贯彻落实习近平总书记系列重要讲话精神和党的十九大精神、十九届六中全会精神，以有效防控疾病、保障人民健康、建设健康广西为根本目标，创新工作方式方法，进一步强化科学管理和制度建设，较好地完成了各项工作任务，有效地促进了中心各项事业的稳步发展。

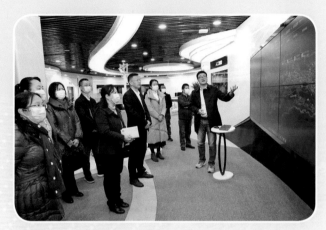

▲1月8日，中心主任林玫带领部分中层干部及技术骨干赴中国－东盟信息港股份有限公司参观交流

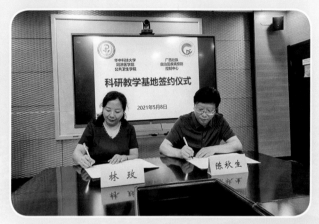

▲5月8日，在中心与华中科技大学同济医学院公共卫生学院科研教学基地签约仪式上，中心主任林玫与华中科技大学同济医学院公共卫生学院党委书记陈秋生签署合作协议

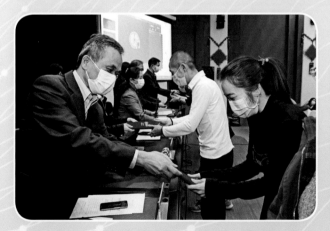

▲2月8日，中心召开2020年度工作总结表彰大会。图为会上中心领导班子成员为先进工作者颁奖

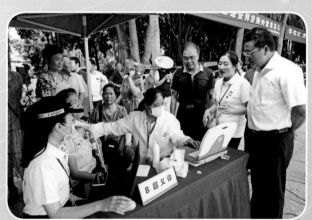

▲5月15日，由自治区卫生健康委、自治区疾病预防控制中心和广西盐业集团有限公司主办的第28个全国"防治碘缺乏病日"宣传活动在百色市举办。图为中心副主任赵鹏（右三）在甲状腺B超义诊活动现场

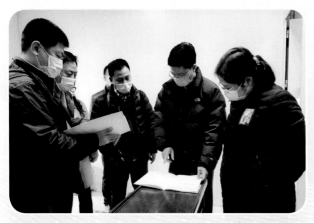

▲1月21日，中心承接的新型冠状病毒mRNA疫苗Ⅱ期临床试验在桂林永福县接受广西药品监督管理局检查。图为检查组检查疫苗临床试验相关资料

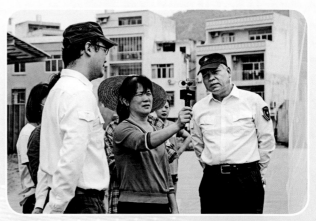

▲3月29—31日，中心急性传染病防制所所长李永红（右一）一行前往岑溪市开展首轮登革热防控技术指导工作。图为中心专家指导当地专业技术人员监测蚊媒密度

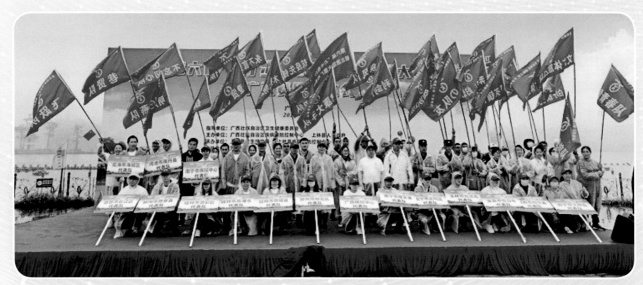

▲4月20日，中心在南宁市上林县召开第六届"万步有约"健走激励大赛广西赛区启动会。图为启动会现场

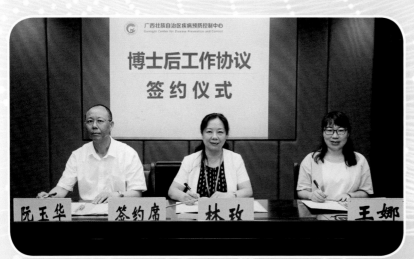

◀5月12日，中心举行博士后工作协议签约仪式。图为中心主任林玫，中国疾病预防控制中心专家、"八桂学者—艾滋病防控关键技术"岗位团队成员阮玉华研究员和王娜博士签署联合培养博士后研究人员工作协议

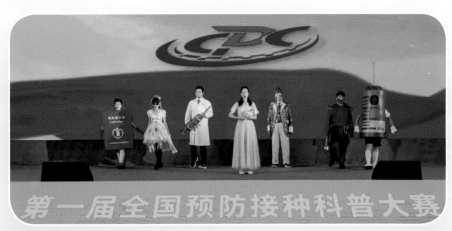

▶5月16日，中心免疫规划所科普作品《预防接种 守护健康》在中华预防医学会举办的"第一届全国预防接种科普大赛"中荣获表演类一等奖。图为中心参赛队员在大赛决赛现场表演

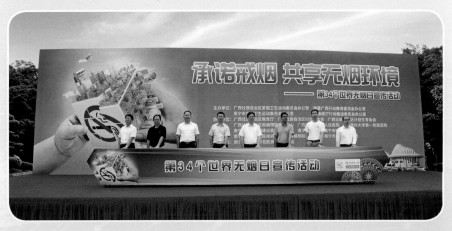

▶5月31日，中心副主任黄兆勇（右二）带队参加广西"承诺戒烟 共享无烟环境——第34个世界无烟日宣传活动"。图为活动启动仪式现场

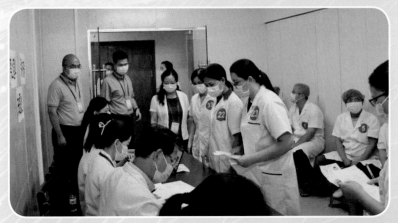

◀6月19—24日，中心抽调技术骨干作为考官、考务人员组织开展2021年广西公共卫生医师资格考试实践技能考试。图为中心主任林玫（左三）、纪委书记覃柯滔（左一）、副主任黄兆勇（左二）检查考务准备工作

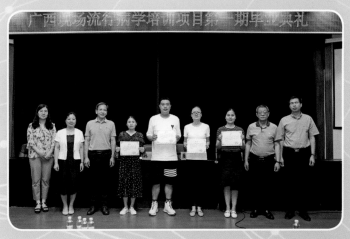

▶7月13日，广西现场流行病学培训项目（GXFETP）第一期毕业典礼在中心举行。自治区卫生健康委疾控处处长陆庆林（左三），GXFETP执委会副主任、中心主任林玫（左二），GXFETP执委会办公室主任、中心副主任黄兆勇（右一）出席毕业典礼

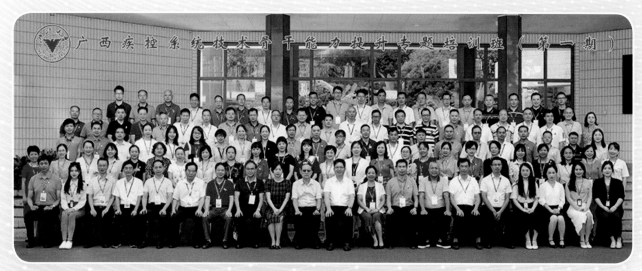

广西壮族自治区科学技术厅
Science and Technology Department of Guangxi Zhuang Autonomous Region

◀ 8月27日，中心组织申报的自治区重点实验室"广西重大传染病防控与生物安全应急响应重点实验室"获批为2021年第一批自治区重点实验室

▲ 9月23—29日，中心在浙江大学举办第一期广西疾控系统技术骨干能力提升专题培训班，中心领导及中层干部，广西各市、县（市、区）疾病预防控制中心领导参加培训。图为参训人员合影

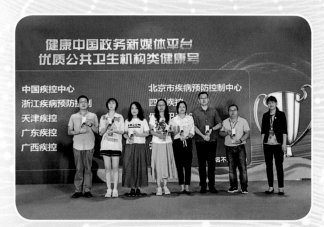

▲ 9月25日，"广西疾控"微信公众号在健康报社、浙江省卫生健康委等单位联合举办的第八届互联网＋健康中国大会上获"健康中国政务新媒体平台优质公共卫生机构类健康号"荣誉。图为颁奖现场

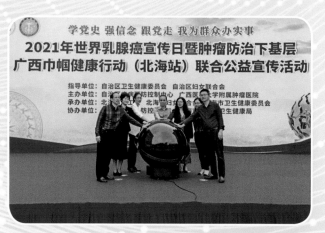

▲ 10月15日，由中心和广西医科大学附属肿瘤医院联合主办的2021年世界乳腺癌宣传日暨肿瘤防治下基层广西巾帼健康行动（北海站）联合公益宣传活动举行。中心副主任方钟燎（左四）出席活动启动仪式

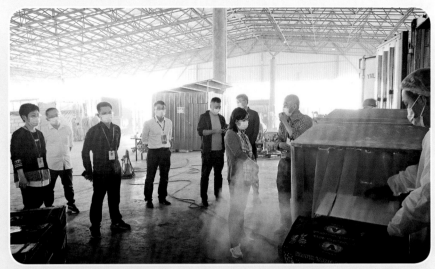

► 10月26日，中心派出消杀与媒介防制所专业人员到凭祥市冷链货场进行消杀等新冠肺炎疫情防控工作指导

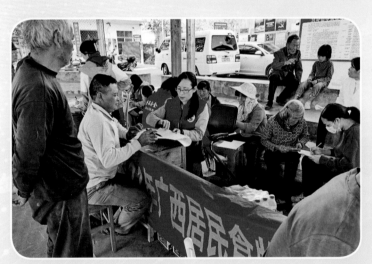

◄ 11月15日至12月3日，中心派出专业技术人员在钦州市和贵港市开展居民食物消费量现场调查工作。图为专业技术人员对居民进行食物消费量问卷调查

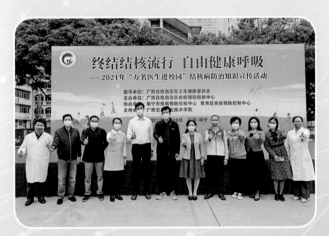

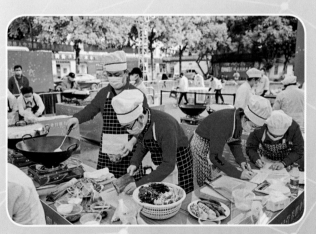

▲ 11月16日，中心在广西交通职业技术学院举办"终结结核流行　自由健康呼吸"——2021年"万名医生进校园"结核病防治知识宣传活动。图为中心参与宣传活动的人员合影

▲ 12月20—21日，自治区第二届营养职业大赛在南宁市举行，中心派出4名队员参赛并获奖。图为中心队员在烹制和搭配营养餐

2021年，中心根据国家、自治区的部署，认真贯彻落实党中央、国务院关于"外防输入、内防反弹"的总策略及"动态清零"总方针，严格落实常态化新冠肺炎疫情防控工作的要求，先后派出多批工作队员支援广西边境地区、全国多省份、非洲等防疫工作，并在实验室检测、现场流调与技术指导、数据分析研判、新冠疫苗接种等方面做出重大贡献。

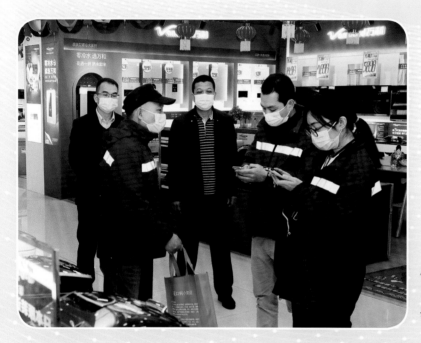

◀1月14日，南宁市新增1例新冠肺炎确诊病例。中心积极组织流调队员投入流调工作，查根溯源，为切断疫情传播链提供重要依据

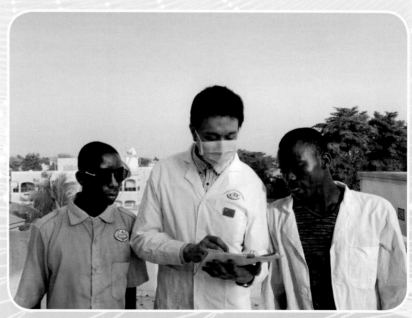

▶2月5日，由自治区卫生健康委组织选拔的援非抗击新冠肺炎工作队赴尼日尔支援新冠肺炎疫情防控工作。图为中心结核病防制所副所长崔哲哲（中）作为工作队队员在尼日尔开展新冠肺炎疫情防控工作

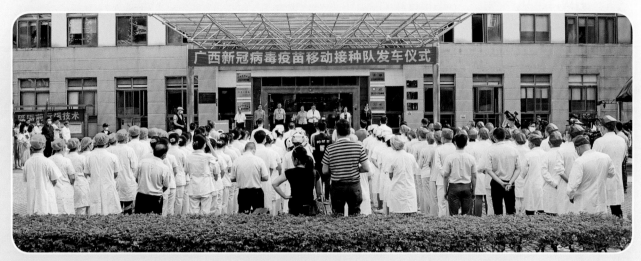

▲5月17日，广西新冠病毒疫苗移动接种队发车仪式在中心举行。图为发车仪式现场

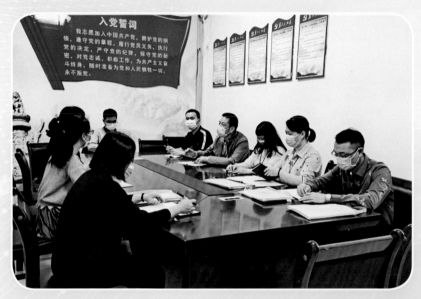

◀5月，中心先后派出多批工作队员支援广西边境地区新冠肺炎疫情防控工作，协助排查边境地区防控漏洞和薄弱环节。图为中心相关专家参与广西边境地区疫情研判工作

▶6月15日，为感谢中国援科摩罗抗疫医疗队协助科摩罗抗击新冠肺炎疫情，科摩罗总统阿扎利向来自中国广西的抗疫医疗队授予勋章，并向12位队员颁发荣誉证书。图为科摩罗总统阿扎利（右一）向中心综合办公室副主任医师陈玉柱（右三）颁发荣誉证书

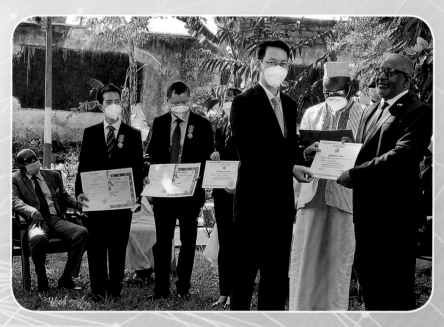

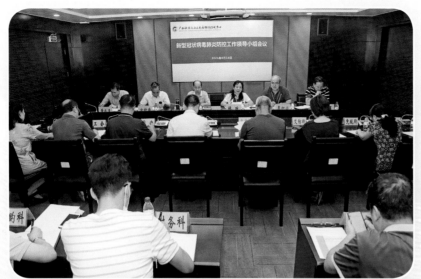

◀8月18日，中心召开新型冠状病毒肺炎防控工作领导小组会议，分析研判疫情防控形势，对疫情防控工作进行再动员、再部署

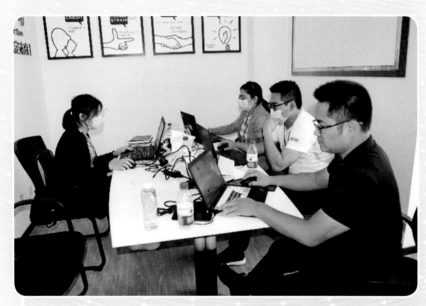

◀9月20日，中心派出专业技术人员支援福建疫情防控工作。图为中心专业技术人员陆皓泉（右一）在分析疫情特点

▶10月，中心钟延旭副主任医师、刘银品主管医师作为国家专家组成员先后奔赴贵州省遵义市和江西省上饶市，全力投入两地新冠肺炎疫情防控。图为10月23日晚，钟延旭（右一）和刘银品（左二）在遵义市疾病预防控制中心对当地疫情开展研判分析

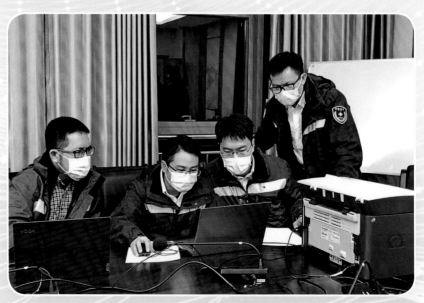

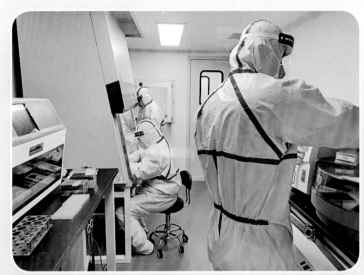

▶12月13日，中心完成扶绥和宁明两县全员核酸检测支援任务。图为中心检测人员在进行新冠病毒核酸检测

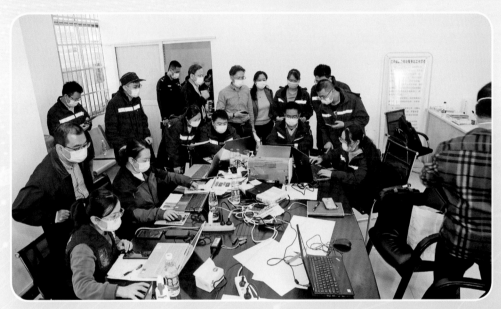

◀12月20日，中心派出专业技术人员支援东兴市新冠肺炎疫情防控工作。图为中心专业技术人员正在对疫情进行研判

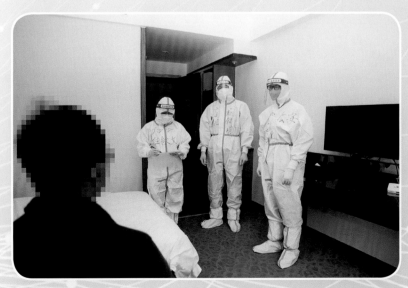

◀12月23日，中心流调队员在东兴市对新冠肺炎阳性感染者开展流行病学调查

★ 防治艾滋病攻坚工程

按照自治区党委、政府的部署要求，在自治区卫生健康委的领导下，2021年中心狠抓各项防控措施，协助自治区卫生健康委完成第二轮防治艾滋病攻坚工程和"十三五"行动计划终期评估，与公安部门联防联控，聚焦农村地区和学校两个防治艾滋病阵地开展警示性宣传教育活动，通过多项创新措施联合发力，有效促进全区防治艾滋病措施落实。

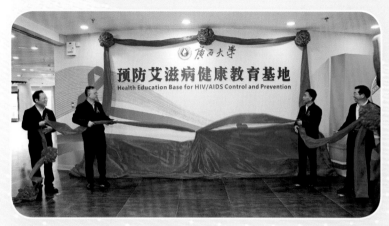

◀ 11月30日，由自治区防治艾滋病工作委员会（简称"防艾委"）主办，自治区疾病预防控制中心和广西大学联合承办的"世界艾滋病日"暨防艾禁毒宣传月活动启动仪式在广西大学举行，自治区副主席、自治区防艾委主任黄俊华（左二）出席仪式，并为广西大学预防艾滋病健康教育基地揭牌

▶ 5月，自治区防艾委组织专家分组赴南宁市、柳州市、钦州市、平南县和东兴市5个示范区开展工作调研及技术指导。图为5月20日中心主任林玫（右一）、艾滋病防制所所长蓝光华（右三）等专家在平南县示范区现场督导指导工作

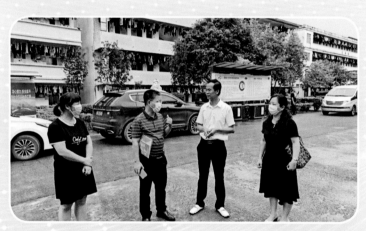

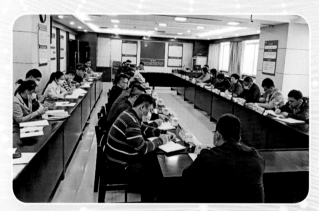

▲ 10月18—21日，国家现场评估组顺利完成广西第四轮全国艾滋病综合防治示范区现场评估工作。自治区卫生健康委艾防处处长梁慧婷、中心艾滋病防制所所长蓝光华等全程陪同现场评估

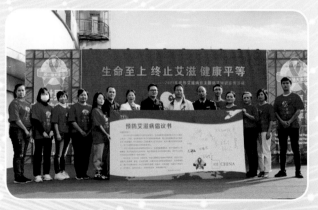

▲ 11月26日，中心与艾滋病健康基金会项目（AHF）联合南宁市良庆区卫生健康局等单位在南宁市举办"生命至上　终止艾滋　健康平等"第34个世界艾滋病主题宣传活动。图为活动参与者在预防艾滋病倡议书上签字并合影

★ 国家突发急性传染病防控队（广西）建设

　　2021年，在新冠肺炎疫情常态化防控背景下，中心积极组织国家突发急性传染病防控队（广西）队伍参与新冠肺炎疫情防控实战演练，开展综合训练，并组织队员现场调查处置各类突发公共卫生事件，以及开展重大节假日、重大活动期间应急值守、卫生保障等工作。

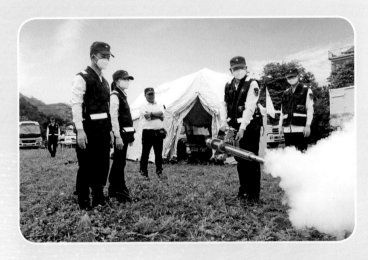

◀4月28—29日，国家突发急性传染病防控队（广西）在上林县西燕镇开展突发急性传染病疫情防控综合训练。图为队员进行现场消杀演练

▶7月6—10日，2021年国家突发急性传染病防控队（广西）重大活动及会议保障训练在百色市开展。图为队员站军姿训练

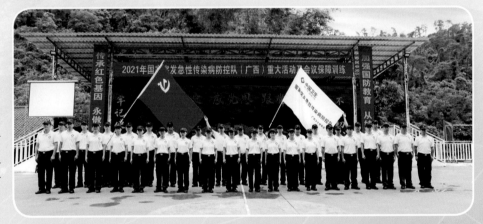

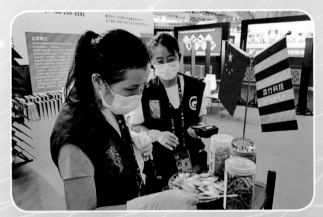

▲8月20—30日，国家突发急性传染病防控队（广西）队员对中国—东盟"两会"重点场所开展病媒生物控制及预防性消毒工作。图为队员对展馆内环境进行抽样检测、巡查，排查疫情风险

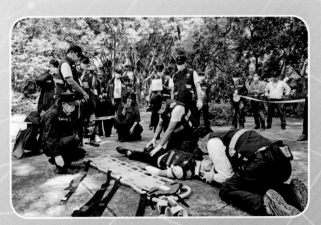

▲11月27日，粤桂卫生应急演练活动在广东省举行。图为国家突发急性传染病防控队（广西）参演队员对高处坠落伤员实施脊柱固定搬运演练

★ 健康扶贫工作

　　2021年，在中国共产党成立100周年的重要时刻，我国脱贫攻坚战取得全面胜利。中心党委自党中央提出实现脱贫攻坚目标的总体要求以来，贯彻落实相关要求，高度重视脱贫攻坚工作。中心领导班子多次带领帮扶干部深入龙胜各族自治县马堤村开展调研、慰问、健康义诊及健康素养知识宣传等活动。中心结对帮扶的23户贫困户已于2019年底全部脱贫摘帽。下一步，在全面建设社会主义现代化国家新征程中，中心将紧跟时代步伐，脚踏实地，坚定信心决心，巩固脱贫攻坚成果，积极助力乡村振兴。

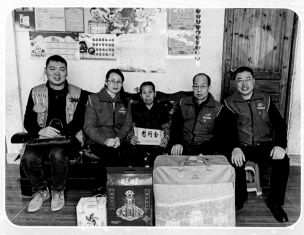

▲2月1—2日，中心党委书记吕炜（右二）带领由中心各党支部书记组成的扶贫工作组，赴龙胜马堤村开展春节走访慰问及调研活动

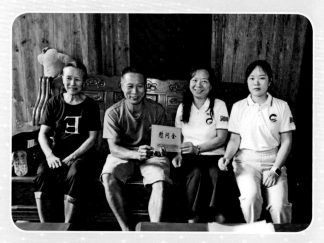

▲9月14—15日，中心党委副书记、主任林玫（右二）带领各党支部委员及党员代表赴龙胜马堤村开展乡村振兴工作调研及中秋、国庆双节慰问活动。图为林玫主任为贫困户送上慰问金

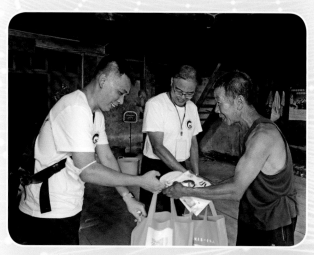

▲6月25日，中心副主任赵鹏（中）、团委书记林可亮（左一）带队到龙胜马堤村开展慰问活动，并给贫困户送上慰问品

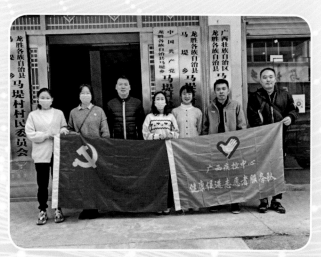

▲11月23—24日，中心健康促进志愿者服务队前往龙胜马堤村开展过渡期监测对象和脱贫户帮扶联系工作。图为队员合影

2021年，中心开展了内容丰富、形式多样的文化建设活动，如看望慰问离退休老人、举办女职工三八妇女节健康徒步行活动、开展党员志愿者活动、组织青年团员植树活动、组织离退休人员参观活动等，这些活动从不同侧面展现了广西疾控工作者的精神风貌，增强了广西疾控队伍的向心力、凝聚力和战斗力。

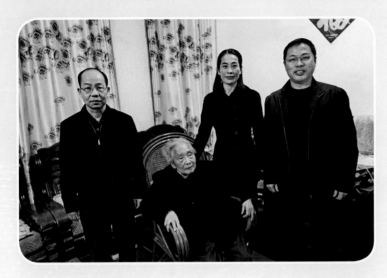

◄1月25日至2月1日，中心党政领导班子及部分职能科室负责人在春节来临之际分组登门慰问中心离退休老干部。图为中心党委书记吕炜（左一）、党委办公室主任黄玉满（右一）、离退休人员服务管理科科长谭宗艳（右二）看望退休老干部

►6月30日，中心党委领导班子成员带领党委办公室、人事科和离退休人员服务管理科相关人员组成多个慰问组对中心党龄达50周年的老党员进行走访慰问。图为中心纪委书记覃柯滔（左一）、中心副主任钟革（右一）慰问老党员

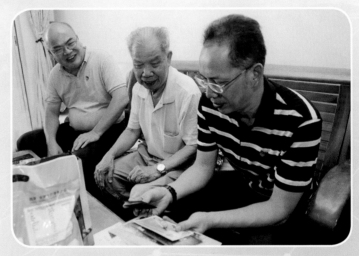

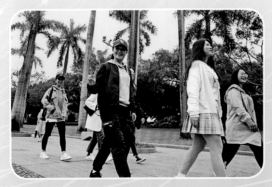

▲3月8日，中心在南湖公园举行女职工三八妇女节健康徒步行活动。图为中心女职工在活动中

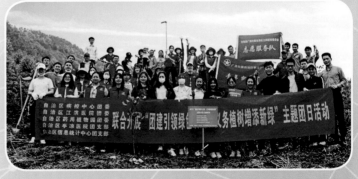

▲3月18日，中心团委联合自治区江滨医院团委、自治区药用植物园团委等4家单位团联合组织在自治区亭凉医院扶绥麻风病院区，联合开展"团建引领绿色发展 义务植树增添新绿"主题团日活动

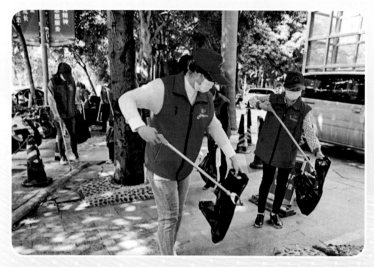

◀4月29日，中心组织党员志愿者积极参与"我为群众办实事 志愿服务满绿城"活动。图为中心党员志愿者在捡垃圾，为创建文明社区贡献力量

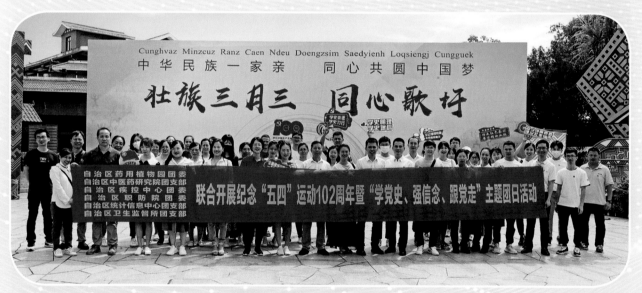

▲5月11日，中心团委联合自治区药用植物园团委等5家单位团组织联合开展纪念"五四"运动102周年暨"学党史、强信念、跟党走"主题团日活动

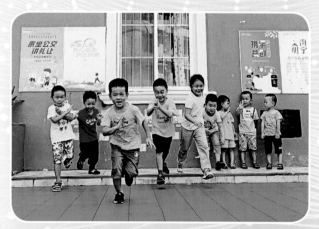

▲8月1日，中心开办干部职工子女暑假托管班，以缓解中心干部职工子女暑假无人照看的问题。图为中心干部职工子女在暑假托管班上体育课

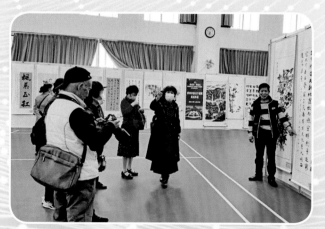

▲11月9日，中心组织离退休人员到广西老年大学参观第九届"多彩金秋"文化活动文艺作品展。图为离退休人员在书法作品前拍照留念

编辑说明

    《广西壮族自治区疾病预防控制中心年鉴 2022》是由广西壮族自治区疾病预防控制中心主办，《广西壮族自治区疾病预防控制中心年鉴》编委会组织编纂的一部综合性年鉴，其宗旨是全面、系统、翔实地记载 2021 年广西壮族自治区疾病预防控制中心的基本情况、重大活动、工作进展以及科研成果等，为各级领导系统了解广西疾病预防控制工作、制定决策提供基础资料和历史借鉴，为有关部门和社会各界人士了解广西疾病预防控制中心、推进疾病预防控制事业发展提供参考，并为广西今后的编史修志工作积累资料。

    本年鉴设 14 个栏目，依次为图片专辑、特载、特辑、概况、科所（办）工作进展、重要活动、重要会议、防治艾滋病攻坚工程、突发公共卫生应急事件处置情况、培训工作、科学研究、大事记、荣誉、文件。

    本年鉴稿件大部分由广西壮族自治区疾病预防控制中心各科所（办）提供，由年鉴编委会负责编纂，主要数据资料均经各科所（办）主要负责人审核。

    欢迎广大读者对本年鉴编辑工作提出宝贵意见，以便我们不断改进和提高。

《广西壮族自治区疾病预防控制中心年鉴》编委会

2022 年 10 月

目 录

重要活动

突发公共卫生应急事件处置情况

培训工作

科学研究

大事记

荣　誉

文　件

特　载

自治区卫生健康委办公室关于印发广西2021年疾病预防控制工作要点的通知

各市、县（市、区）卫生健康委（局），区直有关医疗卫生机构：

现将《广西2021年疾病预防控制工作要点》印发给你们，请参照执行。

自治区卫生健康委办公室
2021年4月20日

广西2021年疾病预防控制工作要点

2021年是"十四五"的开局之年，也是中国共产党成立100周年。做好全区2021年疾病预防控制工作的总要求是：深入学习习近平总书记关于新冠肺炎疫情防控和疾控工作的重要指示批示，坚决落实党和政府决策部署，统筹发展与安全，坚持预防为主、防治结合、联防联控、群防群控方针，深入实施健康广西行动，改革完善疾病预防控制体系，全面推进疾控事业高质量发展。

一、持之以恒做好新冠肺炎疫情常态化防控和重点传染病防治工作

按照"外防输入，内防反弹"的总体要求，克服麻痹思想、松懈心态，持续抓好新冠肺炎疫情防控工作。提升新冠肺炎核酸检测、主动监测预警工作质量，开展应检尽检人群核酸检测，通过重点人群有效检测监测，及早发现、隔离早期患者。充分运用信息化等技术手段开展流调溯源工作，完善工信、公安、公卫同步开展流调机制，规范和加强隔离场所的疫情防控和管理，提升现场应急处置的能力，确保不出现规模性输入和反弹。

定期开展传染病诊断符合率调查，并以"红黑榜"的形式通报调查结果。加强流感网络实验室和国家致病菌识别网建设，进一步加强流感样病例和不明原因肺炎监测和报告，做好校园流感等传染病防控工作。提前做好下一流行季流感疫苗储备工作，解决流感疫苗"一针难求"问题。各地要认真落实"四方"责任。加强登革热防控，全面启动蚊媒监测工作，开展灭蚊专项行动，将伊蚊密度降至安全阈值以下，开展登革热诊断知识培训，切实提高"早发现"能力。持续抓好手足口病防控工作，适龄儿童EV71疫苗以县为单位接种率不低于30%，力争年发病数不超过8万例。加强布病、狂犬病等人畜共患病综合防控工作。强化感染性腹泻诊断标准的培训，及时有效开展感染性腹泻疫情处置。

二、稳妥有序推进新冠疫苗接种和免疫规划工作

根据国家统一部署，6月底前完成2006万人、全年3037万人的新冠疫苗接种工作，加快大型临时接种点建设并及时投入使用，加强人员组织力度，合理安排接种时间，方便群众接种，提高接种效率，及时妥善做好疑似预防接种异常反应的监测和处置工作，逐步扩大接种范围，形成有效免疫屏障。

加快推进免疫规划信息化建设，构建全区疫苗电子追溯体系，实现每支疫苗均可根据追溯码实现追溯。优化疫苗配送、接种流程，严格执行"三查七对一验证"，提高接种服务质量。在全区范围内全面推进数字化预防接种门诊建设，推动建立全区预防接种分时预约机制，以乡（镇、街道）为单位适龄儿童国家免疫规划疫苗接种率不低于90%。加快推进世界卫生组织国家疫苗监管体系评估各项工作。

三、抓住源头落实结核病防治策略

按要求完成结核病"十三五"规划终期评估自评，继续贯彻落实《广西遏制结核病行动计划实施方案（2019—2022年）》，推进完善疾控机构、定点医疗机构、基层医疗卫生机构"三位一体"工作模式，建立防治信息管理平台，畅通防、治、管各方面信息，提升防治质量，治疗成功率达90%以上，发病率逐年下降。在全区疫情较为严重的县（市、区）试点开展重点人群结核病全民筛查，在其他地区强化高危人群、密切接触者的追踪筛查。提升耐药结核工作质量，病原学阳性、高危人群耐药筛查率达90%以上，耐药病人纳入治疗率达80%以上。推动结核病防控知识进校园全覆盖，不断提高学校新生入学结核病筛查覆盖率，探索并逐步扩大结核病患者家庭学龄期人员结核病筛查比例。

四、加强慢性病防控工作

加快推进慢性病综合防控示范区建设，做好南宁市青秀区、桂林市叠彩区、北海市海城区3个国家级示范区的复审工作，新培育一批自治区级示范区，争取将示范区建设纳入卫生城评价标准。加强监测，建立自治区级死因监测数据收集平台，提高肿瘤登记工作质量，组织开展重点人群口腔健康状况监测，巩固伤害、心脑血管报告事件等监测成效。推动基层呼吸系统疾病早期筛查干预能力提升项目，逐步完善慢性呼吸系统疾病防治体系。持续推进开展全民健康生活方式及"三减三健"专项行动，继续开展脑卒中、心血管疾病、癌症、口腔等慢性病防治项目。

五、推进精神卫生和心理健康工作

继续开展精神科医师转岗培训工作，缓解精神科医生短缺。加强严重精神障碍患者救治救助管理，进一步细化严重精神障碍患者管理服务措施，完善自治区、市、县、乡、村五级综合管理协调机制，在册严重精神障碍患者规范管理率保持在80%以上。继续完善精神卫生服务体系和网络，加快精神

卫生专业机构能力建设，加强医疗机构设置审批和质量管理，开展全区精神卫生医疗机构诊疗质量专项检查。加强心理援助平台建设，继续做好新冠肺炎疫情相关心理服务工作。推进柳州市社会心理服务体系建设试点，做好迎接国家评估相关准备工作。加强精神卫生和心理健康科普宣教，做好农村癫痫防治管理工作。

六、加强麻风病性病防治工作

开展《全国消除麻风病危害规划（2011—2020年）》《中国预防与控制梅毒规划（2010—2020年）》终期评估工作。继续做好年度麻风病性病防治质量评估工作，加强基层医务人员的技能培训，开展麻风病"一站式服务"、家属及密切接触者检查、症状监测、疫源地调查等工作，尤其是对超标县、临界超标县及麻风病历史高发区的重点地区开展麻风消除运动。持续推进规范化性病门诊、规范化性病实验室及等级实验室的创建和质量追踪工作。加强麻风病性病重点人群宣传教育活动。

七、巩固寄生虫病和地方病防治成效

维持消除疟疾状态，确保无二代病例，做好迎接世界卫生组织消除疟疾认证评估的准备工作。继续开展血防查螺、查病等监测，逐步压缩钉螺面积，做好联防和交叉检查，巩固血防成果。推进肝吸虫病等重点寄生虫病综合防控试点工作。加强碘缺乏病及地方性氟中毒防治与监测，强化氟病区健康教育。

八、强化环境卫生和学校卫生工作

积极推进城乡生活饮用水卫生监测与健康风险评估，农村各类饮用水水质监测点覆盖100%乡镇，依法依规推进水质信息公开，加强对农村地区、学校等重点地区、重点场所的饮用水水质监测与评价工作。完成全区农村环境卫生健康危害因素监测、公共场所健康危害因素监测、人体生物监测和空气、环境污染对人群健康影响监测。

持续开展近视等学生常见病防控，实现儿童青少年近视监测全覆盖，完善广西儿童青少年眼健康管理平台，促进近视危险行为综合干预，推进10个首批全国儿童青少年近视防控适宜技术试点县建设。拓展"万名医生进校园"活动内涵，强化技术支撑，推进相关医疗卫生机构分片包干负责学校卫生指导工作，重点推进结核病、近视等重点疾病防控工作。

九、改革完善疾病预防控制体系

按照国家改革完善疾控体系的总体要求，积极研究出台配套政策，在理顺体制机制、明确功能定位、提升专业能力等方面加大改革力度，稳定基层疾控队伍，激发疾控机构活力。依托实施《广西公共卫生防控救治能力建设三年行动计划》，补齐短板，全面提升疾控体系能力，打造专业化、现代化的三级疾病预防控制网络。强化医防融合，拓展专业、社会、部门信息报告渠道，运用大数据技术提高实时分析、集中研判能力，提高早期监测预警能力。

特　辑

广西壮族自治区疾病预防控制中心 2021 年工作总结

2021 年，在自治区卫生健康委党组的正确领导下，中心的党政领导班子带领全体干部职工，牢固树立"四个意识"，坚定"四个自信"，坚决拥护"两个确立"，始终做到"两个维护"，开展党史学习教育，以党建引领业务工作，坚决落实习近平总书记"把人民群众生命安全和身体健康放在第一位，坚决遏制疫情蔓延势头"的指示精神，以对人民群众健康高度负责的态度，发挥专业技术优势，知难而进，迎难而上，坚决做好新冠肺炎疫情防控工作，精准实施国家和自治区有关疾病防控策略，为广西疫情防控做出了重要贡献。在防控新冠肺炎疫情的同时，统筹推进重大疾病防控、健康危害因素监测等工作，全面完成各项职责任务，中心发展再上新台阶。现总结如下：

一、党建与业务融合，重点业务工作全面完成，成效显著

（一）党建引领、凝心聚力推进工作

在中心党委的正确领导下，全体干部职工认真学习贯彻习近平新时代中国特色社会主义思想、习近平总书记在庆祝中国共产党成立 100 周年大会上的重要讲话、视察广西时的重要讲话和重要指示精神，以及党的十九大精神、十九届六中全会精神，发挥党建引领优势，凝心聚力抗击疫情，引领各项疾控工作开展，落实推进全面从严治党，以组织开展党史学习教育为重要抓手，将学习成效转化为为

群众办实事的动力，进一步推进新时代党的建设和疾病预防控制事业高质量发展。

（二）持续做好新冠肺炎疫情防控工作

根据国家、自治区的部署，按照常态化新冠肺炎疫情防控工作的要求，中心全体干部职工以敬佑生命、勇于担当、忠于使命、乐于奉献的精神，昼夜奋战在实验室检测、现场流调与技术指导、数据分析研判等岗位上，为持续做好新冠肺炎疫情防控工作做出重大贡献。

1. 统筹规划，科学开展各项防控工作。及时分析疫情信息，科学开展疫情研判，发挥技术参谋作用，制定和完善各类防控策略措施；坚持撰写《每日新冠肺炎疫情快报》，定期撰写《越南新冠肺炎疫情周报》，组织专家对国内外新冠肺炎疫情形势进行分析研判，并形成月度风险评估报告，对航班复航与开通、重大活动举办等进行风险研判，为防控工作落实和党委政府决策提供了科学依据。

2. 强化流行病学调查，紧抓源头管控。广西累计完成本地 21 例确诊病例和 2394 例密切接触者的流行病学调查工作。中心共派出 160 余人次赴现场指导、进行流行病学调查，包括 11 起输入性病例疫情处置、3 起密切接触者疫情处置、3 起外包装污染事件、3 起疫苗污染核酸检测阳性事件、2 起复阳病例疫情调查等，以上事件均得到及时、有效处置，未造成事态恶化及不良社会影响。

3. 及时开展新冠肺炎疫情审核和分析研判。开展 24 小时值守工作，连续动态监测审核新冠肺炎疫情数据。广西 2021 年报告新冠肺炎确诊病例 358 例，其中境外输入病例 337 例，本土病例 21 例，

新增密切接触者 2394 例，均及时完成疫情信息的报告和审核；承担国家大数据比对资料的接收、转发和保密工作。2021 年累计处理协查函 2600 余份，协查人员 5000 余人；累计撰写疫情分析日报 300 余份、专题分析和疫情分析研判报告 100 余份。

4. 强化技术支撑，实验室检测能力进一步提升。在生物安全三级（BSL-3）实验室开展新冠病毒分离培养并成功分离出新冠病毒，实验室检测能力实现新突破；建立广西新冠病毒标本保存库、新冠病毒毒株库以及广西新冠基因序列库，基本完成新冠病毒核酸公共检测实验室建设。广西共累计完成冷链食品监测样品 38 万多份。

5. 服从国家防控大局，支援区内外疫情防控。派出 1 名专家参加国家新冠疫苗接种驻点工作，派出 2 名专家分别参加支援非洲国家尼日尔、科摩罗医疗队开展疫情防控工作，派出 10 多名专家支援福建省、贵州省、江西省、内蒙古自治区、辽宁省、陕西省等地疫情防控工作。利用疫苗临床试验的专业优势，参与国产新冠疫苗的研发，派出 1 名专家多次参与新冠疫苗国家级策略制定、技术支持、效果验证和审评。

6. 为各项重大活动提供疫情防控保障。派出专家 300 多人次为第 18 届中国 – 东盟博览会和中国 – 东盟商务与投资峰会、"全国两会"、第十二次党代表大会第一次会议、第十二次党代表大会第二次会议等 100 项次重大活动提供疫情防控保障，制定疫情防控方案，进行核酸检测、现场消杀和指导。派出专业采样人员 900 多人次，为参会嘉宾、代表和工作人员进行采样检测，累计采样检测超过 3 万份；开展重大活动、会议场所防疫保障消毒及指导工作，消毒面积约 20 万平方米。

7. 强化培训与宣传，夯实防控主体根基。组织开展流调、实验室检测、生物安全、消杀等培训 20 次，培训各级疾控中心 2 万多人次。通过自治区疫情防控指挥部向广西发送疫情防控手机短信超过 60 条，覆盖逾 19 亿人次；利用"广西疾控"微信公众号、中心官方网站等宣传平台，共发布推文 1400 多篇，其中疫情防控工作动态 940 多篇，科普文章约 450 篇，总阅读量超过 2000 万人次。组织专家接受新闻媒体采访，传播疫情防控知识。

8. 主动作为，统筹做好新冠疫苗接种工作。长期抽调 7 名专家至自治区疫情防控指挥部疫苗专班工作，并持续做好专班信息报送相关工作；对广西 14 个市新冠疫苗大规模人群接种工作进行督导，提升接种服务质量；及时完成广西免疫规划信息系统新冠疫苗接种数据与健康码对接；积极开展新冠疫苗采购，完成疫苗采购 1 亿剂次，供货逾 7000 万剂次；组织召开新冠疫苗接种 AEFI 专家诊断会，及时报告、有效处置接种异常反应；广西提前完成国家下达的首针接种任务、全程接种任务，截至 2021 年 12 月 31 日，广西累计接种新冠疫苗 9572.29 万剂次，疫苗覆盖总人数为 4423.11 万人，为广西构筑人群免疫屏障提供了坚实保障。

中心通过科学防控，精准施策，严格执行"外防输入，内防扩散"和"四早四集中"防控策略，提高核酸检测能力，全链条精准防控新冠肺炎疫情，实现"动态清零"，在一个最长潜伏期内成功防控驻南宁市、宁明县和东兴市 3 起本土新冠肺炎疫情，以最小的防控成本获得最大的防控成效。输入病例和密切接触者得到闭环管理，2021 年新冠肺炎疫情防控取得阶段性重大胜利。

（三）重点传染病防控得力，发病率总体平稳下降

按计划规范开展鼠疫、流感禽流感、手足口病、登革热、狂犬病等重点传染病疫情和病原监测，适时分析、评估疫情风险，加强基层培训、指导。2021 年无鼠疫、霍乱、SARS、MERS、寨卡病毒病、黄热病等重大传染病疫情发生，痢疾、伤寒副伤寒等传统传染病平稳，流感禽流感、登革热、狂犬病等重点传染病疫情持续下降。2021 年处置突发传染病疫情 479 起，及时、科学、规范处置率达 100%。

广西法定传染病报告发病率为 1129.94/10 万，法定传染病报告质量综合率达到 99.99%。加大手足口病防控力度，协助自治区卫生健康委召开广西幼托机构手足口病防控工作视频会议和手足口病防控工作视频约谈会各 1 次，开展广西 14 个设区市手足口病调研指导，接受手足口病采访 1 次，代拟上报手足口病防控工作方案、相关文件及简报通报 40 余份，分析研判疫情 6 次，动员基层在重点人群中推进 EV71 疫苗接种。2021 年，广西共报告手足口病 228853 例，其中重症病例 302 例，无死亡病例。落实"四方"责任，开展登革热专项调查和技术指导，发病率大幅下降，报告登革热病例 3 例，均为输入性病例，较 2020 年下降 99.20%；狂犬病防控成效显著，报告狂犬病病例 7 例，较 2020 年同期下降 36.36%。流感监测工作在全国 32 个行政区网络实验室工作质量评比中名列全国第 8。

（四）艾滋病综合防控措施精准，广西艾滋病疫情控制平稳

2021 年广西流动人口、青年学生等重点人群艾滋病防治知识知晓率均超过 90%；暗娼、男同、吸毒人群干预覆盖率和检测率维持在较高水平；艾滋病病例发现率为 80.7%，抗病毒治疗覆盖率为 90.57%，抗病毒治疗成功率为 97.23%；在广西开展 HIV 抗体筛查检测，其中新发现报告病例比 2020 年同期上升 6.16%，疫情形势总体平稳。协助自治区卫生健康委完成第二轮防治艾滋病攻坚工程和"十三五"行动计划终期评估。与公安部门联防联控，促进精准打击，积极探索促进低档暗娼及中老年嫖客 HIV 抗体检测新模式；丰富宣传手段和平台，聚焦农村地区和学校两个防艾阵地开展警示性宣传教育活动；通过多项创新措施联合发力，促进广西防艾措施有效落实。

（五）结核病疫情有所下降，重点指标质量明显提升

顺利完成"十三五"规划评估，各项工作指标明显提升，肺结核患者病原学阳性率从 2020 年的 56.64% 提升至 2021 年的 59.40%，利福平耐药结核病纳入治疗率从 88.82% 提升到 92.00%。密切接触者筛查率、患者总体到位率、规范管理率、耐多药肺结核高危人群耐药筛查率等指标均超过目标要求，维持在 90% 以上。全面启动广西 20 个疫情高风险区老年人等重点人群结核病主动筛查工作，共筛查 201766 人，诊断肺结核患者 434 人。2021 年广西学校结核病防治取得新进展，共报告学校相关病例 2073 例，与 2020 年同期相比，下降 3.54%；继续推进"万名医生进校园"活动，学校结核病聚集性疫情得到有效控制，与 2020 年同期相比，下降 4%；大力推广新诊断技术，广西结核病实验室能力得到全面提升，100% 的设区市具备开展药敏、菌种鉴定和结核病分子诊断能力，100% 的县具备痰涂片和痰培养检测能力，99% 的县具备结核病分子诊断能力。

（六）寄生虫病防治成果持续巩固

连续 33 年保持无血吸虫病本地病例、病畜和感染性钉螺的血防成果，2021 年广西查螺面积为

1740.30 万平方米，未发现感染性钉螺，按时按质完成查螺任务；严格执行"1-3-7"疫情管理要求，所有疟疾病例均得到及时诊治，广西具有传播风险的疫点均得到阻断处置，保持全年无继发、无输入性疟疾死亡病例，保持全年无疟疾死亡病例及输入继发传播、无二代传播发生；完成 39 个媒介蚊媒监测点的工作任务，完成南方片区疟疾联防联控交叉检查；在广西设立 15 个土源性、10 个食源性寄生虫病监测点，按时按质完成各项监测任务；开展肝吸虫病监测工作，基本摸清广西肝吸虫流行现状；设立 2 个肝吸虫病、1 个土源性线虫病防治试点，积极探索防治模式。

（七）免疫规划疫苗接种率维持在较高水平，免疫规划疫苗针对疾病疫情总体可控

2021 年，全区报告接种免疫规划疫苗 1229.6 万剂次，乙肝疫苗、卡介苗、脊髓灰质炎（简称"脊灰"）疫苗、百白破疫苗、白破疫苗、麻疹类疫苗、A 群流脑疫苗、A+C 群流脑疫苗、乙脑疫苗和甲肝疫苗报告接种率分别为 99.50%、99.24%、99.67%、99.46%、98.17%、99.37%、99.19%、99.17%、99.09% 和 98.15%，免疫规划疫苗报告接种率均达国家要求的 90% 以上。免疫规划疫苗针对疾病疫情总体可控，2021 年广西无脊灰、白喉病例报告，累计报告麻疹病例 11 例，报告发病率为 0.018/10 万；低年龄人群乙肝防控成效显著，5 岁以下儿童乙肝病例数所占比例小于 1%；乙脑、流脑报告病例数均维持在个位数水平，报告病例各 3 例；甲肝发病率低，且为散发病例；风疹、腮腺炎、百日咳发病率明显减少。

（八）稳步推进慢性病防控初见成效

完成第三批国家级慢性病综合防控示范区国家级现场复审工作，完成示范区年度工作动态信息网络上报。2021 年，广西粗死亡报告率为 6.25‰，达到国家任务指标；协助自治区卫生健康委开展广西死因监测登记工作"红黑榜"评比和交叉调研工作；开展心脑血管事件监测、伤害监测；协助自治区卫生健康委组织开展广西基本公共卫生慢性病管理工作调研；深入开展"三减三健"专项行动，丰富活动内涵，全力推进全民健康生活方式行动。

（九）地方病防治目标和任务如期完成

组织广西各市、县开展碘缺乏病监测工作，儿童甲状腺肿大率总体为 0.3%，居民合格碘盐食用率

为 95.6%，儿童尿碘中位数为 194μg/L，孕妇尿碘中位数为 166μg/L，与 2020 年 169μg/L 基本持平；广西 111 个县（市、区）保持碘缺乏病消除状态；燃煤型地方性氟中毒病区（合山市和罗城县）均达到病区消除标准；广西 15 个饮水型地方性氟中毒病区县（市、区）的 191 个病区村 100% 达到控制标准，防治措施达标率为 100%。

（十）有序开展健康危害因素监测，实现监测全覆盖

按计划开展城乡饮用水水质监测、人体生物监测、空气污染对人群健康影响监测、公共场所健康危害因素监测、农村环境卫生监测、放射性危害因素和风险监测、病媒生物监测、医院消毒与感染控制监测、食品安全风险监测、中国居民营养与健康随访调查、食物成分监测、学生常见病及健康危险因素监测、儿童青少年近视筛查等工作；完成粮食、蔬菜、肉类等 18 大类 12874 份食品样品的监测工作，任务完成率为 100.59%，审核提交数据 63206 条；收集食源性疾病病例信息 45270 份，通过监测分析，提出广西重点关注的食品安全风险隐患，得到相关部门的高度重视；广西设立城市饮用水监测点 1369 个，农村饮用水监测点 3936 个；生活饮用水水质监测点县级以上城区覆盖率和乡镇覆盖率均保持在 100%，广西城乡生活饮用水水质综合达标率进一步提高；完成农村环境卫生 580 个点的监测任务；完成 138 种食物的营养成分分析；在广西 31 个县（区）开展学生常见病及健康影响因素监测，并设计开发广西学生健康监测信息管理系统；在广西所有县（市、区）开展儿童青少年近视筛查工作，筛查学校 885 所，筛查人数 23 万人；在医用辐射防护监测方面，开展 1764 家放射诊疗机构调查、226 台设备进行质控监测及 224 个放射工作场所放射防护监测；在非医疗机构放射性危害因素监测方面，调查 309 家放射工作单位，并对其中 147 家单位的放射工作场所开展辐射水平监测；职业性放射性疾病监测 6576 人；完成 36 家医院消毒效果监测与院感指导工作，检验样品 1162 份，检测项目 2000 余项。

（十一）健康教育和健康促进工作快速推进，健康科普成效显著

完成广西 116 个监测点（含 12 个国家监测点）居民健康素养监测、中医健康文化素养监测及学生健康素养监测现场调查，完成 10 个国家级监测点青少年烟草监测工作；省级无烟党政相关创建率达 100%；成功创建自治区级以上健康促进县 39 个；健康科普宣传工作成效显著，制作各类健康科普视频、短信、展板、海报、健康小礼品等宣传材料 624 件，科普作品获得多项荣誉。

二、党建工作取得新突破

（一）充分发挥党建作用，引领抗疫工作及疾控工作高质量发展

充分认识疫情防控工作的重要性、复杂性、长期性，持续做好疫情防控工作的部署和安排，牢牢守住广西来之不易的新冠肺炎疫情防控成果；宣传中心抗疫先进事迹和典型人物的文章约 30 篇次，做好对新冠肺炎疫情防控人员的关心关爱工作达 20 人次。推进基层党组织标准化规范化建设三年行动和党支部组织达标创优工作，党建信息化建设成效显著；中心 2021 年上半年上报的 5 个党支部全部通过党支部达标创优复核，制定星级党支部创建评定工作方案；14 名预备党员按时转正，组织 7 名党员积极分子和发展对象参加上级培训。

（二）扎实开展党史学习教育，"我为群众办实事"实践活动成效显著

制定中心党员干部学习计划，做到新"四史"人手一套；不断创新学习方法，丰富学习载体和形式，开展各项学习活动 400 余次；印发《开展党史学习教育的实施方案》《党史学习教育"我为群众办实事"实践活动项目清单》，以"三会一课"、主题党日等形式开展党史学习教育活动 300 余次；制定"10+5 我为群众办实事"实践活动清单，把为群众办实事作为党史学习教育出发点和落脚点。

（三）推进全面从严治党，加强党风廉政建设

召开干部职工党风廉政建设工作会议 2 次和反腐败工作形势分析会 1 次。协助制定印发《2021 年党的建设工作和党风廉政建设工作要点》《加强作风建设 1+3 专项治理工作方案》和《深入开展"以案为鉴、以案促改"和酒驾醉驾警示教育活动实施方案》，制定《关于加强对"一把手"和领导班子监督的措施》以及相关任务清单等，用制度管好中心内的"关键少数"。抓好"四风"，落实八项规定，开展廉政党课教育，组织观看警示教育片，开展"以案为鉴"警示教育；开展廉政家访活动，督促廉洁齐家、严以治家。

（四）积极贯彻乡村振兴战略，促进民族团结进步

中心党委积极贯彻乡村振兴战略，积极参与自治区卫生健康委开展乡村振兴和民族团结进步工作，中心班子领导带队赴龙胜各族自治县马堤村对口帮扶点开展国庆、中秋"双节"走访慰问活动和健康宣传、义诊等活动；指导对口帮扶的贫困户家庭开展产业扶贫，如养殖猪、鸡，以及种植辣椒、茶树等农副产品，守住防止返贫底线，持续巩固脱贫成果。

三、综合能力建设稳步发展

（一）积极参与推进疾控体系改革工作

配合自治区党委改革办、自治区人大、自治区编办等对疾控改革方案的调研和有关措施制定工作，推进《广西公共卫生防控救治能力建设三年行动计划》疾控建设项目的实施，推动做大做强做优自治区疾病预防控制中心，推进市县级疾病预防控制中心标准化建设，为广西疾控体系改革和现代化建设奠定坚实基础。

（二）强化制度建设，内部管理进一步规范

以制度建设促进规范管理，持续推行综合目标考核管理制度，实行考核与评先、评优、奖惩挂钩，实现中心管理的科学化、规范化；新修订出台《中心知识产权管理办法》《大型仪器管理办法》《采购管理办法》《黑名单制度》等，完善中心内部控制制度等10多个规章制度；"三公"经费控制在预算内；采购质效上取得新突破，程序采购文件的制作、业务问题的分析处理以及工作效率等方面进一步提高，2021年共完成采购项目594项。

（三）不断完善中心人才队伍建设

根据上级巡视和中心相关文件精神，在疫情防控期间考察和识别干部，完成中层干部选拔、考核聘用工作。中层干部试用期满考核8名，新提拔中层正职2名，中层副职2名。规范中心中层干部选拔、聘任、管理，有效保障完成中心的各项工作任务和疾病预防控制事业持续健康发展。根据新的奖励性绩效工资分配方案，落实奖励性绩效，促进全体干部职工担当履职，创优争先。

（四）实验室检测能力不断提升，生物安全管理进一步完善

BSL-3实验室已具备规范、稳定的生物安全运行体系，2021年1月正式启动新冠病毒分离培养，累计开展新冠病毒分离培养实验活动115天，多次分离出新型冠状病毒毒株，圆满通过国家卫生健康委组织的高等级病原微生物实验室生物安全飞行检查，顺利通过国家专家组对BSL-3实验室申请延续开展新型冠状病毒实验活动的现场评估论证。贯彻落实上级部门对生物安全工作的相关要求，开展《生物安全法》培训和生物安全自查自纠工作，建立健全中心生物安全管理体系文件。

（五）卫生应急能力稳步提升

广西卫生应急标准化建设有序推进，推进制定《疾病预防控制机构卫生应急物资储备规范》《疾病预防控制机构卫生应急队伍建设规范》两项地方标准。开展专题和月度风险评估35期次，通过中心微信公众号及时、准确发布公共卫生风险健康提示；完成应急队伍车辆和装备的采购、验收和培训。

（六）科研和培训成绩显著

2021年，中心组织获得国家自然科学基金资助1项，获得广西各类课题立项11项，其中广西医疗卫生适宜技术研究与开发课题5项，自治区卫生健康委自筹课题6项；发表论文81篇，其中SCI论文13篇；获得专利授权15项，其中实用新型专利4项、外观设计11项；肝炎重点实验室通过自治区重点实验室三年一度的评估；获得各类科研奖6项，其中广西科技进步奖二等奖1项、广西科技进步奖三等奖1项、中华预防医学会科技奖三等奖1项及广西适宜技术推广奖一等奖1项、二等奖1项、三等奖1项。

2021年中心共举办广西各类专业技术培训班66期，培训专业技术人员8033人次；中心累计派出专业技术人员参加继续医学教育项目活动734人次；组织完成中心学术讲座10场，培训人员557人；共接收来自广西医科大学、右江民族医学院、桂林医学院、广西民族大学、广西中医药大学的实习生185人；中心有MPH现场导师近20名，在各高校兼职硕士研究生导师7名，广西现场流行病学项目（GXFETP）自2020年起累计开展三期，培训学员47名。

（七）信息化建设和保障工作稳步开展

推进信息化基础建设，优化中心应急指挥平台。开展应急视频会商系统升级改造项目建设工作，对中心大会议室、应急视频会商中心、应急指挥中心

进行升级改造，建成广西现场流行病学培训项目学员培训基地、应急作业中心、应急视频培训中心、应急视频指挥室、风险评估会议中心，达到高清视频连线。自主开发中心物资管理系统、智慧党建系统和考勤管理系统，提升中心现代化管理能力。首次线上线下相结合开展信息技术培训，全面提高广西疾控人员信息化技术水平。加强网络信息安全管理工作，完成中心现有虚拟化平台、存储设备的迁移和资源整合工作，完成"广西护网2021"行动防守工作，护网结束保持满分。

（八）职工保障与安全建设不断加强

深入开展为职工送温暖活动，修建职工运动场所，开展和参加多种形式文体活动；通过组织开展政治理论学习及各类文体活动等方式营造离退休人员老有所为、老有所乐的良好氛围，不断提升中心凝聚力；后勤保障服务能力进一步提高，做好消防安全等各项安全生产、食堂管理、平安单位建设工作，营造平安和谐的疾控氛围。

（九）社会服务工作有序推进

中心共受理样品660份，比2020年减少550份。完成从业人员体检3.8万余人次，完成疫苗接种4.1万余人次，其中免费接种新冠疫苗9611人次，医学诊疗5.9万人次，医学咨询2万人次，门诊实验室完成59万余份标本的检验检测工作，认真治疗艾滋病患者，首次开展"国产九价宫颈癌疫苗临床研究"项目。开展地方特色新食品原料、牙膏、实验动物检测检验；开展放射诊疗设备的质量控制检测和放射工作场所检测与评价，出具检测报告54份；开展放射工作单位个人剂量监测26304人次，出具检测报告2404份；开展放射化学检测22份，室内出具空气氡检测报告19份。2021年实施34个疫苗临床试验，其中新启动疫苗临床试验项目10个。《应用预防医学》杂志质量有所提升，2021年杂志影响因子0.827，增幅为9.97%。

（十）重大项目建设工作蹄疾步稳

广西公共卫生应急技术中心大楼建设项目可行性研究报告获自治区发展改革委批复，初步设计方案和投资概算通过自治区发展改革委评审，初步完成施工总承包（EPC）招投标的前期准备工作，完成建设用地的平整和清理工作。汇春路危改项目完成500余户购房户的交房工作，完成150余个地下室车位的分配工作；唐城路危改项目进入施工阶段，完成开展基坑支护相关工作，完成部分桩基施工工作。

四、获得的主要荣誉

2021年，中心获得厅级及厅级以上的各类集体荣誉14项，个人荣誉22人项等各项荣誉。其中厅级及厅级以上集体荣誉有"广西五一劳动奖章""广西壮族自治区卫生先进单位"等；中心党委获自治区卫生健康委机关党委2020年度党建考评第二名；自治区疾病预防控制中心工会委员会获"全区模范职工之家"称号；第十一党支部、第十二党支部、第十四党支部获"自治区卫生健康委直属机关先进基层党组织"称号；中心歌唱队获自治区直属机关工委、卫生健康委组织的唱红歌比赛优秀奖；中心舞蹈《战疫疾控人》入选自治区党委宣传部主办的庆祝中国共产党建党100周年暨第九届基层群众文艺会演；中心在自治区卫生健康委举办的"感党恩跟党走"党史知识竞赛中获二等奖；食品安全风险监测与评价所、健康促进与宣传教育青年工作队、国家突发急性传染病防控队（广西）专业技术人员组获广西壮族自治区卫生健康系统2019—2020年度"广西青年文明号"集体称号；健康教育与传媒科获自治区妇联认定的2020年"广西壮族自治区巾帼文明岗"；中心获"自治区核应急先进集体"称号。中心获全区防治艾滋病攻坚工程（2015—2020年）突出成绩集体奖。

个人荣誉方面，中心党委副书记、主任林玫获"自治区直属机关优秀共产党员"荣誉称号；钟革、朱金辉、林可亮、董爱虎同志获"自治区卫生健康委直属机关优秀共产党员"荣誉称号；吕炜、覃柯滔、黄玉满、谢萍、周健宇同志获"自治区卫生健康委直属机关优秀党务工作者"荣誉称号；陈玉柱同志获"广西五一劳动奖章"；雷宁生讲党课《赓续红色基因，书写共产党人无悔的奋斗篇章》在国家卫生健康委思政会党课视频比赛获"全国十佳"；中心参加自治区卫生健康委开展"党史故事大家讲"主题读书活动，其中疫苗临床研究所黄腾展示作品《迟到的诀别：赵一曼的"示儿书"》获一等奖、营养与学校卫生所李晓鹏演绎的《春天的故事》获三等奖、后勤服务保障科梁羡篁讲述的《"两弹一星"精神永放光芒》获优秀奖；离退休党支部党员莫基新获自治区直属机关工委献礼建党百年书画比赛一等奖；黄元华、王婕、李迪获2019—2020

年度直属医疗卫生系统"优秀共青团员";苏奕成、梁羡篁、陈春春获2019—2020年度直属医疗卫生系统"优秀共青团干部";蓝光华、朱秋映、梁淑家、陈欢欢、周月姣、李剑军、吴秀玲和鲁鸿燕获全区防治艾滋病攻坚工程（2015—2020年）突出成绩个人奖。

中心健康教育宣传在2021年获多项荣誉，中心获广西健康文化作品征集活动优秀组织奖;"广西疾控"微信公众号获2021年健康中国政务新媒体平台优质公共卫生机构健康号;中心获全民科学素质工作先进典型事迹集体、区直医疗卫生宣传报道工作先进单位等荣誉称号。

《预防接种　守护健康》作品获第一届全国预防接种科普大赛表演类一等奖，在2021中国健康科普大赛中报送的作品获结核病主题二等奖、营养健康主题二等奖，2021年新时代健康科普作品征集大赛中报送的作品获海报类入围作品，广西健康文化作品征集活动中报送的作品获一等奖、二等奖、三等奖及优秀奖14项。

五、存在问题和挑战

（一）重大传染病尤其是新冠肺炎疫情防控形势依然严峻。

艾滋病、结核病、手足口病等传染病依然高发，广西面临东盟等国外传染病输入威胁，慢性病防控工作基础薄弱，食品安全、饮用水安全、环境卫生、营养健康等问题面临新挑战。广西与越南边界线长，有8个边境县市，除了正常的通关口岸，还有众多边民小道，边民与越南人近距离接触，"三非"人员管控和防偷渡工作难度大。同时，随着全国多地散发疫情，病毒变异，广西新冠肺炎疫情防控工作依然艰巨。各相关部门重大传染病联防联控机制不健全，信息流转不通畅，较大影响了疫情的快速有效处置。

（二）全区疾控体系能力薄弱，人才短板凸出

各级疾控体系发展不平衡，基层疾病防控物质、检测设备老化严重及缺乏，严重影响疾病防控工作的开展;专业技术人员缺乏问题突出，各级疾控机构尤其是县级疾控机构专业技术人员普遍不足，绩效工资水平过低，同级别技术人员收入不及同级综合医疗机构的三分之一，"招人难、留人难"问题突出，存在人员不稳定、转岗频繁、一人身兼数职、专业技术水平薄弱、缺乏中青年领军人才和业务骨

干等问题;疾控核心技术能力存在较大短板，各级疾控在流调溯源能力方面参差不齐，在职培训的制度需要完善。

（三）信息化建设滞后，综合管理能力不强

现有的各项业务系统之间大部分尚未实现互联互通信息共享，疾控大数据应用水平亟待提高。现场流调信息化水平低，部分健康因素监测信息系统还没建立，财务、综合管理信息平台需进一步完善。质量控制、预算管理、科研管理、物资管理水平有待提高。

六、工作设想

中心在2021年收获了累累硕果，喜获众多荣誉，同时也看到了疾控事业的发展仍面临诸多挑战。2022年是开启"新征程"之年，也将是疾控体系的改革年，中心将继续坚定地以习近平新时代中国特色社会主义思想为指导，深入贯彻学习党的十九届六中全会精神，强化党建引领，紧抓改革契机，加强能力建设，加强科学研究，全面推动重大疾病防控、健康危害因素监测与干预等疾控业务工作再上新台阶，为壮美广西、健康广西建设做出新的更大的贡献。

广西壮族自治区疾病预防控制中心 2022年工作计划

2022年是党的二十大召开之年，是"十四五"规划实施的关键年，我们将继续坚定地学习贯彻习近平新时代中国特色社会主义思想，认真贯彻党的十九届六中全会和自治区第十二次党代会精神，突出党建引领，以科学防病为依托，进一步加强能力建设，加大新冠肺炎等重大疾病防控力度，为建设壮美广西、健康广西做出新的更大的贡献。

一、深入学习贯彻习近平新时代中国特色社会主义思想，突出党建与业务深度融合，推动疾控事业高质量发展

（一）强化党的引领作用

坚持以习近平新时代中国特色社会主义思想为指导，持续深入学习宣传贯彻党的十九届六中全会、习近平在中国共产党成立100周年大会上的讲话以及视察广西时的重要讲话和重要指示精神，不断巩固拓展党史学习教育成果，要深刻领悟"两个确立"

的决定性意义，增强"四个意识"，坚定"四个自信"，做到"两个维护"，激励干部职工满怀信心奋进新征程、建功新时代，以实际行动迎接党的二十大胜利召开。（各相关科所参与落实）

（二）扎实做好新冠肺炎疫情防控工作

坚持"外防输入、内防反弹"总策略，坚持常态化防控和应急处置相结合，坚持科学精准从严从紧做好疫情防控。进一步提升监测检测和流调溯源能力，制定全区统一疫情流调溯源处置组织架构，畅通指挥和信息流转系统，完善现场流调标准、信息录入规范标准，进一步加强核心流调队伍和各级疾控流调人员的培训，从总体上提高现场流调溯源能力和流调质量。加强"两公一局一委"联合流调队的应急协作演练，理顺不同部门间协同机制和相互配合的默契度，充分运用大数据手段，加快流调速度，提高流调质量，提升快速进行疫情处置的能力。做好病毒变异和疫情趋势科学分析研判，落实常规和应急风险评估，充分发挥技术参谋和指导作用。做好边境县市分类指导，提高边境地区疫情防控能力水平。启动全区疾控机构新冠核酸检测实验室质控考核工作，为提升核酸检测工作质量保驾护航。有序推进重点人群和普通人群新冠肺炎疫苗接种工作，加快免疫屏障建立，遏制疫情流行。做好疫情防控技术和物资准备，提升快速机动和应对突发大规模调查、检测能力，强化培训演练，持续保持警觉和战斗力。加强公共检测实验室建设，强化实验室人员能力储备和物资储备，实现一体化新冠病毒等病原核酸检测和基因测序功能，其中新冠病毒核酸检测应急检测能力提升至 4.4 万管 / 日，兼具机动核酸检测能力和全区示范作用。持续做好自治区重点活动、会议的疫情防控保障工作。（综合办公室、急性传染病防制所、党委办公室、应急办公室牵头，相关科所参与落实）

（三）加强应急能力建设，提升急性传染病防控水平

强化传染病综合监测、预警及风险评估，完善联防联控工作机制，完善流感网络实验室和国家致病菌识别网建设，提升应急现场处置和实验室病原体应急检测能力。加强风险评估，开展专项培训和联合应急演练，提升应急物资管理水平和突发急性传染病防控应急队伍综合能力；急性传染病突发公共卫生事件报告后的电话核实、指导处理率

100%，重大及以上事件现场调查处置率 100%。加强重点传染病监测和重点传染病防控项目的组织、管理、实施和工作指导，鼠疫、伤寒副伤寒、流感 / 禽流感、感染性腹泻、手足口病、登革热、狂犬病等各类传染病监测、防控的指令性任务完成率 100%。（应急办公室、急性传染病防制所牵头，相关科所参与落实）

（四）加强疫苗管理，维持免疫规划疫苗预防接种率高水平状态

进一步加强疫苗科学规范管理，做好疫苗分配和供应，确保以乡镇为单位免疫规划疫苗接种率不低于 90%，疫苗损耗系数符合国家要求。力争完成免疫规划信息系统数据迁移，优化和完善免疫规划系统功能，推进数字化预防接种门诊建设，实现疫苗全过程电子追溯管理。指导入托入学接种证查验，推动落实预防接种异常反应补偿保险机制，疑似预防接种异常反应 48 小时规范处置率 ≥ 90% 以上。加强免疫规划疫苗针对疾病监测和疫情处置，监测和防控指标达到国家要求。巩固无脊灰成果，保持麻疹、甲肝、乙脑、流脑、15 岁以下人群乙肝低发病水平，降低流腮、风疹疫情，加强百日咳监测力度。加强预防接种单位标准化建设，继续推进免疫规划综合业务评估检查工作，全面提升全区免疫规划工作质量。（免疫规划所牵头，相关科所参与落实）

（五）加强性传播干预力度，持续推进艾滋病综合防控工作

坚持以问题为导向，预防为主，联防联控，科学防控，开拓创新，加强技术指导、业务培训、业务管理、质量控制，采取防艾警示性宣传教育模式、司法干预传染源头管控治理、重点人群综合干预、最大限度发现及治疗感染者等多项综合防控措施，着力有效阻断性传播，努力完成国家、自治区遏制艾滋病、丙型肝炎传播各项任务。（艾滋病防制所牵头，相关科所参与落实）

（六）加强防控技术和策略研究，科学指导结核病防治工作

开展结核病防治管理、流行病学和检验技术的科学研究，探索高疫情地区适宜防控技术，指导各地提高结核病防治管理、防控及检测技术水平，降低全区结核病发病率。指导全区各市、县依托基本公共卫生项目等加强对老年人、糖尿病患者、活动性肺结核密切接触者、艾滋病病毒感染者等开展结

核病主动筛查。进一步加强学校结核病监测、预警、报告、疫情的调查和处理等工作，加强全区结核病防治实验室建设和质量控制，继续推广分子诊断新技术的应用，提高结核病患者的发现水平。加强耐药结核病的监测、治疗管理及结核杆菌/艾滋病毒双重感染防治工作，培训和指导提升各级结核病防治机构数据录入和统计、分析和利用能力，加大对基层医疗卫生机构对结核病患者随访管理的指导和考核力度。推进重点地区结核病防治工作，探索高风险疫情地区转低风险疫情地区方法，提升并推广柳江区结核病规范化试点经验。按照国家和自治区的要求，积极完成上级下达的各项指令性任务。（结核病防制所牵头，相关科所参与落实）

（七）加强监测，巩固寄生虫病防治成果

继续对疫区面上血防监测工作进行督促和指导，做好区内外联防和交叉检查，按时按质完成2021年血防数据分析和2022年信息审核，维持国家血防参比实验室能力，巩固血防成果。继续开展消除疟疾后防止输入再传播监测，发热患者血检数不低于人口数的0.5‰，做好"全国疟疾日"的宣传，做好各种疟疾监测数据的统计分析，加强对输入疫情重点县指导。完成肝吸虫病、土源性线虫等重点寄生虫病监测和综合防控试点工作。（寄生虫病防制所牵头，相关科所参与落实）

（八）加强技术支持，落实健康广西行动慢性病专项行动

深入推进慢性病综合防控示范区建设，扎实推进死因监测报告和分析工作，做好中国居民慢性病及其危险因素监测前期工作。加大心脑血管报告事件监测力度，开展慢阻肺高危人群早期筛查与综合干预项目。落实伤害监测，做好基本公共卫生慢性病项目培训指导和效果评价，继续推进全区健康生活方式行动。（慢性非传染性疾病防制所牵头，相关科所参与落实）

（九）加强环境卫生与地方病监测与评估，为政府及相关部门干预提供科学依据

积极推进城乡生活饮用水卫生监测与健康风险评估，开展全区农村环境卫生健康危害因素监测，构建完善监测评价体系。开展公共场所健康危害因素监测，实施空气、环境污染对人群健康影响监测项目，在全区中小学校开展环境健康知识普及活动。加强碘缺乏病及地方性氟中毒防治与监测，开展人群碘营养监测，强化对碘缺乏病和地方性氟中毒健康教育工作，组织完成碘缺乏病和地方性氟中毒实验室外部质量控制考核。（环境卫生与地方病防制所牵头，相关科所参与落实）

（十）组织做好食品污染物和有害因素监测、食源性疾病主动监测工作

完成国家和自治区级食品安全风险监测指令性工作任务，开展食品安全风险评估、食源性疾病危害因素监测、预测、预警、广西地方特色食品安全风险监测以及防控技术的研究和应用等工作。做好食物中毒等食品安全事件的调查处置、技术指导等工作。继续做好全区冷链食品新冠病毒应急专项风险监测工作。（食品安全风险监测与评价所牵头，相关科所参与落实）

（十一）加强放射危害因素监测与放射卫生技术质量控制工作

继续开展食品与饮用水放射性风险评估，做好医用辐射防护监测、职业性放射性疾病监测和非医疗机构放射危害因素监测，开展医用放射危害因素监测、放射工作人员个人剂量监测，开展放射卫生技术服务机构的检测报告质量抽查评审和参加放射卫生技术服务机构能力考核。（放射卫生防护所牵头，食品安全风险监测与评价所、环境卫生与地方病防制所等相关科所参与落实）

（十二）加强营养监测与学校卫生工作

贯彻落实《广西国民营养计划（2017—2030）实施方案》，建立健全居民营养与健康状况监测体系，掌握本地居民营养动态，完善营养监测数据库，分析营养与健康问题及相关危险行为等影响因素。积极开展学生近视和肥胖防控工作，开展学生健康危险因素及常见病监测，做好结核、艾滋病等学校传染病防控、健康素养促进项目、儿童口腔疾病综合干预项目和口腔健康促进项目，部署和完善学生健康监测信息管理平台。（营养与学校卫生所牵头，相关科所参与落实）

（十三）加强病媒生物监测与消杀指导工作

加强病媒生物防制与监测工作力度，完善全区病媒生物监测网络。完成全国医院消毒与感染控制监测项目年度监测和院感指导。继续开展登革热媒介伊蚊和大藤峡疾病防控项目媒介监测防制工作，完成国家、广西监督抽检与社会委托的消毒产品检验、场所环境、卫生杀虫剂和实验动物体外寄生虫

检测工作。（消杀与媒介防制所牵头，相关科所参与落实）

（十四）创新健康教育管理宣传模式，紧抓广西健康素养促进项目，推进健康广西建设

推进健康教育"三微三库三平台"建设，构建健康教育"三微"（微信公众号、微课堂、抖音健康微视频）、"三库"（广西健康教育材料资源库、专家人才资源库、信息资源库）、"三平台"（大众媒体宣传教育平台、12320 健康服务热线平台、健康知识普及平台），从宣传阵地建设、基础资源建设、工作推进建设等 3 个方面，充分运用信息化管理技术、新媒体传播技术和融媒体工作思路，全面、科学、规范、高效打造广西健康教育工作的创新管理模式与宣传教育新阵地。重点抓好健康促进县（市、区）建设、健康素养和烟草流行监测、健康科普宣传、12320 热线咨询服务及重点疾病、重点领域和重点人群的健康教育等任务落实，广泛宣传"健康素养 66 条"。指导建设自治区级健康促进县（市、区）不少于 5 个，广西 15～69 岁常住居民健康素养水平在 20% 以上，成人烟草使用流行率逐年下降。（健康教育与传媒科牵头，相关科所参与落实）

（十五）做好中国－东盟疾病防控合作论坛相关工作

做好第四届中国－东盟疾病防控合作论坛筹备工作，完成方案制定、人员邀请、会议现场组织服务，保障论坛顺利举办。（综合办公室、急性传染病防制所、慢性非传染性疾病防制所、环境卫生与地方病防制所分别牵头，相关科所参与落实）

二、紧抓改革契机，推进基础建设，切实提高综合能力

（一）加强中心基础设施与环境建设，积极推进重大基建项目建设

推进广西公共卫生应急技术中心大楼项目建设，组织开展广西公共卫生应急技术中心大楼项目建设的 EPC 招标、基坑和地下室工程各项施工工作。严格按照工作计划，倒排工期，加强沟通，协调好各参建单位以完成项目基坑和地下室工程为目标，推进各项工作落到实处。2021 年度内完成新大楼地下室基础工程建设，实现大楼进度正负零。完成实验综合楼可行性研究报告编制，征集和制定改造实施方案，落实项目建设经费。推动汇春路危改房改造项目地下室竣工验收、剩余房源和车位分配及房屋交付等工作，推进唐城路北侧危旧房改造项目建设，争取 2022 年底完成项目地下室建设工作。加强中心办公区、宿舍区物业管理。（后勤服务保障科牵头，相关科所参与落实）

（二）加强人才队伍建设

抓住改革机遇，激发中心专业技术人员的积极性和创造性，切实保障疾病预防控制工作的顺利进行。稳定现有人才队伍，加强自身人才培养，创造条件引进高端人才。落实中心专家管理推荐工作。修订有关人事规章制度，进一步优化目标管理、评优评先方案。做好人员体检和职称考试与评定等日常工作，做好 2022 年度空置岗位竞聘、招聘实名制编制工作人员等工作。（人事科牵头，相关科所参与落实）

（四）加强科研培训综合能力建设

落实中心继续医学培训教育规范管理，促进学术交流与合作，加强培训班管理和培训师资的评估，加强在岗人员专业技术培训，重视高层次人才科研能力培养。落实科研工作规范管理，进一步改善科研合作项目管理流程和在研科研项目审批流程，积极推进一线人员现场流行病学培训项目，加强中心博士后工作站及人才小高地的组织与管理。推进人类遗传资源管理和重点实验室建设工作，围绕乙肝疫苗长期免疫效果及其影响因素研究和乙型肝炎病毒分子流行病学特征及其致病机制研究进行重点研究。（科研与培训科、广西病毒性肝炎防治研究重点实验室牵头，相关科所参与落实）

（四）加强疾控信息化建设

根据《广西公共卫生服务体系建设三年行动计划》推进疾控信息化建设；加强网络信息安全管理，开展相关系统的网络信息安全等级三级的评测工作；推进全区疾控视频会商系统升级，建设广西疾控综合管理平台，建设疾控信息数据可视化平台，继续完善自主开发系统。规范传染病疫情报告管理，加强疫情监测和预警，完善各种传染病、学校卫生、慢性病及公共卫生监测信息系统建设，提高监测质量，加强监测信息的利用水平，积极参与、配合推进公共卫生与健康信息交换共享工作。（信息管理科牵头，相关科所参与落实）

（五）强化质量管理体系和生物安全建设

完善质量管理制度，规范管理体系，做好监督检查，强化实验室和移动检测车生物安全管理，定期组织内审、管理评审和质控活动，保障中心质量体系有效运行、持续改进，顺利通过有关部门对中心的各项评审。BSL-3实验室持续有效运行、管理规范，按计划开展已获得资质的4项高致病性病原微生物实验活动，完成2万份合格菌（毒）种与生物样本的入库管理。（质量管理科、BSL-3实验室牵头，相关科所参与落实）

（六）强化社会服务能力，打造疫苗临床试验品牌

依托自身能力，结合政府、群众需求稳步拓展委托检测、疫苗临床研究、二类疫苗接种、从业人员健康体检、常见病诊疗咨询和论文出版等社会服务。加强管理体系、质量保证体系以及技术体系建设，提高疫苗临床试验现场实施机构的管理和协调水平，有序推进新冠mRNA疫苗等34个在研项目和新启动3～5项新项目研究工作，提升疫苗临床试验品牌影响力，为申报自治区卫生健康重点建设学科奠定基础。（质量管理科、疫苗临床研究所、预防医学门诊部、卫生毒理与功能检验所、消杀与媒介防制所、理化检验所、医学编辑部分别牵头，相关科所配合）

三、抓党建，强支部，促新貌

（一）持续推进支部标准化建设

继续以星级党支部创建方式，引导党支部创先争优、比学赶超，进一步提高组织生活的质量。强化责任落实制度，抓好支部党建工作以及"三会一课"制度的落实，压实支部书记"一岗双责"职责，并与业务工作同部署同考核。推进"互联网＋党建"学习形式，以信息化加强党建考评。加强党务干部建设，配齐配强党务干部，开展各党支部支委党建业务培训，提升岗位履职能力。进一步加强意识形态和统战工作，积极贯彻乡村振兴战略深入实施工作，进一步压实责任。（党委办公室牵头，相关科所参与落实）

（二）党建引领疾控文化建设

开展中心与广西各市疾病预防控制中心联学联建工作，与8个边境市（县）党建共建工作。开展"团结、奋进、务实、创新"疾控文化理念宣传，激励干部职工为社会和谐、民众健康而努力。开展党员先锋岗和青年文明号创建工作，开展"心"疾控的摄影、绘画、书法等评选活动，鼓励干部职工

参与创建工作。筹备疾控文化室和"职工之家"，让干部职工有归属感，开展文化讲堂、礼仪讲座等，凝结和积淀干部职工认可的价值观、道德观和行为方式。开展疾控技能竞赛，强化队伍建设，完善激励约束机制，构建人才管理理念。进一步完善规章制度，提升中心的管理能力和水平。开展办公场所的改造，建设优美舒适的办公环境。（党委办公室、团委、工会、健康教育与传媒科、离退休人员服务管理科、医学编辑部牵头，相关科所参与落实）

（三）加强党风廉政和行风建设

认真落实中央八项规定精神，整治形式主义和官僚主义，切实履行好党风廉政和行风建设。以党员干部、关键岗位、重点人员的监督为重点，强化监督、加大信访举报线索排查力度，开展中心廉政风险防控的工作。加强对疫情防控的监督工作，开展纠治医疗卫生领域和作风问题暨"以案促改"专项行动，持续筑牢拒腐防变。加强警示教育，着力提高党员干部防腐拒变能力，筑牢思想防线。开展投资招投标、修缮工程、经济合同、下拨资金等审计工作。（监察审计科牵头，相关科所参与落实）

四、落实责任，加强管理，保障各项工作顺利完成

（一）加强财务管理

保障中心重大项目及各项职能、业务日常工作的正常运转，加强预算执行管理，提高预算执行率。积极筹措资金，合理安排支出，支持中心事业发展和重大项目建设。加强内控管理，保障资金安全。配合上级部门完成各项审计和纪检工作。（财务科牵头，相关科所参与落实）

（二）加强采购管理

进一步规范、高效地做好各类设备、工程、货物和服务的采购管理工作。加强制度建设，及时完成中心《失信企业名单管理暂行办法》，编印《中心采购及物资管理手册》。加强采购预算计划管理，把好履约验收关口，加强采购管理人员队伍专业化建设。（采购管理科、后勤服务保障科牵头，相关科所参与落实）

（三）加强安全生产管理

牢固树立安全生产发展理念，坚持落实落细各部门、各场所、各项工作的安全责任。严格落实中心各项水电管理制度，认真做好各种设备设施的维护保养工作。强化安全意识、责任意识、节约意识，

消除安全隐患，切实抓好安全生产责任制和管理、防范、监督、检查、奖惩，确保中心安全形势持续稳定。（后勤服务保障科牵头，相关科所参与落实）

（四）加强综合管理和督查督办

进一步完善中心各项管理制度，做好协调工作和疾控改革相关政策调研工作。对本计划工作任务、中心领导的重点批示和中心会议所做出的工作部署、决定，建立中心和科所督办台账，落实责任，明确完成时限，坚持月通报制度和销号式管理，确保各项工作指标任务按时按质按量完成。（综合办公室、党委办公室牵头，相关科所参与落实）

（五）加强考核评估

依据本计划工作任务、岗位责任等内容，实施动态和年度定期组织考核，评估岗位任务和各项目标完成情况，并及时通报考评结果。推动完善动态定期考核结果与业务经费安排、岗位绩效工资分配、年度评优评先等挂钩的机制。（综合办公室、党委办公室、人事科牵头，相关科所参与落实）

概　况

广西壮族自治区疾病预防控制中心简介

广西壮族自治区疾病预防控制中心（GuangXi Center for Disease Prevention and Control，简称广西CDC）是经广西壮族自治区人民政府批准，在原广西壮族自治区卫生防疫站（成立于1954年）、广西壮族自治区寄生虫病防治研究所（成立于1958年）和广西壮族自治区健康教育所（成立于1959年）的基础上，于2001年8月组建的正处级全民公益性卫生事业单位，增挂"广西壮族自治区卫生监测检验中心""广西预防医学研究所""广西壮族自治区健康教育所"牌子，隶属于广西壮族自治区卫生健康委员会。

在广西壮族自治区卫生健康委员会的直接领导下，中心积极贯彻"预防为主"的工作方针，依据有关法律、法规、规章、规范和标准，承担对市、县疾病预防控制机构业务管理、技术指导、科研培训和质量控制工作，主要包括全区传染病、寄生虫病、地方病、非传染性疾病预防与控制、突发公共卫生事件和灾害疫情应急处置、疫情及健康相关因素信息管理、健康危害因素监测与干预、疾病病原微生物检测、鉴定和物理、化学因子检测与评价、健康教育与健康促进、疾病预防控制技术管理与应用研究指导等。

中心内设有12个职能科室、21个业务科所。中心现有在职人员426人（不含科所临时聘用人员），其中专业技术人员386人，包括博士研究生12人，硕士研究生218人。获得高级专业技术职务资格176人（其中正高级职称69人），中级专业技术职务资格140人。获国务院"政府特殊津贴"4人，国家和卫生部（卫生健康委）突出贡献专家2人，自治区优秀专家2人，广西新世纪十百千人才人选2人，硕士研究生导师8人。

中心现有工作用房约4.1万平方米，其中实验用房约2.38万平方米。中心实验室仪器设备原值约1.285亿元，包括高通量测序仪、电感耦合等离子体质谱仪、超高效液相色谱 – 三重四极杆串联质谱联用仪等一批先进精密仪器设备。拥有国家和有关部门认可的保健食品功能学检验、HIV确认等资质实验室近20个，认证认可项目涉及29个领域的九大类58个产品共1098个参数。

中心获批设立广西"人才小高地"、博士后科研工作站、"八桂学者—艾滋病防控关键技术岗位"、自治区重点实验室、广西医疗卫生重点建设学科、中国现场流行病学培训（FETP）广西基地等平台。分别与广西医科大学、桂林医学院、右江民族医学院共建"公共卫生人才培训基地"，与华中科技大学同济医学院公共卫生学院开展科研教学合作。

2021年，中心科研课题立项12项，其中国家自然科学基金课题1项，广西医疗卫生适宜技术研究与开发课题5项，自治区卫生健康委自筹经费计划课题6项。登记论文发表81篇，其中SCI收录13篇，SCI文章影响因子总计达48.164，单篇最高影响因子7.163。获得各种类型专利授权15项，其中实用新型专利4项，外观设计专利11项。获得广西医药卫生适宜技术推广奖一等奖1项、二等奖1项、三等奖1项。

中心与世界卫生组织、联合国儿童基金会、国际免疫专家组和美国、英国、法国、加拿大、比利时、挪威、澳大利亚、新加坡、日本、韩国、泰国、越南、中国香港等国家、地区，以及国际组织开展合作与交流。

中心先后被授予党中央、国务院、中央军委"全国抗震救灾英雄集体"，中组部"全国抗击非典先进基层党组织"，卫生部"全国血吸虫病防治先进集体""全国结核病防治工作先进集体""全国消灭脊髓灰质炎工作先进集体"，自治区党委、自治区人民政府"全区非典型肺炎防治工作先进集体"；中心团委获"广西五四红旗团委"、中心党委获"全国抗击新冠肺炎疫情先进集体"和"先进基层党组织"等荣誉称号。

中心提供的社会服务项目主要有卫生监测和检测、健康相关产品委托性检验检测、预防医学门诊咨询、从业人员健康检查、二类疫苗接种等。

单位名称：广西壮族自治区疾病预防控制中心
单位地址：广西南宁市青秀区金洲路 18 号
邮政编码：530028
办公电话：0771-2518766
传真电话：0771-2518768
电子邮箱：cngxcdc@163.com
中心网址：http：//www.gxcdc.com
广西壮族自治区疾病预防控制中心官方微信

微信公众号：广西疾控

2021 年内设机构

广西壮族自治区疾病预防控制中心内设 12 个职能科室和 21 个业务科所。

广西壮族自治区疾病预防控制中心（广西壮族自治区卫生监测检验中心）

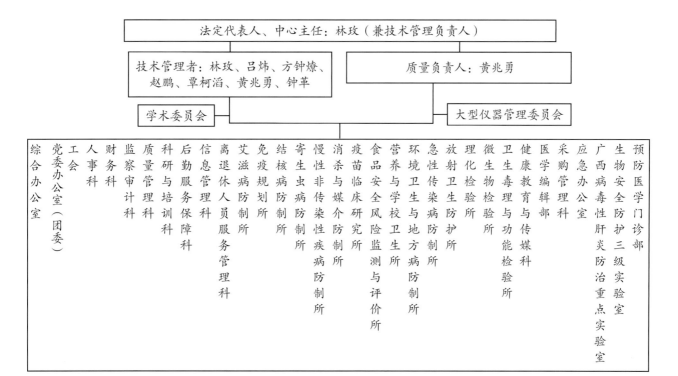

2021 年中心在职人员名单

一、中心领导

党委书记：吕炜

中心主任：林玫

党委副书记：李广山（2021 年 11 月调入）

中心副主任：方钟燎（2021 年 11 月免去副主任）、赵鹏（2021 年 11 月调出）、黄兆勇、钟革

纪委书记：覃柯滔（2021 年 11 月调出）、李红（2021 年 11 月调入）

二、中心各科所

1. 综合办公室：朱金辉（主任）、许洪波（副主任、政策研究室主任）、陈玉柱（副主任）、蔡剑锋（副主任）、陈怡、黄冬梅、陈曼丹、薛子席、韦元元、陈春春、黄月红、李科全、叶娉

2. 监察审计科：刘梦静（科长）、于国光（副科长）、王莹、卢麒好、梁晖、李开文（2021 年 12 月从综合办公室调入）

3. 人事科：付志智（科长）、覃珏（副科长）、胡美、罗觅、刘敏玲、覃心怡、宋定云

4. 信息管理科：杨继（副科长）、宫晨（副科长）、邓革红、许艳云、卢琦波、崔亮、韩姗珊、覃奕、黄元华、唐洁霞、张君思

5. 财务科：周轶翔（科长）、吴昊清（副科长）、杨旻、何凌、阳玉潇、杨园园、王燕芳（2021 年 3 月退休）、危文君、黄丽群、唐振敏、刘霞、岑恒奇、卢炳辰、李迪

6. 党工团部：周昌明（工会主席）、黄玉满（党委办公室主任）、莫雪（党委办公室副主任）、林可亮（党委办公室副主任 / 团委书记）、苏奕成、梁冬韵、钟思莹、罗灿姬、潘怡君

7. 后勤服务保障科：卢文（科长）、周健宇（副科长）、梁羡篁（副科长）、覃春晓（副科长）、雷庆莲、石琳、黄敬洲、宁坤明、朱卫东、黄健、张秋红、陈浩虹、张宏伶、宁一文、张致通、汤怡、黄宁、陈海帆、潘海东、严红斌、邓以兴、李天平、韦海华、周植兴、秦熊辉、蒋辉、林柱梁、黎祖智、覃海源、杨飞、韦景钟、孙传政、黄卫东、古今、李文涛、邹进、张顶富、蒋世泉

8. 采购管理科：李杰文（2021 年 6 月担任科长）、黎少豪（2021 年 6 月担任副科长）、黄佟、黄莹莹、蒙婧婷（2021 年 4 月 1 日从财务科调入）

9. 离退休人员服务管理科：谭宗艳（科长）、杨峰、司春（2021 年 3 月退休）、黄晓璐（2021 年 3 月从生物制品科调入）

10. 质量管理科：陈琨（副科长，主持工作）、吕素玲（副科长，2021 年 6 月担任副科长）、刘仲霞、杨俊峰、胡彩珍、卢宇芳

11. 科研与培训科：李艳（副科长，主持工作）、林康明（副科长）、覃新校、梁煌助、郑瑾、李岸花（2021 年 9 月辞职）、秦卫文

12. 应急办公室：李永红（2021 年 12 月辞去应急办公室主任职务）、董爱虎（副主任，2021 年 12 月 21 日主持工作）、任美璇、李曦亮

13. 急性传染病防制所：李永红（所长，2021 年 12 月辞去所长职务）、曾竣（副所长，2021 年 12 月 21 日主持工作）、莫建军（副所长）、居昱（副所长）、谭毅、陈敏玫、王鸣柳、何为涛、谢镇国（2021 年 10 月退休）、康宁、闭福银、周树武、廖和壮、蒋震羚、权怡、黄君、王静、陆宝、王晶、陈敏、蒋丽娜、梁珍丽、廖驰真、唐梅荣、张超、罗小娟、刘银品、陈华凤、黄航

14. 广西病毒性肝炎防治研究重点实验室：石云良（副主任，2021 年 9 月辞职）、郑志刚、陈钦艳、王学燕、胡莉萍、张陆娟

15. 艾滋病防制所：蓝光华（所长）、朱秋映（副所长兼艾滋病疫情管理所所长）、梁淑家（副所长）、陈欢欢（副所长）、葛宪民、沈智勇、周月姣、李荣健、黄文波、刘帅凤、丁冬妮、李剑军、谭广杰、方宁烨、周信娟、孟琴、唐帅、梁能秀、庞贤武、李春英、黄精华、刘玄华、吴秀玲、钟锋、唐凯玲、江河、陆华湘、罗柳红、何芹、汪泓、李博

16. 免疫规划所：邓秋云（副所长，主持工作）、杨仁聪（副所长）、杜进发（副所长）、邓丽丽（副所长）、卓家同、刘巍、陈世毅、韦一知、马宇燕、甘明、黄影、刘静、韦敬航、梁亮、韦佳楠、黎沙、秦月、陈加贵、潘刚勇、张宁、舒红、李义怀、吕慧瑜

17. 结核病防制所：梁大斌（所长）、崔哲哲（副所长）、黄彦（副所长）、刘飞鹰、黄敏莹、李鹏、赵锦明、区进、杨宗霖、张影坤、覃慧芳、叶婧、黄莉雯、周崇兴、周凌云、梁小烟

18. 寄生虫病防制所：孟军（所长）、黎军（副

所长）、蒋智华（副所长兼广西病毒性肝炎防治重点实验室副主任）、黄铿凌、区方奇、韦海艳、张伟尉、韦树娇、冯向阳、林源、唐雯茜、吕国丽、燕慧、刘健、刘多、何辉明

19.疫苗临床研究所：莫兆军（所长）、黄腾（副所长）、莫毅（副所长）、黄莉荣、农艺、施礼威、俸争丽、陈骏籍、陆伟才

20.慢性非传染性疾病防制所：毛玮（副所长）、廖显明（副所长，2021年12月主持工作）、杨虹、罗水英、沈莹、许晶晶、陆伟江、黄金梅、秦奎、滕有明、陆珍珍、刘军、林宗俊、贾亮

21.营养与学校卫生所：周为文（副所长，2021年5月主持工作）、陆武韬、李晓鹏、任轶文、秦秋兰、罗月梅、董邕晖（2021年3月从离退休人员服务管理科调入）

22.食品安全风险监测与评价所：蒋玉艳（所长）、黄立嵘、姚雪婷、钟延旭、蒙浩洋、石萌萌、方志峰、刘展华、王婕、潘玉立

23.理化检验所：雷宁生（2021年3月担任所长）、廖艳华（副所长）、蒙华毅（副所长）、梁川、陈广林、周劭桓、甘宾宾、李皓、江永红、吴训、吴祖军、蒋慧、曾炫萍、梁书怀、张瑞、刘君、王启淳、陈杰、周能志、黎林、陈展、林文斯、邓涛

24.卫生毒理与功能检验所：张洁宏（副所长，主持工作）、彭亮（副所长）、李彬、黄超培、王彦武、傅伟忠、覃辉艳、姚思宇、王芳、王绍龙、王江伟、罗海兰、杨慧

25.微生物检验所：谭冬梅（副所长，主持工作）、黎锋（副所长）、李秀桂、王红、诸葛石养、苏爱荣、韦程媛、曾献莹、蓝兰、杜悦、瞿聪

26.环境卫生与地方病防制所：钟格梅（所长）、陈莉（副所长）、廖敏（副所长）、黄江平、黄春光、宁锐军、黎智、韦日荣、黎勇、农惠婷、陆皓泉、许露曦、罗兰英、于洋、梁林涵、王芬芬

27.消杀与媒介防制所：唐小兰（所长）、马海芳（副所长）、熊绮梦（副所长）、李惠杨、苏伟东、廖宁、甘永新、陶春爱、魏超、卢桂宁、蒋竹林

28.放射卫生防护所：谢萍（所长）、赵新春（副所长）、陈掌凡（副所长）、覃志英、唐孟俭、冯兰英、陈发想、董颖、马一龙、雷家杰、吴应宇、卢秀芳

29.健康教育与传媒科：蒙晓宇（科长）、欧

阳颐（副科长）、黄丽华（副科长）、黄波（副科长）、梁绍伶、杨小春、陈琰、刘巧鸾、卢茜、梁超雄、李福源、韦诤、周荣军、苏丹妮、资海荣

30.医学编辑部：韩彦彬（科长）、杨娟（副科长）、李虹（副科长）、张鸿满、黄勇俐、张葆青、周圆、徐静、梁婧、杨丹

31.预防医学门诊部：梁富雄（副科长，2021年11月主持工作）、曾雪梅（副科长）、罗静霞（副科长）、梁伟献、杨挺、梁桂荣、邓小娥（2021年3月退休）、鲁鸿燕、陆春燕、覃祺、张丽芳、古南、韦利玲、曾小良、庞芳园、卢海金、陈斯雅、谭静、劳俊博、张慧萌、张梦玲、陈晖、梁慧莉、莫天森、陈涛、何励、伍湘雯（2021年3月从消杀与媒介所调入）、樊毓平

32.生物安全防护三级实验室：万孝玲（副主任）、孙贵娟、黄煜

33.中心聘用临时工作人员：黎静、杜泰辉、陈文彬

2021年专业资质及认证认可的检测能力

一、取得的专业资质

广西疾病预防控制中心先后通过世界卫生组织、国家认证认可监督管理委员会、国家卫生健康委、国家市场监督管理总局、自治区卫生健康委、广西住房和城乡建设厅、广西科学技术厅、广西食品药品监督管理局认定或考核，取得以下专业资质：食品复检机构、保健食品检验备案机构、保健食品复评审检验机构、屏障环境动物实验室、HIV确认实验室、脊髓灰质炎监测网络实验室、麻疹监测网络实验室、中国乙脑流行性脑炎参比实验室、疟疾诊断参比实验室、血吸虫病诊断参比实验室、消毒鉴定实验室、IDD实验室、国产非特殊用途化妆品备案指定检验机构、职业卫生技术服务机构、预防性健康检查机构、广西实验动物质量检测实验室等。

二、检验检测机构资质认定和实验室认可的检测能力

中心通过认证认可的检测能力如下：

1.食品类：具有对食品中的矿物质、重金属、

维生素、农药残留、添加剂等理化指标和食品中微生物指标等 275 个参数进行检测的能力。

2. 保健食品类：具有对保健食品安全性毒理学评价、功能学评价和功效成分共 58 个项目的检测能力。

3. 食品产品类：开展包括奶制品、糕点、糖果、饮料、调味制品、方便面等 27 种产品全部参数的检测。

4. 食品容器及包装材料类：开展食品容器及包装材料中重金属、甲醛、提取物、挥发物、有机单体、荧光检查、大肠菌群、沙门氏菌等 26 个理化及微生物指标的检测，包括食品用塑料袋及容器、不锈钢、罐头内壁涂料、食品包装用原纸、陶瓷、搪瓷、食饮具等的卫生安全指标。

5. 食品中毒相关样本：含葡萄球菌、产气荚膜梭菌、蜡样芽孢杆菌、病原性大肠艾希氏菌、沙门氏菌等食源性致病菌共 7 个参数。

6. 食品添加剂：含重金属、干燥减量、葡萄糖酸钙、总五氧化二磷等 6 个参数。

7. 食品添加剂产品：开展山梨糖醇液、柠檬酸、焦糖色、磷酸二氢钠、山梨酸、糖精钠、滑石粉、碳酸钙等 29 个产品的部分参数检测。

8. 水质：含矿物质、重金属、农药指标、有机物指标、放射性指标等共 43 个参数。

9. 生活饮用水：含矿物质、重金属、农药指标、消毒副产物、消毒剂指标、有机物指标、放射性指标、微生物指标等共 124 个参数。

10. 天然矿泉水：含矿物质、重金属、放射性指标、微生物指标等共 60 个参数。

11. 水处理剂：含氧化铝、pH 值、不溶物、铁、铅、砷、汞、铬（6 价）、镉、游离酸、盐基度等 15 个参数。

12. 水处理剂 – 生活饮用水用聚氯化铝：开展对该产品 11 个参数的检测。

13. 化妆品：含汞、砷、铅、甲醇、甲醛、对苯二胺、对氨基酚等理化指标、菌落总数、绿脓杆菌、金黄色葡萄球菌等微生物指标、急性经口毒性、急性经皮毒性、眼刺激、皮肤变态反应试验等毒理学评价指标，共 35 个参数。

14. 公共场所、室内空气：包括气压、采光系数、照度、噪声、臭氧、可吸入颗粒物、温度、相对湿度、室内风速、一氧化碳、二氧化碳、氨、甲醛、苯、

甲苯、二甲苯、细菌总数等 26 个参数。

15. 集中空调通风系统：含新风量、送风中微生物、冷却水和冷凝水中嗜肺军团菌、风管内表面微生物等 8 个参数。

16. 茶、食（饮）具及公共场所用具：含细菌总数、大肠菌群、金黄色葡萄球菌、真菌总数等 6 个参数。

17. 洁净室：含菌落总数、空气中细菌浓度、空气洁净度监测、压差、换气次数、新风量、照度、噪声等 12 个参数。

18. 土壤：含砷、铬、铜、锌、镍、铅、镉、铀 –238、镭 –226、钍 –232、钾 –40 共 11 个参数。

19. 放射卫生防护：含个人剂量、环境 γ 剂量率、生物剂量、医用 X 射线诊断设备、X 射线计算机断层摄影装置、医用电子加速器、医用 γ 射束远距治疗设备、后装 γ 源近距离治疗机、深部 X 射线治疗机、建筑材料等 17 种检测对象的卫生防护监测、外周血淋巴细胞微核率检查、放射性核素检测等 128 个参数。

20. 消毒产品及消毒：含重金属、有效氯、有效碘、过氧乙酸、二氧化氯、甲醛、环氧乙烷、醋酸氯己定、中和剂鉴定试验、金黄色葡萄球菌、绿脓杆菌、无菌检查、消毒效果试验、稳定性试验、紫外灯辐照强度测定、急性经口毒性、急性吸入毒性、眼刺激、阴道黏膜刺激试验等 86 个参数。

21. 卫生杀虫剂、鼠药：含喷射剂、气雾剂、烟雾片、蚊香、毒饵、驱避剂室内药效、杀虫剂现场药效等 11 个参数。

22. 疾病控制样本生物材料：含尿碘、尿汞、尿氟、中毒检材农药分析、霍乱弧菌、脑膜炎奈瑟、猪链球菌 2 型、沙门氏菌、肠致腹泻大肠杆菌、伤寒、副伤寒、志贺菌、军团菌、白喉棒状杆菌、肝炎病毒抗原抗体、流感病毒、乙脑病毒、登革热病毒、转氨酶、艾滋病病毒抗体筛查、HIV 抗体确证试验、HIV 病毒载量、CD4+ 和 CD8+T 淋细胞、脊髓灰质炎病毒、麻疹病毒、风疹病毒、痰结核杆菌、疟原虫、猪人肉孢子虫、血吸虫、诺瓦克病毒、人禽流感病毒核酸等 60 个参数。

23. 地方病、传染病生物材料：含鼠疫 F1 抗体、钩端螺旋体血清抗体检测、布鲁氏菌血清抗体检测 3 个参数。

24. 化学品：含急性经口毒性、急性经皮毒性、

急性吸入毒性、急性皮肤刺激、眼刺激、皮肤变态反应试验、体外哺乳动物细胞染色体畸变试验7个毒理学评价参数。

25.实验动物环境及设施：含空气沉降菌、压差、换气次数、气流速度、温度、相对湿度、照度、噪声、空气洁净度监测、氨10个参数。

26.实验动物：含外观、微生物学等级及监测、沙门氏菌、金黄色葡萄球菌、绿脓杆菌、耶尔森菌、单核细胞增生性李斯特杆菌、皮肤病原真菌、大肠埃希菌O115a，c：K（B）、肺炎链球菌、汉坦病毒、鼠痘病毒、体外寄生虫、近交系小鼠遗传生化标记检测等39个参数。

27、饲料：含粗蛋白、粗纤维、粗脂肪、重金属、钙、铜、铁、镁、锰、钾、钠、锌、维生素、三聚氰胺等32个参数。

28.生物安全柜：含噪声、照度、振动、产品保护、交叉污染保护、下降气流流速、流入气流流速、气流烟雾模式、温升9个参数。

29.包装饮用水产品：含色度、重金属、放射性指标、微生物指标等20个参数。

人才小高地建设

"广西疾病预防与控制人才小高地"是第二批自治区级人才小高地，建设载体为广西疾病预防控制中心。自2006年获批建设以来，在自治区党委组织部、自治区人力资源社会保障厅、自治区卫生健康委的大力支持下，广西疾病预防控制中心紧紧依托以人才小高地建设为载体，围绕广西重大、重点传染病的预防控制、突发公共卫生事件应急处置和健康危害因素监测与干预等工作，在人才培养、学科建设、环境改善和疾病防控、应对突发公共卫生事件方面均取得了长足的进展。

中心利用人才小高地建设经费开展人才培养、人才引进、人才激励等工作，曾经引进多名高层次人才和柔性引进了多名国内外知名专家；支持多名技术骨干攻读博士学位；支持技术骨干到国内外进修学习或参加各类培训，激励表现突出的高层次人才等。人才小高地为中心人才提供了平台，切实提高人才素质，推动广西公共卫生事业科学发展。2021年，中心继续推进人才小高地建设工作，人才培养稳步进行，渐显效果。

2021年，中心在新冠肺炎疫情防控、传染病及地方病防控、推进健康知识普及、合理膳食、全民健身、控烟、健康环境促进、中小学健康促进、职业健康保护、老年健康促进、心血管疾病、癌症、慢性呼吸系统、糖尿病防治等重大行动中成绩显著，人才小高地为推动健康广西发展做出了突出贡献。

博士后工作站建设

博士后制度是我国培养高端人才的重要制度，广西疾病预防控制中心不断推进和完善博士后制度，促进了中心多学科领域科研水平的发展与提升。

中心领导班子对博士后工作高度重视，2021年，中心博士后管理工作有序开展。经过10多年的发展，中心博士后各项工作制度趋于完善。对在站博士，中心提供了充足的生活保障，并配备了高水准的博士后科研团队，让博士后能全身心地投入科研工作中。

2021年5月12日，中心成功办理王娜博士入站手续。王娜博士的进站给中心的科研团队建设、学科发展带来新的活力。

广西现场流行病学培训项目管理

2020年由自治区卫生健康委印发《广西现场流行病学培训项目实施方案》，并成立广西现场流行病学培训项目（GXFETP）执行委员会，将项目办公室设在广西疾病预防控制中心；中心相应成立GXFETP领导小组，进一步完善了项目组织结构。

2021年，中心有5名专家被聘为中国现场流行病学项目（CFETP）广西基地学员指导教师。中心根据中国疾病预防控制中心的相关规定和要求对GXFETP的各项工作进行监督和规范管理，并组织申报广西2022年中国疾病预防控制中心现场流行病学培训项目和中级现场流行病学培训项目招生工作。

2021年7月，第一期22名学员顺利完成FETP各阶段作业，全部通过毕业答辩毕业；第二期15名学员于2021年5月开班，并进入到第二阶段现场实践；第三期20名学员于2021年10月开班，完成第一阶段核心理论培训，进入第一阶段现场实践。其中，第三期17名学员于12月21—31日参与东兴市本土新冠肺炎疫情现场处置工作，通过现场实战，不断提高疫情现场处置能力水平。

广西公共卫生自治区级疾控数据中心信息管理平台建设

广西公共卫生自治区级疾控数据中心信息管理平台建设是公共卫生省级疾控数据中心项目的一部分，旨在对广西疾病预防控制业务数据做统一管理，实现数据的处理与发布服务；通过交换平台与中国疾病预防控制系统的传染病及突发公共卫生事件数据进行实时交换并分析处理，及时向相关人员提供信息分析与服务，从而提升广西传染病疫情的监测分析能力，为有效处置疫情提供快速有效的依据。

2021年，中心完成全区法定传染病数据核查、订正和查重等工作，累计核查病例数近59万例；完成地区和机构编码维护工作，共维护地区1500余个，医疗卫生机构2500余家；完成全区人口和地图数据的核查工作；完成《疾病预防控制综合管理系统》信息填报工作；完成《中国疾病预防控制信息系统》用户备案和权限管理工作。

"八桂学者—艾滋病防控关键技术岗位"进展情况

2019年2月27日，自治区党委办公厅、自治区人民政府办公厅联合印发《关于印发第五批八桂学者和第一批八桂青年学者聘任人选名单的通知》（厅发〔2019〕79号），广西壮族自治区疾病预防控制中心再次获批为八桂学者岗位受聘单位，受聘者为中国疾病预防控制中心艾滋病首席专家、性病艾滋病预防控制中心病毒免疫研究室主任邵一鸣研究员，岗位名称为"艾滋病防控关键技术岗位"。

2021年，"八桂学者—艾滋病防控关键技术岗位"在八桂学者邵一鸣、阮玉华教授及其团队的带领下，全体成员围绕广西艾滋病防治工作的重点、要点和难点，针对广西艾滋病流行趋势和特点，积极稳步推进四大领域十个子课题的各项工作，并首次在真实世界中探索抗病毒治疗在社区人群水平减少HIV感染者二代传播的评价方法及其效果，撰写的论文《Using longitudinal genetic-network study to understand HIV treatment-as-prevention: a population-based observational study》在艾滋病领域最具影响力的《AIDS》杂志上发表。该论文研究结果的公共卫生意义在于最大限度发现感染者，治疗感染者，做到应检尽检，应治尽治，能最大限度降低病死率、最大限度减少二代传播；启动抗病毒治疗的艾滋病感染者，特别是治疗前CD4+T淋巴细胞计数高的感染者要进行强化的依从性教育，提高感染者的抗病毒治疗依从性，减少停药和失访的出现，保证抗病毒治疗的效果。

科所（办）工作进展

综合办公室

共有工作人员14人，其中博士1人，硕士6人，本科4人，大中专3人；高级职称5人，中级职称3人。设有政策研究室、文秘室、文印室、档案室、收发室、信访办公室、图书室等部门。

一、工作职责

协助中心领导管理中心的行政、业务等工作，协调和督办中心各项行政、业务工作，在各部门中贯彻实施；负责收集、整理、草拟中心年度工作总结、计划及有关文件等；负责中心图书资料的管理，提供借阅服务；负责印鉴、档案、文印、收发等管理，协调基本公共卫生服务疾控项目管理工作，开展政策研究等。

二、工作进展与成效

1. 参与新冠肺炎疫情防控工作。做好新冠肺炎疫情防控往来公文审核办理存档、防控会议协调服务、督导专家联络外派、核酸检测协调组织、相关材料收集整理上报、每日群众来电解答、值班值守及其食宿安排、宣传采访协调等工作。2021年，协调组织新冠核酸检测200多批次7400余人次，协调重大会议及活动保障工作近110次，进行工作订餐2454份，接收转办新冠病例及密切接触者协查管理函传真212份，回答电话咨询约6000人次。1人参与支援非洲疫情防控工作，2人参与支援广西边境地区疫情防控工作。

2. 做好办文、办会和文稿撰写工作。按照文件控制程序对3980份公文进行OA登记办理；完成620份文件的审核、排版、印发及存档工作；完成请示材料呈送、监督、归档364份；接收办理基建项目工程文件84批次。组织各类会议和接待工作20余次；撰写各类文稿文件30余份。

3. 开展协调管理、督查督办和后勤服务工作。全面落实领导交办的督办任务，及时向领导反馈工作信息，完成相关督查督办工作50多项次。按中心经济合同归口管理要求造册登记和保管862份经济合同。严格执行印章使用审批程序，审核印鉴使用批单3000余份，完成中心各种印章用印40000多次，无差错发生。接待科所及有关单位人员咨询档案720余人次，查询档案310次，复印3500份。完成2017—2018年中心财务档案1980盒的归档、编号、序号、档号等，完成2019年文书档案1769件157盒和2019年经济合同1236份39盒的整理、入库上架保存。对1984—2013年度部分文书档案进行重新整理录入，共计21639件。接收中心大型设备仪器档案36份，科研培训科移交2003—2018年科研档案79盒，中心应急物资储备大楼基建档案51盒。配合巡查组及相关科所整理、抽查财务凭证和文书档案；配合后勤服务保障科和财务科查询和复印28栋集资购房及汇春路项目购房凭证。完成中心材料文书、公文共1500多份的排版工作，完成复印文件80万份、油印41万份。完成各科所文件分发、报刊征订工作，共发出各类信件及印刷品7292件。为中心管理层做好出差报账、机票订购、公务用车、接待用餐、会议报账等各项服务工作。呈送中心领导签批材料约 6200 多份、内部请示报告 1400 多份，呈送中心领导财务科交接账 3427 份。

4. 落实信访工作。认真组织落实中心信访维稳相关工作，按照信访工作规定，2021 年处理信访件 12 件，无上访事件发生。

5. 开展图书室管理工作。续购知网中国医院知识总库、万方医学网中文医药期刊、迈特思创外文医学信息资源检索平台等数据库。2021 年，根据各科所的工作需要，购置以及接受其他单位捐赠图书共 136 册，完成 111 种报纸、刊物的预订工作。日常整理上架各类报纸 21 种，OA 平台图书模块入库期刊 85 种 5538 期，过刊装盒上架 114 册。扫描制作期刊封面目录图片并上传 OA 平台图书模块 2166 张，扫描图书 21 册，计算机录入图书、期刊书目 1643 条。累计接待中心读者查询及借阅图书报刊 133 刊次。

6. 组织和协助疾控政策相关调研。协助上级有关部门开展多项疾控体系改革相关调研工作，组织开展"十四五"规划编制和征求意见相关工作，提交相关调研报告、建议、意见等材料。协助完成疾病预防控制机构改革及能力建设相关政策材料征求意见工作；协助自治区卫生健康委开展疾病预防控制机构基础设施建设和实验室建设情况调查；组织起草《申请建设国家级区域公共卫生中心建设方案（初稿）》；根据自治区卫生健康委疾控处要求，组织起草《中央财政医疗服务与保障能力提升补助资金广西疾病预防控制能力建设项目实施方案》；组织完成有关"十四五"发展规划和工作思路等材料编写工作；组织完成《广西壮族自治区疾病预防控制中心"十四五"发展规划》的编制工作并印发。

7. 开展其他工作。开展基本公共卫生项目、重点传染病和病媒生物监测项目管理工作。开展广西疾控信息化建设调查研究，起草疾控信息化建设方案；推进规范中心信息资源管理和信息安全工作。根据中心工作安排，组织完成 2020 年度各科所综合目标管理考核评估工作和 2021 年度考核指标修订工作。协助后勤服务保障科和律师准备汇春路危旧房改住房项目相关纠纷案的材料，完成法律顾问咨询备案。完成《广西居民健康状况报告 2019 年》和《春天前行，战"疫"先行》的编写工作。

党委办公室

共有工作人员 6 人，其中硕士 2 人，本科 4 人；高级职称 1 人，中级职称 3 人，初级职称 1 人。中心设有 23 个党支部（其中在职人员党支部 22 个，离退休人员党支部 1 个），共有党员 344 名，其中在职党员 212 名，离退休党员 132 名。

一、工作职责

根据中心党委的布置和要求，贯彻党的路线、方针、政策和上级党组织的指示，落实中心党委的各项工作部署，认真开展对党风廉政和反腐败工作情况的监督检查，切实加强党的领导，保证政令畅通；起草中心党委工作报告、计划、总结和党委领导的重要讲话等，拟定中心党委中心组学习计划，并组织落实；深入调查研究，及时了解各党支部的工作情况，掌握党员和干部职工的思想动态，开展思想政治工作，为领导提供信息和决策建议；办理党委日常事务，包括上级来文的处理、党委文件的草拟和印发工作，做好党委会议的议题安排、会议通知、会议记录和纪要等工作；指导检查各党支部定期召开组织生活会和开展民主评议党员工作；做好党员、干部以及入党积极分子理论教育和培训工作；做好党费收缴、管理使用、接转组织关系等工作；负责党内各种报表的统计上报；负责中心宣传工作，制订政治学习、宣传教育计划，并组织实施，订阅党报党刊等资料，定期刊印宣传板报、文化专刊和开设学习网站；负责中心精神文明建设工作，组织开展群众性精神文明创建活动；发挥党支部、科所、工会、共青团和妇女委的作用，组织指导、支持中心群团开展活动。完成上级交办的其他工作。

二、工作进展与成效

1. 丰富学习形式与渠道，进一步加强理论学习。以理论学习中心组学习、党委专题学习、参加上级培训、组织"红色课堂"和专题读书班等集体研学的形式，组织深入学习贯彻习近平新时代中国特色社会主义思想，习近平总书记在庆祝中国共产党成立 100 周年大会上的重要讲话、视察广西时的重要讲话和重要指示精神，以及党的十九届五中、六中全会精神等；各党支部通过"三会一课"、主题党课、"红色课堂"、线上课堂等多种形式开展学习，2021年共开展各项学习活动400余次；在党员干部"应知应会"学习平台设计600多道党史、党建知识题库，每人每年学习不少于3600分。

2. 加强意识形态建设，牢牢掌握话语权。每半年研究一次意识形态工作情况，协助中心党委构建起党委统一领导、齐抓共管、各科所积极配合的意识形态工作新格局。一是加强对党支部落实意识形态工作进行指导督促检查，定期分析党员思想动态，并向上级党组织汇报。二是巩固壮大主流思想舆论，利用党建园地、中心党建外氛围建设、智慧党建信息平台、党员微信群等阵地进行意识形态、爱国主义和民族团结教育。2021年，在新华社、健康报等中央和自治区主流媒体刊发稿件13篇。三是加强出国出境人员的意识形态教育，落实临行前的谈话制度。四是配合国家安全系统进行信息网络、生物安全及国家安全建设等。

3. 开展党史学习教育。协助中心党委研究部署党史学习教育各项工作，制订党史学习计划；在"应知应会"平台设立党史知识专项答题模块，发挥线上学习优势，充分利用红色资源开展主题党日活动；组织开展"党史故事大家讲"微党课比赛、党史知识竞赛、"党员心声大家谈"主题读书等活动；营造红色氛围，打造党史宣传长廊，在中心微信公众号、网站、抖音号开辟党史学习教育专栏，打造立体的红色宣传氛围；参加上级单位组织的唱红歌、作红曲、党史知识竞赛等活动，并获得多个奖项。

4. "我为群众办实事"成效显著。结合中心业务，共列出72个为民办实事项目并全部办结，办结率达100%，涵盖疫情防控、健康教育、志愿服务、健康因素监测、生活保障等方面。着重推动"我为群众办实事（10+5）"实践活动：从建设疫苗接种平台助力新冠疫苗接种，维持广西疫情平稳状态，到创新举措防控登革热，使高发地区零发病；从寻找、关爱艾滋病儿童，一个都不能少，到走进学校主动发现新发结核病患者，一个都不能漏；从百场健康宣讲到五级党组织联建慢病防治示范区；从解决中心干部职工子女暑假无人照看问题，到为编外人员健康体检，无惧困难，不弃微末，党建始终引领。

5. 协助中心党委引领抗疫工作及疾控工作高质量发展。充分认识疫情防控工作的重要性、复杂性、长期性，坚决服从中心的疫情防控工作的部署和安排，牢牢守住广西来之不易的疫情防控成果；撰写先进人物事迹宣传报道30余篇；协助做好防控疫情人员的关心关爱工作，迎送驰援外省人员、运送生活保障物品、心理关怀等达20人次；协助中心党委实行系列措施，确保广西疫苗接种工作得以顺利推进。

6. 不断升级强基措施，筑牢战斗堡垒。协助中心党委开展星级党支部创建评定工作，引导党支部创先争优，充分发挥先锋模范作用，激发基层堡垒的战斗力。2021年在推进基层党组织标准化规范化建设三年行动和党支部组织达标创优工作中，上半年抽查的5个党支部全部通过党支部达标创优复核。发挥智慧党建平台的监管作用，使党支部基本信息管理、"三会一课"开展情况及监管实现信息化、精准化。2021年，中心23个党支部开展各类党建活动880余次。

7. 加强党员管理和发展工作。严格按程序做好发展党员的工作，14名预备党员按时转正。鼓励积极向上的年轻人、高级知识分子向党组织靠拢，组织7名党员积极分子和发展对象参加上级培训。按时做好党费的缴纳工作，按比例向自治区卫生健康委机关党委上交党费。

8. 参与乡村振兴工作。2021年，中心党委6次前往桂林龙胜各族自治县开展帮扶慰问、健康义诊、健康咨询、健康知识宣传等活动，累计走访慰问人数93人次、义诊及接待咨询群众约2400人次，发放健康素养宣传资料约2万份。累计配套支持产业发展资金，购买扶贫产品。开展义务植树活动，协助龙胜各族自治县马堤乡打造民族团结进步示范村，助力当地绿色村屯建设。

9. 完善健全制度，强化执行效率。协助中心党委召开干部职工党风廉政建设工作会议2次和反腐败工作形势分析会1次，各支部、各科所对照要求查摆各自的风险点。制定印发《2021年党的建设工作和党风廉政建设工作要点》《加强作风建设1+3专项治理工作方案》和《深入开展"以案为鉴、以案促改"和酒驾醉驾警示教育活动实施方案》，制定《关于加强对"一把手"和领导班子监督的措施》以及相关任务清单，完善落实领导干部插手干预重大事项记录制度等，用制度管好中心内的"关键少数"。

10.落实防范措施，强化监督问责。通过开展专项整治排查，全面分析排查岗位存在的廉政风险点，落实防范措施，尤其对基建、耗材、物资采购管理等关键领域的相关部门抓好重点防控。建立"管采分离、机构分设、相互制约"的工作机制，规范采购流程，健全内控机制。强化学习教育、分析研判、日常监督、谈话提醒、政务党务公开、干部外出报备管理以及制度修订完善落实。督促各党支部、各科所自查自纠。

11.持续抓好"四风"，落实八项规定。严守政治纪律和政治规矩，分管领导定期严格开展党风廉政建设例行谈话工作；深入开展"微腐败"问题整治，开展经常性纪律教育，在重要节点下发通知、编发提醒短信，中心党委与各党支部均开展廉政党课教育、专家授课、观看警示教育片、"以案为鉴"警示教育；协助中心领导班子成员和中层正职干部开展廉政家访活动，督促廉洁齐家、严以治家。

12.加强统战建设。加强对党外知识分子政治思想教育工作的领导，积极引导党外人士投身疾控事业，助力高质量发展和积极向政府建言献策，农工党疾控支部两次获得参政议政先进集体称号。中心党委在2021年的卫生健康系统统战会议上作经验介绍。

工会

共有工作人员3人，其中高级职称2人，其他职称1人。中心工会设32个工会小组，共有工会会员486人。2020年选举产生第四届工会委员会，其中工会委员11名，女职工委员7名，经费审查委员3名。

一、工作职责

在中心党政班子和上级工会的领导下开展工作，维护中心和谐与稳定，保障和保护职工的权益，履行工会职责，维护职工的合法权益。

二、工作进展与成效

1.落实职代会精神，履行民主管理职能。健全职代会制度，认真落实职代会职权，充分发挥职代会作用，努力保障职工参与管理和监督的民主权利，为中心党政领导决策提供依据。2021年，工会组织召开全体职工代表大会2次，分别审议推荐中心申报"广西五一劳动奖章"、陈玉柱申报"广西五一劳动奖章"。召开工代会1次，表决中心工会申报2021年"全区模范职工之家"。

2.完善组织建设、促进工会工作发展。按照《工会法》的相关要求，依法规范会员发展和会籍管理工作，职工入会率达100%。组织召开中心工会委员会、经费审查委员会、女工委员及小组长年度工作总结及各项工作会议。派工会主席、工会委员女工委主任、工会财务、经审人员等工会干部参加相关培训。三八妇女节组织中心女职工开展南湖公园健步走活动和网络知识问答活动。组织开展女职工心理健康咨询活动。扎实抓好工会财务工作，严格执行工会财务制度。加强经费审查监督工作，配备兼职经审干部，对工会财务收支和决算进行审查和审计，并完成2021年度基层工会同级审计工作。组织完成2019年度工会统计年报调查的上报工作。中心工会委员会荣获"2021年全区模范职工之家"称号。

3.落实职工福利，关心职工生活。发放会员生日蛋糕券、电影票；发放春节、五一节、端午节、中秋节、国庆节等节日慰问品。举办职工子女暑假托管班，解决中心干部职工子女暑假无人照看的问题。开展两次食堂满意度调查及抽查工作。慰问职工及家属30人次，慰问困难职工1人。为412人办理职工医疗互助保障互助保险续保工作。2021年，中心7人申请医疗补助。为中心争取20个疗休养名额指标，中心20名职工参加自治区总工会举办的2021年疗休养活动。

4.开展多种形式的文体活动。修建户外篮球场、羽毛球场、气排球场，购买乒乓球、篮球、羽毛球、气排球等体育设备器材，为职工文体活动提供保障。开展职工气排球赛。参加自治区卫生健康委举办的"感恩党　跟党走"庆祝中国共产党成立100周年"红色歌曲大家唱"合唱比赛活动；参加自治区宣传部举办的"永远跟党走"庆祝中国共产党成立100周年暨第九届全区基层群众文艺会演及惠民演出活动。开展在职工会会员秋游活动。

5.助力扶贫，爱心助残。在八桂助残系列公益活动中，工会组织中心职工383人及中心集体捐款。

6.做好评优工作。组织"广西五一劳动奖章""全区模范职工之家"等评选活动。

团委

共有 1 人专职团委工作。设 3 个团支部，即职能团支部、业务团支部、自治区卫生健康统计信息中心团支部。共有 7 名团委委员，团员 28 人。

一、工作职责

发挥好党的助手作用，协助中心党委完成各项工作任务；贯彻落实中心党委及上级团组织各项工作任务；加强团组织建设，提升团组织组织青年、引导青年、服务青年作用；加强团员政治理论学习，发挥团组织先锋模范作用；做好建团 100 周年各项活动筹备工作。

二、工作成效

1. 以加强政治建设为统领，以党史学习教育为统揽，带动团员青年进一步增强"四个意识"、坚定"四个自信"、做到"两个维护"，持续深化团员青年思想引领。结合"青年大学习"和"学习强国"，及中心"应知应会"等平台，定期安排党课、团课，引导团员青年深入学习习近平新时代中国特色社会主义思想和党的十九届六中全会精神。开展"学党史、强信念、跟党走"学习教育活动，引领团员青年增进对党的思想认同、政治认同、实践认同、情感认同。

2. 夯实组织建设，开展各项主题活动，提升团组织的服务及引领作用。按照中心党委的要求，统筹推进各项青年工作。一是持续加强团干部队伍建设，选派团干部参加区直机关共青团干部培训、"学党史、强信念"专题培训、全国卫生健康行业团青干部、青年文明号集体、志愿者学习贯彻党的十九届六中全会精神线上培训。二是开展团员青年座谈会，了解和掌握疾控青年的思想状况和需求。三是开展各项主题活动，联合自治区江滨医院团委、自治区药用植物园团委、自治区亭凉医院团支部、自治区信息统计中心团支部共 60 余人前往自治区亭凉医院扶绥麻风病院区，开展"团建引领绿色发展 植树造林增添新绿"义务植树及学雷锋志愿服务活动。联合自治区药用植物园团委、自治区中医药研究院团支部等 5 家区直卫生健康系统单位团组织共同开展"学党史、强信念、跟党走"五四青年节主题团日活动，激发团员青年干事创业的热情和活力。组织开展"青春向党 奋斗强国"党史学习教育主题团日活动、"传承良好家风 共创幸福生活"广西区直机关青年联谊活动，参加庆祝中国共产党成立 100 周年暨纪念五四运动系列主题活动，组织参加第八届"创青春"中国青年创新创业大赛卫生健康行业专业赛暨首届全国卫生健康行业青年创新大赛，开展"重温习近平总书记的谆谆教导和殷殷嘱托"主题团日活动。

3. 发挥团组织先锋模范作用，主动作为，积极抗疫。中心青年技术先锋岗和疫情防控网络信息运维保障突击队在疫情防控一线和自治区疫情防控指挥部充分发挥基层团组织战斗堡垒作用，工作队中青年均占 50% 以上，他们勇挑重担、勇为先锋、勇为模范，让团委获得多项荣誉称号。

4. 开展自治区级和市级青年文明号申报工作。开展卫生健康系统往届全国青年文明号星级认定和第 20 届全国青年文明号评选工作。中心国家突发急性传染病防控队（广西）专业技术人员组、健康促进与宣传教育青年工作队、食品安全风险监测与评价所获批自治区级青年文明号，自治区卫生健康统计信息中心团支部获批市级青年文明号，同时各团队结合实际开展各类青年文明号开放周活动。

人事科

共有工作人员 8 人，其中正式人员 7 人，临时聘用人员 1 人；高级职称 1 人，中级职称 4 人，科员 3 人。

一、工作职责

开展干部管理、机构编制管理、岗位设置管理、工资福利管理、人才引进与培养培训管理、职称评聘管理、对外合作与出国（境）管理、职工出勤与休假管理、人事档案管理、社会保险缴纳管理和计划生育管理等方面工作，协助做好新冠防控人员调配和防控人员临时补助经费的申请与发放等工作。

二、工作进展与成效

1. 完成卫生防疫津贴方案的制定及发放工作。根据《自治区卫生健康委员会办公室转发〈国家卫生健康委办公厅关于转发调整卫生防疫津贴标准〉的通知》及《人力资源社会保障部 财政部关于调整卫生防疫津贴标准的通知》等文件要求，结合中心实际情况，完成中心在职在岗人员 2020 年新冠肺炎疫情期间防疫津贴方案的制定和发放。

2. 协助中心开展新冠肺炎疫情防控保障工作。根据中心安排，选派人员赴尼日尔、科摩罗，抽调人员到广西边境、自治区疫情指挥部，以及到第 18 届中国 – 东盟博览会、中国 – 东盟商务与投资峰会（简称"两会"）现场做好新冠肺炎疫情防控工作。完成 2020 年 1—12 月新冠肺炎疫情防控临时补助统计、发放、追加经费工作，资金通过自治区卫生健康委、自治区财政厅核准。收集统计 2021 年中心新冠肺炎疫情防控临时补助申报及审核校对工作，收集 2021 年第三季度参与疫苗接种人员临时补助申报工作。完成 2020 年度新冠肺炎疫情防控先进工作者表彰奖励金发放工作，完成新冠肺炎疫情防控先进集体和先进工作者评审工作。

3. 制定、修订有关制度。修订中心职工出勤管理规定，进一步加强中心职工考勤管理。

4. 完成公开招聘工作。完成公开招聘实名编制工作人员的发布招聘公告、资格审查、面试、考核等工作。开展编外工作人员招聘工作 1 次，共招聘新进人员 10 人。开展项目劳务派遣招聘 5 批次。组织 46 名新进人员开展入职培训。

5. 完成 2020 年度中心年度考核和定期奖励工作。2020 年，首次开展事业单位定期考核奖励工作，中心职工记功 6 名、嘉奖 104 名。

6. 完成中层干部选拔任用工作。规范中心中层干部选拔、聘任、管理工作，2021 年中层干部试用期满考核 8 名，新提拔中层正职 2 名，中层副职 2 名。

7. 开展岗位管理工作。考核 2019—2021 年度中心专业技术三级特设岗位专业技术人员共 16 名。中心通过个人申请、组织审核、专家评议、公示、党委会议决定，推荐 1 名符合条件的职工申报专业技术二级岗位。开展 2021 年度空置岗位竞聘工作，共收到 144 人次岗位申报材料。完成 4 人特聘三级岗位转常设专业技术三级岗位，其他岗位已完成收集汇总材料、资格审查、论文课题核验、基础分评定等工作。

8. 开展中心各类专家、高层次人才管理工作。新聘任中心一级特聘专家 3 名。开展中心特聘专家 2020—2021 年度考核工作。考核 5 名一级特聘专家、4 名二级特聘专家。分别对 2 名在职博士进行期满和期中考核。

9. 完成中心各类专家推荐、荣誉称号推荐 27

种类别 170 人次评选工作。

10. 协助完成广西公共卫生医师资格实践技能考试工作。考试报名人数为 712 人，实际参加考试人数为 610 人，执业医师通过率 69.92%。

11. 完成人事科日常管理工作。完成中心在编、编外人员薪级调整工作；完成每月奖励性绩效发放审核工作。完成在职在编人员增量绩效工资发放，完成 4 名离休人员增发放 2020 年度基本离退休费。办理各类人员的保险工作，对于辞职、退休、去世人员及时办理养老保险减员手续。完成职称评审和职称考试工作，中心执业医师考试报名 8 人，卫生专业技术资格考试报名 41 人。开展职工出勤与休假管理。每月按时完成在职职工及劳动合同制工作人员考勤登记核查工作共 12 批次；年抽检 2 次职工考勤情况。组织开展中心在编、编外及退休职工参加自治区本级机关事业单位工作人员健康体检工作。

12. 开展干部档案专项审核工作。根据相关文件精神，对中层干部及副高职称以上人员 193 人进行"三龄一历"专项审核，完成《全国干部人事档案专项审核干部任免审批表》《干部人事档案专项审核情况登记表》92 份。开展编制系统实地核查工作，完成在编人员编制系统数据的更新。完成事业单位人员年度统计报表、工资统计报表等各类报表统计上报工作。完成全国疾控机构综合管理信息上报工作。配合完成各省疾控体系实验室能力建设调研、省级疾控机构食品安全风险评估能力情况调研、省（市）疾控机构科研情况调研等。配合纪检部门提供调查人员档案 25 人，提供材料 85 份。

财务科

共有工作人员 17 人，其中正式人员 13 人（含门诊收费员 1 人），科室聘用收费员 4 人；中级职称 6 人，主任科员 1 人，副主任科员 1 人，初级职称 4 人。

一、工作职责

全面负责中心财务管理工作。负责与其他相关部门共同研究、制定单位财务和内控管理的规章制度、业务规范和实施方案，严格审核并合理安排各项资金的筹措、分配和使用，提高资金使用效益，防范资金使用风险；负责协调、组织单位各部门编制年度预算和财务年度收支计划，对预算执行情况进行预测、控制、核算、监督、分析、考核、汇报，督促中心有关部门符合规范、节约费用、提高效益；负责及时撰写财务分析报告和编制决算等各项报表，如实反映中心经济活动状况并做好预测，为领导决策提供参考依据；负责日常会计核算业务，包括货币资金、债权债务、财务票据等资金相关事项的记录和管理，保障单位资金使用的科学规范；负责对中心各项经济活动进行监督管理，参与单位重大经济事项及经济合同的制定，对合同执行情况进行财务监督；协助有关部门或机构完成审计工作；参与并协助相关部门加强对单位固定资产、耗材及办公用品等各类物资、无形资产的采购、登记、审核等资产管理工作，保证单位实物资产安全与完整；负责建立财务人员岗位责任制，做好内部控制和内部牵制，做好对财务人员的培训和考核；负责做好会计档案的装订和归档，及时移交档案管理部门；完成上级部门和中心领导交办的其他工作。

二、工作进展与成效

1. 强化预算管理，优化预算执行。遵守财经制度，根据工作实际情况，主动调整、追加、使用预算经费，督促各部门合规执行预算，定期向上级部门汇报和沟通预算执行情况。2021年，中心预算执行率为 86.89%（已列支结转后为 97.75%）。完成自治区本级专项资金和中央补助地方公共卫生资金的支出。协助完成广西新冠肺炎疫情防控物资、艾滋病、结核病防治以及免疫规划等多个重大项目的广西药品、疫苗和试剂的采购、支付和验收工作。开辟绿色通道，多次专项协调涉及新冠肺炎疫情资金的预算审批和调整、采购手续办理、支付等有关环节，及时提出有效建议，督促有关业务办理。科学编制 2022 年部门预算和三年规划项目预算。根据 2020 年预算执行情况和 2021 年工作任务安排，召开二上预算编制专题会，强化预算编制，落实资金跟着任务走、精细化管理预算项目。加强日常经费收支管理，办理各项收支流水资金，录入、审核收支单据 8000 多份，管理横向、纵向和其他项目 300 余项，审核采购预算和合同数 800 项次，发放职工工资薪酬、福利、社保 3.4 万人次以上。与上级主管部门沟通申请各项经费零余额用款指标，整理装订会计凭证 1100 多本、账本近 3000 页、报表

近 50 本，移交档案 1000 多本，购买、管理、核销各类票据 8 万多份。协助采购管理科及各重点科室完成采购付款，向中心内外部门报送部门决算、政府财务报告、功能法统计报表、内部控制报告、经济统计报表、疫情资金报表等各类年度及临时报表或报告、说明等。

2. 配合专项审计，落实问题整改。协助自治区卫生健康委完成纪检检查工作和预防接种储运费测算和申报工作；协助完成中心 2020 年度资产清查工作；完成非法集资排查工作，协助完成公务加油卡和广西工程建设领域腐败问题专项治理整治工作和新冠肺炎疫情资金专项检查工作，以及各项卫生费用核算、财政收入虚假问题自查自纠等；完成内部控制报告编制"回头看"工作，完成自治区卫生健康委资金管理专项整治行动"回头看"工作；完成 2020 年度自治区本级预算执行和决算草案审计整改工作，完成应急大楼财务竣工决算审计、汇春路房改项目国开行贷款审计等工作；完成 2020 年度自治区预算绩效评价；协助中心办公室、监察审计科、人事科及各业务科所完成多项内部检查和审计调查；协助完成中英慢性病合作项目（KSCDC）、协会等专项审计和课题结题审计。

3. 健全管理制度，明确岗位责任。参与修订中心制度、合同、文件等，制定《电子支付管理办法（试行）》，规范财经行为，根据工作实际情况提供有效财务建议，提高中心财务管理水平。协助讨论、修订《中心知识产权管理办法》《大型仪器管理办法》《采购管理办法》《黑名单制度》等，完善中心内部控制制度。根据人员变动情况，重新划分岗位，强化岗位责任和要求。细化财务岗位责任制，实行一人一岗、一岗一责、岗位职责交叉牵制制度。

4. 做好重大项目服务工作。做好危旧房改造项目资金日常管理和售房签约、收款核对、发票开具等工作，保障项目顺利推进；做好疾控应急卫生技术大楼建设项目的预算管理、招投标管理、财政投资评审等财务支持工作；做好新冠肺炎疫情防控有关预算申请、物资采购、费用统计、补助发放、审计整改等工作；做好三年规划、疾控能力建设重大项目建设的预算管理工作；协助采购管理科完成各项采购任务，保障中心预算执行和重大项目落实到位；牵头推进与建设银行合作的财务 HRPG 系统和门诊 HIS 系统的信息一体化建设项目。

5. 依法依规公开信息。根据上级文件和中心要求，中心公开汇春路房改项目收款情况、中心各月预算执行进度、2020年度公务接待情况、2021年度预算数据及绩效目标、2020年决算数据等部分财务信息。按时向中心各部门分管领导通报预算执行情况。按月、按季定期公布每月预算完成情况，及时与各部门沟通协调，确保预算执行到位。

6. 抓好人才建设，提高业务能力。坚持用党的思想指导财务工作，严明政治纪律和政治规矩，牢固树立廉政思维和红线意识。定期召开科务会和专题讨论会传达新文件、新制度的要求。派出26人次参加培训和学习，完成会计继续教育，保证财务团队整体素质的提高。

监察审计科

共有工作人员7名，其中正式人员6人，聘请工程技术人员1名；高级职称2人，中级职称3人，主任科员1人，初级职称1人。

一、工作职责

主要承担纪检监察工作和内部审计工作。检查监察对象贯彻执行国家法律、法规、政策以及中心决议、决定和规章制度的情况；做好举报问题和案件线索的登记整理、存档保管，对反映的问题进行了解和初步调查；受理对监察对象违反行政纪律行为的控告、检举，调查处理监察对象违反行政纪律的行为；在纠正部门和行业不正之风中发挥监察职能作用；受理监察对象不服政纪处分决定的申诉；协助中心纪委对监察对象开展廉政教育，对其依法履职、秉公用权、廉洁从政从业以及道德操守情况进行监督检查；依照国家法律、法规和政策、单位的规章制度等对中心及各部门（含承包单位）进行内部审计监督；负责对中心和各部门的财务收支、经济效益进行审计，审计凭证、账表、预算和决算，检查资产和财产；负责对中心和各部门（含承包单位）的建设项目、修缮工程的预（概）算、结算和决算、物资采购等项目开展事前、事中、事后的内部审计；参加有关经济事项的会议，参与经济合同签订、对外投资决策、设备引进、更新等重要经济活动以及对审计所涉及的有关事项进行调查；帮助被审计部门加强财务管理、增收节支、

提高经济效益。完成上级及中心领导交办的其他工作任务。

二、工作进展与成效

1. 明确工作目标，认真落实责任。协助党委办公室召开中心党的工作暨党风廉政建设和反腐败工作会议；将党风廉政建设纳入综合目标考核，对科所规范管理实行量化指标考核，考核结果作为年度科室评优评先主要依据；落实支部书记、科所长"一岗双责"的责任意识，形成分工明确、责任具体、一级抓一级、层层抓落实的责任体系。

2. 强化学习宣传，加强廉政教育。协助中心纪委组织召开中心纪委会议，传达中纪委、自治区纪委及各市违反疫情防控纪律的相关通报，讨论新冠肺炎疫情防控监督检查执纪问责事宜，布置疫情防控监督工作；落实《自治区卫生健康委党组深入开展"以案为鉴、以案促改"警示教育活动实施方案的通知》，利用廉政教育室，组织各支部党员和重点岗位人员开展现场教学式的警示教育；节前发送廉洁提醒短信，提醒全体党员干部要自觉遵守中央八项规定精神和廉洁自律有关规定；协助中心党委、纪委开展领导干部廉政家访活动，签订《家庭助廉承诺书》，填写《廉政家访活动记录表》；落实自治区纪委监委及自治区卫生健康委直属机关纪委文件精神，印发《中心进一步加强新冠肺炎疫情防控监督工作的通知》，要求各支部、科所负责人严格落实各项疫情防控要求，强化主体责任，做好疫情防控工作。

3. 开展监督检查，完善内部监督机制。盯紧元旦、春节等重要节点，督促有关部门落实中央八项规定精神和公车封存、公车加油维修、接待、值班等，组织有关部门开展专项检查，形成检查情况报告，提出意见建议；开展中心疫情防控工作监督检查，并形成情况报告；参与中心重大物资采购决策会议，对采购决策进行监督；组织开展《工程建设领域腐败问题专项治理》《加强作风建设1+3专项治理》《违规使用公务加油卡专项整治》《公务接待中"吃公函"问题整治》等四项"专项"工作。通过制定工作方案，进行专题部署，印发通告，开展提醒谈话，畅通来信、来访、网络、电话等信访举报渠道，开展警示教育，排查梳理存在问题，督促整改；督促相关部门制定完善公务加油卡管理制度、招投标不良行为"黑名单"制度和领导干部插手干

预重大事项记录报告制度等；参与中心公开招聘、干部考核、医师资格实践技能考试、培训班、印刷品、试剂耗材定点采购、招标代理机构开标、抽选招标代理机构、设备采购技术参数论证会等事项的监督。2021年，现场监督201人次。

4.开展警示教育，筑牢思想防线。转发中央、自治区纪委违反中央八项规定精神等相关典型案例（问题）的通报供各党支部、各科所组织学习，加强警示教育；组织各支部、各科所观看《迷途抉择》《折翅的天使》《代价》《斩断围猎与被围猎的黑色利益链》等警示教育片。

5.出具党风廉政意见，严格把好廉政关。出具党员、干部职工提拔、评优评先、因公出国等党风廉政意见145人次。

6.改进工作作风，持续纠正"四风"。落实自治区纪委监委驻自治区卫生健康委纪检监察组印发的《关于进一步做好新冠肺炎疫情防控监督工作的通知》要求，开展检查，形成检查报告；督促有关部门在元旦、春节等重要节点认真落实中心公车管理、接待管理、疫情防控等有关制度，坚决整治制度执行不严、制度形同虚设等形式主义；针对节假日公款送礼、公款吃喝、公款旅游、铺张浪费情况、发钱发物情况，以及会议培训、公车使用、公务接待等情况，组织开展专项检查，形成检查情况报告。深入治理享乐主义、奢靡之风，持续发力纠治"四风"。

7.运用监督执纪"四种形态"，强化日常监督。开展经常性纪律教育。在元旦、春节等重要节点专题下发通知，编发提醒短信。通过编发上级纪检监察机关有关通报，转发中央、自治区纪委违反中央八项规定精神等相关典型案例（问题）和组织观看警示教育片等开展警示教育；配合上级部门及中心纪委查办案件，撰写案件警示剖析相关材料。配合中心党委、纪委运用监督执纪"四种形态"，抓早抓小，调查核实信访举报案件，诫勉谈话2人次。公布举报信箱、举报电子邮箱和举报电话，按要求定期查看举报信箱和电子邮箱情况并做好查看记录；按时报送上级部门有关材料和表格。

8.加强学习培训，提高业务水平。参加自治区卫生健康委举办的培训班，加强中央和自治区有关政策法规及纪检监察等方面业务知识的学习，提高政治素质和业务水平。

9.加强基本建设投资、修缮工程项目审计。开展零星工程、修缮审计项目35项，设备维修审计项目7项。

10.利用外部力量，强化内部监督。对技术难度大或金额数目大的基建项目，借助外部中介审计力量开展审计，确保审计质量。

11.加强经济合同文本等的审计。针对不同类型的经济合同，采取不同的审计方法，共开展经济合同文本审计1077份，并提出修改意见和建议。

12.加强内部控制，加大监督力度。加强对重点经济业务一类疫苗、试剂耗材、招标合同执行等转汇款业务审核，确保资金安全；加强对大型设备的验收环节监控，共参与大型设备验收监督16次；监督印刷品、试剂耗材定点采购招标开标共45次，监督社会招标代理机构开标64次，监督抽选采购项目委托社会招标代理机构58次，参与设备采购技术参数认证会41次；对中心举办的预算金额超过10万元的培训班进行现场监督。

13.依法、依规推动危旧房改住房改造项目。参与唐城路危旧房改住房改造项目招标文件参数的编制、合同的审计、各项方案的市场调研、参建各方的协调等工作。

信息管理科

共有工作人员11人，其中硕士5人，本科6人；高级职称2人，中级职称5人，初级职称2人。

一、工作职责

主要负责综合管理、疫情管理和网络信息管理工作。负责广西传染病和突发公共卫生事件报告信息的数据管理、技术指导、质量控制和数据分析；负责中心信息化与网络信息安全建设与管理、广西《中国疾病预防控制信息系统》维护与管理，指导下级疾控机构开展信息化建设。

二、工作进展与成效

1.严把质量关，"零差错"完成新冠肺炎疫情监测报告工作。24小时动态监测新冠肺炎疫情，累计完成1047例新冠肺炎病例和初筛阳性个案的审核和信息报送；完成新冠肺炎密接、次密接、境外集中隔离人员等每天的数据审核和报送，"零差错"完成广西新冠肺炎疫情信息的监测和报告工作。

2. 开展信息技术培训。首次采用线上线下相结合的方式，邀请国家和自治区级权威专家、教授为广西各级疾病预防控制中心信息化工作分管主任、科所负责人及信息技术骨干人才300余人，开展理论授课、案例分析、现场实操、实地考察等现场培训；为广西7000余名疾控人员提供500余个信息技术线上培训课程，搭建交流学习平台，达到全员普及信息技术知识的目的。

3. 信息化建设助力中心规范化管理和业务发展。完成中心物资管理系统的建设和IOA移动端同步，实现中心物资采购、出入库、领用、消耗闭环管理，全过程留痕，规范了中心物资的采购与管理工作。完成IOA移动端考勤打卡和会议签到等企业微信小程序的开发，规范中心职工的考勤管理，实现考勤、会议由纸质签到向移动设备扫码签到的大转变。完成智慧党建PC端应用和移动端的开发，完成党建系统二期标准化考评模块的开发测试工作，实现党建工作信息化、移动化管理，助力党建工作的开展。完成智慧党建大屏和物资管理系统大屏建设，借助直观的图表、图形化手段，清晰展示业务系统相关的工作情况。

4. 推进信息化基础建设，优化中心应急指挥平台。开展应急视频会商系统升级改造项目建设工作，对中心大会议室、应急视频会商中心和1号会议室进行升级改造，建成一体化应急远程指挥平台，实现应急作业、应急视频培训、应急视频指挥和风险评估的高清视频连线，满足中心在进行突发公共卫生事件处置中应急指挥和远程调度的应用需求，更好地完成疫情会商、流行病学现场调查指导、疾控业务培训和对下级疾控中心工作督导等任务。完成应急视频会商指挥系统运维保障，2021年收视和转播各级各类视频会议31次，开展会议保障工作累计超100小时。

5. 动态监测和分析法定传染病报告信息。每日开展动态网络监测不少于4次，及时接收、核实、报送突发公共卫生事件和异常病例信息。共完成网络监测1542余次，上报突发公共卫生事件500起，接收、核实单病例预警信息1210条。完成2020年度疫情年分析1期、2021年度月分析12期、周分析52期，完成公共卫生舆情监测简报46期；不定期为上级、中心领导及业务科所提供疫情分析资料158次。

6. 开展传染病报告质量分析并通报。2021年，广西法定传染病报告质量综合率为99.99%，广西3个设区市、54个县（区）的综合率达到100%。

7. 加强传染病报告管理的现场检查。完成覆盖广西6个设区市、14个县（市、区）的法定传染病报告质量和管理现状交叉检查工作，共计调查58家单位、调查法定传染病病例数640例，法定传染病报告率97.19%（达到国家要求的95%及以上）。指导、组织广西116个县（市、区）按季度开展传染病自查工作，每季度自查机构461家，累计调查病例数23457例。

8. 完成数据核查、信息填报和用户管理等工作。完成广西法定传染病数据核查、订正和查重等工作，累计核查病例数近59万例；完成地区和机构编码维护工作，共维护地区1500余个，医疗卫生机构2500余家；完成广西人口和地图数据的核查工作；完成《疾病预防控制综合管理系统》信息填报工作；完成《中国疾病预防控制信息系统》用户备案和权限管理工作。

9. 完成中心各类电子信息设备的维护与故障处置，保障各科所日常工作的有序开展，有效降低信息安全事件发生的风险。

10. 完成中心电子政务外网全覆盖、WIFI全覆盖，完成行政楼和门诊局域网改造。

11. 完成广西疾控网站的维护管理工作。不断完善网站新版本，累计发布新闻稿件479篇，健康教育栏目稿件188篇，党建专题217篇，公告信息171篇，制作新专栏2个。2021年度中心网站访问量超100万人次。

12. 加强网络信息安全管理工作。采购网络信息安全设备，在中心内网部署360天擎杀毒系统，对PC终端进行集中管控。中心机房部署负载均衡、入侵防御、多级防火墙、WAF、网络安全态势感知、沙箱、网络准入等各类网络安全硬件设备，完成对机房各安全设备策略配置和规则优化，从网络接入控制、可追溯、容灾等能力方面进一步强化中心的网络信息安全基础，提升安全防护能力。采购备份一体机、光纤存储设备和服务器，完成中心现有虚拟化平台、存储设备的迁移、升级和资源整合工作；完成对中心关键业务系统所在主机数据备份策略的制定。

13. 完成"广西护网2021"行动防守工作，护网结束保持满分。完成中心所有在用系统的网络信息安全等级保护定级及备案。

14. 开展培训及其他工作。举办广西传染病疫情报告管理工作等各类培训班 8 期，累计派出 12 人次赴基层开展传染病报告管理培训工作；组织完成中心信息化建设项目综合信息管理平台的需求调研工作；组织开发新冠病原体采集检测系统。

质量管理科

共有工作人员 7 人，其中正式人员 6 人，临时聘用人员 1 人；硕士 3 人，本科 2 人，专科 1 人；高级职称 5 人，中级职称 1 人。科员主要以检验专业为主。

一、工作职责

建立、维护和运行实验室质量管理体系及生物安全管理体系，组织体系文件的修订；负责实验室认证 / 认可等各种资质资料的文审及申报工作，准备评审资料，协助评审组做好现场评审，组织不符合项的整改；负责制定中心质量管理工作方案；组织中心相关科所参加能力验证 / 实验室比对活动和辖区内疾控机构实验室比对活动；协助中心主任和质量负责人开展内审和管理评审；负责实验室质量管理体系运行的监督检查；负责跟踪实验室检测标准、法规等，及时更新标准信息；负责授权范围内检测报告审核签发和检验报告质量核查；负责绩效考核实验室检验相关指标的收集、汇总；负责中心监督员、内审员的培训，组织辖区内疾控机构检验人员等上岗培训；参与中心生物安全监督管理工作；受理和参与调查、处理各种质量投诉；完成上级安排的其他工作。

二、工作进展与成效

1. 组织开展国家实验室认可复评＋变更评审。组织策划、制定迎检方案，根据中国合格评定国家认可委员会要求，全面整合评审材料。中心申报的食品卫生、环境卫生等九大类 29 个领域共 1098 项参数和 58 个产品的检测能力得到认可。根据评审组提出的整改要求，按时完成整改。中心顺利通过实验室复评和变更现场评审。

2. 修订体系文件。根据国家新颁布的 CNAS-CL01-A002：2020《检测和校准实验室能力认可准则在化学检测领域的应用说明》，对体系文件进行修订，结合实验室信息管理系统建设前期设计契机，对 2018 版体系文件开展换版工作。中心各科所 2021 年标准变更 107 项，新增作业指导书 111 份。

3. 开展内部审核与管理评审工作。对中心质量体系在 21 个科所的运行情况进行检查，共开出 7 个不符合项和基本符合项，对所发现问题逐一进行汇总并抄送至各科所进行整改，并对整改情况进行跟踪验证。

4. 开展质量管理培训。举办广西疾控机构卫生检验检测质量管理培训班，围绕实验室生物安全规范化管理、检验检测机构资质认定新政策新发展主题，培训各级疾控机构质量管理和实验室检测人员 230 名。组织相关科所学习新出台的检验检测机构资质认定管理办法及监督办法，组织中心质量管理关键岗位人员通过线上线下方式参加外部培训，16 人获资质认定和实验室认可内审员双证。

5. 组织参加外部能力验证和实验室间比对。组织中心相关实验室参加能力验证和实验室间比对 42 批 120 个项目，涉及食品、水、化妆品、土壤、血清等样本的理化、微生物 120 个参数约 250 项次的检测，反馈结果除"水中氨氮的测定"能力验证结果为可疑外，其余结果均为满意或合格。对可疑结果的项目，按照《不符合检测工作的控制程序》《纠正措施程序》要求，进行原因分析并采取纠正措施，参加测量审核，最终反馈结果为合格。

6. 贯彻落实人员监督、样品受理、检验报告管理和中心质量目标。每月定期对各业务科所人员监督记录进行检查；对检测报告进行质量核查、盖章核发，对检验检测报告原始记录存档资料录入、统计、整理、归档和管理。中心样品受理室共受理样品 660 份，发出检验报告（不包括艾滋病关心关爱门诊、预防医学门诊检验报告）3501 份，检验报告合格率为 99.57%，及时率为 95.40%，客户对中心服务态度和服务质量满意度均为 100%。

7. 做好生物安全管理工作。参与对承担大规模筛查新冠病毒核酸检测单位的质量检查工作；协助上级部门起草相关生物安全管理文件；组织中心生物安全专家委员会技术专家就相关生物安全法规和文件等提出修订意见；组织指导中心相关科所开展移动检测车备案工作；建立健全中心生物安全管理体系文件。召开生物安全专家委员会会议，审核、讨论生物安全相关材料和问题，学习生物安全实验室建设相关标准及规范。邀请生物安全专家对《生物安全法》新法进行解读，组织中心人员参加各类生物安全管理及技术能力提升培训班，在建党100周年期间、中国－东盟"两会"、法定节假日前夕组织中心生物安全委员会技术专家对病原微生物实验室开展现场检查；做好生物安全自查自纠工作，做好卫生监督部门组织的疾控机构传染病防治监督检查迎检资料准备、现场陪检、问题整改工作。督促中心环境卫生与地方病防制所、消杀与媒介防制所做好中心环境监测工作。

8. 组织开展公共卫生标准化工作。组织中心各相关科所申报1项地方卫生标准《百日咳鲍特菌实时荧光PCR检测法》；推进《疾病预防控制机构卫生应急队伍建设规范》等4项地方标准的制定进度，完成公开意见征求；做好标准化专家推荐工作，共推荐广西标准化专家6名，推荐广西食品安全地方标准审评委员会毒理专家3名；完成自治区本级2021年肉及肉制品、水产及水产制品、油脂三类食品相关的16个食品安全国家标准跟踪评价问卷调查工作。

9. 指导广西各级疾控能力提升工作。规范全区疾病预防控制中心新型冠状病毒核酸检测室间质量评价工作，与自治区临检中心协同组织广西各级疾控系统101家新冠病毒核酸检测实验室参加8批次的室间比对；组织各实验室参加国家临检中心组织的新冠病毒德尔塔、奥密克戎变异株核酸检测室间质评；组织广西90家市（县）级疾病预防控制中心参加食品安全风险监测能力验证考核；协调完成自治区卫生健康委交办的广西市（县）级疾病预防控制中心实验室面积和设备整改工作情况核查；指导广西疾病预防控制机构实验室生物安全管理工作，起草《生物安全管理规范（试行）》并组织生物安全委员会专家完成修订、下发；组织制定《新型冠状病毒检测实验室活动手册（试行）》并下发，指导广西各级疾控机构建立新冠核酸检测实验室质量体系。

10. 开展其他工作。完成国家市场监督管理总局部署的检验检测机构综合监管服务平台检验检测机构数据统计直报及年度报告工作，录入2021年度检验检测报告相关数据信息；筹划Lims系统建设相关事宜。

离退休人员服务管理科

共有工作人员3人。2021年，中心共有离退休人员267人，其中离休3人，退休264人；离退休党员132人。离退休人员90岁以上9人，80～89岁53人，70～79岁55人，60～69岁136人，60岁以下14人。

一、工作职责

认真贯彻执行上级对离退休干部工作的方针、政策和中心的规定，落实好各项政治、生活待遇；做好离退休人员的思想政治工作，加强离退休党支部建设，引导离退休党员在社会主义两个精神文明建设中继续发挥作用；加强工作人员自身建设，提高整体素质、管理服务能力和水平；组织开展有益身心健康的各种老年文体活动；做好生病住院、长期生病在家、生活困难的离退休人员的走访、探视及重大节日慰问工作；做好春节慰问送温暖活动和重阳敬老月活动；做好其他日常服务管理工作；完成中心和上级部门交办的其他工作。

二、工作进展与成效

1. 加强离退休人员思想政治和离退休党支部党建工作。组织离退休人员集中进行政治理论学习，不定期召开离退休人员座谈会，通报中心发展情况和工作安排；组织离退休党支部代表参加中心党委党史学习教育动员部署会和党史学习教育专题讲座；在中国共产党成立100周年之际，组织慰问中心老党员，为老党员送去党史学习资料、鲜花和慰问品等；组织老党员参加中心庆祝建党100周年七一表彰大会；按照中心党委的要求，给离退休党员发放党史学习资料138人套和党的十九届六中全会学习资料132人份；组织召开离退休党支部扩大会议、党小组会议；协助离退休党支部完成《党建园地》的实地布置；组织离退休党员到兴安县全国爱国主义教育示范基地参观学习。

2. 落实离退休人员政治待遇和生活待遇。依法依规落实离退休人员各项政治待遇和生活待遇，保证离退休人员离休费、护理费按规定按时足额发放。听取离退休人员对中心工作的意见和建议，了解他们在思想上、生活上存在的问题，并及时向中心领导汇报，给予解决。按要求给离退休人员足额发放及补发春节慰问金及慰问品；春节、重阳节前组织领导班子成员带队分组登门慰问高龄、生病及长期住院离退休人员 68 人次；八一建军节期间，慰问中心 80 岁以上高龄退役军人 13 人次；致电、转发或张贴通知帮助中心 267 名离退休人员完成 2021 年度社保认证工作。

3. 用心用情做好本职服务工作。为离退休人员发放信件、报刊；接待离退休人员来电来访，解决、上报各类意见建议并给予及时反馈；慰问生病住院离退休人员；协助办理去世老同志丧葬和抚恤金发放事宜；完成离退休人员健康体检表及体检结果发放解读等工作；协助离退休人员更换医疗优诊卡；发放日常保健药品，为离退休人员测量血压及理疗；为中心职工独生子女办理"爱心保险"；完成上报桃源南社区中心人口和计划信息表；办理 2022 年度中心职工小孩统筹医疗和每季度统筹医疗经费转账工作，收集整理中心职工新增小孩医疗统筹资料；多次上门调解邻里关系和解决家庭矛盾，为老人解决入院困难、医保异地就医等问题；组织安排未接种或未完成接种人员集中网上预约接种新冠疫苗。

4. 组织开展离退休人员集体文化活动。组织开展离退休人员迎中秋、国庆南湖公园健步走活动；为欲了解多样养老方式的离退休人员提供直观的体验，组织离退休人员参观养老机构；组织离退休人员开展"感党恩　跟党走"主题系列活动和文艺作品展文化活动；组织离退休人员观看爱国主义教育电影《悬崖之上》和《长津湖》。

5. 完成中心和上级下达的各项任务。完成自治区卫生健康委关于填报 2021 年离退休干部统计上报和自治区党委老干部局 2021 年登门入户解难题活动有关事项统计工作；协助完成享受特殊医疗照顾人员体检信息采集 26 人；协助人事科完成离退休去世人员停办医保相关事宜；协助党委办公室完成建党 100 周年纪念章颁发对象人员名单的统计及发放工作；组织离退休人员参加"同心向党"自治区卫生健康系统书画摄影作品征集活动。

6. 加强自身能力建设，提高服务管理水平。定期召开科室会议，传达上级和中心的有关文件和精神；开展党风廉政建设和行风建设工作；参加中心和上级部门举办的有关会议和培训班，以增强业务技能。

科研与培训科

共有工作人员 8 人，其中正式人员 6 人，项目聘用人员 2 人；硕士 1 人，本科 5 人，大专 2 人；高级职称 2 人，中级职称 2 人，初级职称 2 人，副主任科员 1 人。

一、工作职责

指导科研课题的立项、评审和申报工作；指导科研成果的审查、鉴定和申报工作；对科研课题进行跟踪管理；负责中心科研合作（协作）项目的备案管理；开展论文管理，收集发表论文资料，核实省级以上刊物发表论文数，组织专家进行评审；制订年度继续教育计划、总结，及时申报继续教育项目，并按要求执行；负责中心在职人员业务培训管理，收集中心专业技术人员参加培训所获的学分证书及整理评估效果；负责医学院校实习生、进修生、见习生的教学管理，及时落实安排实习、进修和见习的相关工作；负责人才小高地建设管理工作；负责博士后科研工作站的日常事务管理工作；负责中心重点（建设）学科相关事务的管理工作；负责学会的日常事务管理工作，定期组织安排学术讲座活动；承担中心学委会的日常管理工作。

二、工作进展与成效

1. 开展科研项目（课题）管理工作。邀请国内知名专家为中心科研工作者提供基金申报的指导和技能培训。2021 年，中心申报国家自然科学基金 11 项，获得资助 1 项，获准结题 1 项；中心申报广西各类课题共 20 项，其中广西科技计划项目 10 项，广西医疗卫生适宜技术研究与开发课题 5 项，自治区卫生健康委自筹课题 6 项。2021 年中心获得广西各类课题立项 10 项，其中广西医疗卫生适宜技术研究与开发课题 5 项，自治区卫生健康委自筹课题 5 项。新建立中心科研档案 19 份，完成自治区科技厅年度科技统计调查工作。组织中心有关课题负责人完成自治区科技厅科学计划项目执行情况调查工作；督促中心各课题负责人及时对在研和到期课题进行进展和结题管理。

2. 开展非政府指令性项目工作。中心非政府项目立项 11 项，其中上级部门业务委托项目 4 项，科研机构、院校、企业委托或资助项目 5 项，国际合作项目 2 项。

3.组织申报科研成果奖及科研论文发表。组织申报广西科技进步奖4项，申报中华预防医学会科技奖1项，申报广西医药卫生适宜技术推广奖3项，获中华预防医学会科技奖三等奖1项、广西医药卫生适宜技术推广奖一、二、三等奖各1项。中心论文发表81篇，其中SCI 13篇、北大中文核心期刊18篇、科技核心期刊25篇、非核心期刊25篇。

4.申请专利/计算机软件著作权。中心申请各种类型的专利21项，其中实用新型专利9项、外观设计专利12项；获得各种类型专利授权15项，其中实用新型专利4项、外观设计专利11项。

5.开展继续医学教育培训项目管理工作。中心举办全区各类专业技术培训班66期，培训专业技术人员8033人次，培训内容涉及传染病监测及防控技术、慢性病监测及防控技术、实验室检测技术、环境卫生和地方病、食品和营养及其他相关公共卫生问题，培训对象主要为广西市、县级疾病预防控制中心专业技术人员。2021年，中心获批举办的继续医学教育项目共有33项，有31期按计划举办，申请学分证5310人次，经审核实际发放学分证4218人次，有效杜绝虚假发放学分证事件，培训学员总体满意度在80%以上。

6.开展继续医学教育培训资料登记管理工作。完成中心卫生专业技术人员继续医学教育管理平台学分审核和统计工作，2021年中心参加培训2173人次，7762人天，学分达标率为82.71%。中心累计派出专业技术人员参加继续医学教育项目活动734人次，其中参加省级继续医学教育项目培训617人次，国家级继续教育项目117人次。培训人员职称构成情况：高级职称1058人天，中级职称594人天，初级职称及其他439人天。

7.开展学术交流与合作。组织完成中心学术讲座10场，培训人员557人。

8.开展实习、见习和进修生管理工作。共接收来自广西医科大学、右江民族医学院、桂林医学院、广西民族大学、广西中医药大学的实习生185人，实习生专业包括预防医学、卫生检验、公共卫生硕士（MPH）、汉语言文学等。共接收来自广西各医疗卫生单位进修生19人。

9.开展硕士研究生教育管理工作。中心是广西医科大学公共卫生学院研究生联合培养单位和MPH现场流行病学联合培养基地，2021年中心有MPH现场导师20名，在各高校兼职硕士研究生导师7名。

10.开展人才小高地建设。由于资助政策调整，2021年中心未获得自治区财政人才小高地专项补助，但中心仍利用人才小高地平台大力培养技术骨干，使用历年结余经费支持技术人员出国进修和对人员进行激励奖励。

11.开展博士后工作站建设。2021年中心成功办理1名博士入站手续，在站博士1名。中心办公会审议通过提高博士后待遇的议案，更新中心网站的招生简章，将继续招纳优秀人才入站。

12.开展中国现场流行病学项目（CFETP）管理工作。中心共有5名专家被聘为CFETP广西基地学员指导教师。按照中国疾病预防控制中心的文件要求，组织申报广西2022年中国疾病预防控制中心现场流行病学培训项目和中级现场流行病学培训项目招生工作。2021年，广西现场流行病学项目第一期22名学员顺利完成现场流行病学项目各阶段作业，全部通过毕业答辩毕业；第二期15名学员进入第二阶段现场实践；第三期20名学员完成第一阶段核心理论培训，进入第一阶段现场实践；第三期17名学员参与东兴市新冠肺炎疫情现场处置工作，不断提高疫情现场处置能力。

13.开展中心伦理委员会工作。组织中心伦理审查委员召开会议14次，审查课题立项35项、科研/疫苗临床试验开展16项，签发各类审查意见700余份。接受国家药监部门对中心伦理委员所审批5个项目开展现场检查，针对发现问题及建议意见进行整改，并对SOP等资料进行修正。伦理委员会派出15人次到各研究现场进行督导检查。组织部分伦理委员会成员13人次参加与伦理审查相关的培训。未出现任何违法、违规操作的事件。

14.开展学术委员会相关工作。中心学术委员会组织开展专题评议会4次，评议项目合作、人才评选等多个项目，为中心科研学术工作的开展起到重要推动作用。

15.开展其他工作。完成大型科研仪器资源调查和大型科研仪器开放共享绩效考核；完成制定中心科研诚信管理办法和知识产权管理办法；完成中心医学科研诚信与作风学风建设专项教育整治活动实施方案，开展相关专项活动；组织中心结核病防制学科和艾滋病防制学科申报广西医疗卫生重点学科。中心"广西重大传染病防控与生物安全应急响应重点实验室"被自治区科技厅认定为自治区重点实验室，"广西结核病防控重点实验室"和"广西艾滋病防控与成果转化研究重点实验室"被认定为自治区卫生健康委重点实验室。

后勤服务保障科

共有工作人员 38 人，其中硕士 1 人，本科 18 人，大专 15 人，高中及以下 4 人；高级职称 3 人，中级职称 8 人，初级职称 5 人，高级工及以下职称 22 人。

一、工作职责

负责中心的基础设施建设项目、小型基建和维护、固定资产管理、职工食堂管理、房屋水电管理、试剂耗材管理、安全生产和车辆管理、节能减排、物业管理、医疗废弃物转运、污水处理站管理、职工住房建设和房改等后勤服务保障工作。

二、工作进展与成效

1. 加强党建工作，改进工作作风。认真学习贯彻党的十九届六中全会、习近平总书记系列重要讲话精神；深入开展党风廉政建设，针对后勤工作特点开展岗位廉洁教育，打造清廉的后勤队伍。

2. 参与中心健康扶贫工作。多次参与中心扶贫攻坚调研和走访慰问活动，助力打赢打好脱贫攻坚收官之战。

3. 开展业务培训工作。制订年度培训计划，开展人员学习培训。组织消防应急演练。

4. 完成各项基建项目建设任务。完成广西公共卫生应急技术中心大楼建设项目可行性研究报告的编制，并获自治区发展改革委批复，完成该项目全过程咨询单位、设计单位招投标工作并签订合同，完成该项目地质勘察、设计文本报规、批前公示及地震灾害安全性评价工作；该项目初步设计和投资概算获得南宁市自然资源局审核通过，取得规划许可证，并通过自治区发展改革委评审；初步完成该项目施工总承包（EPC）招投标的前期准备工作，完成建设用地的平整和清理工作。完成广西突发急性传染病应急检测实验室建设项目和广西疾控公共检测实验室建设项目的财政投资评审、施工单位的招投标并签订施工合同、办理项目建设过程的监督和相关手续、协调各参建单位按照工作

计划实施项目建设，并完成项目的竣工验收工作。

5. 推进汇春路危旧房改造项目工作。完成汇春路危旧房改造项目地面部分竣工验收、调剂房源分配、不动产预告登记和公积金贷款项目准入、部分职工及离退休人员合同重签、地下室车位分配等工作，完成该项目全部土地出让金缴纳并取得土地不动产权证，完成购房户交房工作。

6. 推进唐城路危旧房改造项目工作。完成唐城路危旧房改造项目施工单位招投标并签订合同，完成施工用水报装、施工单位进场、施工前准备、基坑支护图纸会审等工作，完成检测单位采购并签订合同，取得《建设工程施工许可证》，完成还建户确认证办理工作，举行开工仪式，正式进入施工阶段。

7. 提高资产使用效率。完成 2020 年度行政事业单位资产分析报告的数据核查、分析总结及材料上报工作。2021 年新增设备资产共 600 余台（件），均已完成资产登记。完成 2019 年第二、第三、第四批次的回收固定资产报废处置工作，共计处理回收中心各科所 700 余件仪器、设备、家具等资产。组织开展仪器设备检定校准工作，协调联系多家第三方计量检测机构对中心的仪器设备进行现场检定。

8. 推进物资管理信息化。完成试剂耗材、办公用品、电脑耗材等各类物资验收及出入库 1700 余次，服务及印刷验收 166 次。协助信息管理科、采购管理科、财务科完成物资管理信息系统的建设工作，并推动系统上线运行。制定出台《广西壮族自治区疾病预防控制中心物资使用管理办法（试行）》。

9. 完善基础设施条件。共开展小型基建工程 43 项，涉及基建维修改造工程和相关科所修缮工程项目。完成办公区日常突发的不可预见的各类维修项目，处置日常办公维护报修业务、日常装饰装修及维修安装、办公区地砖修补、疏通管道及房屋补漏、修锁及换锁、门禁系统维修、制作门牌及其他标识等工作。完成小型基建草图设计、预算编制、合同修订，办公楼防雷检测，办公室和其他杂物搬迁等。

10. 做好食堂管理工作。每月按时收集、核对各科所职工充值饭卡人数及金额；做好临时用餐安排，保障中心加班工作人员按时用餐；联合工会定期对食堂进行食品卫生及安全生产检查，及时反馈

职工意见和建议，督促食堂运营商及时整改；开展反食品浪费宣传工作。

11. 做好办公区通信服务保障工作。新装、迁改、维修电话线路近 100 项次，对中心常用电话号码表进行重新校核修订。每月及时做好各科所开支的电话费核对、收取工作。

12. 开展安全生产、扫黑除恶、平安单位建设工作。落实上级文件要求，完善机制；修订中心安全生产和消防安全工作领导小组成员名单及工作职责；制订中心各项安全生产工作方案和撰写工作总结；开展安全生产和消防安全专项整治三年行动集中工作、夏季火灾防控和安全生产消防安全大检查、大排查、大整治工作；通过物业每日巡查、中心和科所每季度及重大节假日排查、科所每月自查、中心每月抽查、消防维保公司每月巡检，进行安全隐患排查，形成安全隐患清单，边查边改、立查立改；开展安全生产宣传工作，举办两期消防安全培训班与火灾灭火及逃生演练；完善中心微型消防站建设，对消防控制系统及其他消防设施设备进行巡查和检修；成立扫黑除恶专项斗争工作领导小组，广泛宣传和开展扫黑除恶专项斗争线索排查工作及综合治理；配合公安部门、辖区派出所及社区开展各项工作。

13. 做好新冠肺炎疫情防控工作。及时统计中心职工疫苗全程接种、加强免疫接种情况，充分掌握疫苗完成全程接种、加强免疫接种人员名单；加强门岗安保管理，严格落实测温扫码通行制度；设立防疫物资专用库房，指定专人管理；接收、整理、清点自治区级大型会议落幕后转交的各类防疫物资，建立进出库台账，建立专门的电子资料记录；规范防疫物品领取，实行物资领取审批制度，防疫物资管理人员定期盘点物资情况，精准掌握相关数据；中心车队安排人员 24 小时值守，确保接到疫情防控任务时能立即调度司机和车辆出发；中心车队驾驶冷链车不分昼夜，奔赴广西各市进行新冠疫苗配送。参与支援东兴市疫情防控工作组，做好车辆使用、维修等工作。

14. 做好办公用房管理工作。制定出台《广西壮族自治区疾病预防控制中心办公用房管理办法》，重新测量行政楼、物资储备大楼各科所办公用房面积。摸底调查中层干部、特聘专家办公用房情况，并对面积超标问题提出整改要求。

15. 推进节约型单位建设。制订节约型单位工作计划，强化中心用水用电检查和节能改造，2021年共安全供电 600 余万千瓦时，供水 16 余万吨，维修更换灯具及用电用水设施 1700 套（次）、中央空调及分体空调等 100 余次。

16. 做好公务用车管理工作。中心共有公务用车 42 辆，车队共计安全行车 360 余天，出车 1610 趟，安全行驶 31.3 万余千米。切实保障中心重要公务、调研活动及科研、督导、应急演练等用车需求。

17. 改善工作环境。监督保洁工作实行 10 小时不间断清扫，生活垃圾和医疗拖运及时、彻底，各类垃圾做到日产日清；推进垃圾分类工作，清理转运生活垃圾 150 多吨。处理包含新冠肺炎疫情医疗废物在内的医疗废物 1889 次，共计 11445 公斤、2144 箱。做好办公区及生活区的园林苗木清洁、浇灌，施肥、修剪、病虫害防治等日常养护工作。

18. 配合社区居委会开展爱国卫生运动。开展大型除"四害"活动 5 次，消杀面积 3500 多平方米；多次组织集中灭鼠活动，并对易出现老鼠的地点采用放置粘鼠板或投放毒饵盒的捕鼠措施，有效地控制了"四害"的密度和滋生。

19. 推进中心房改工作。为职工办理危旧房改项目准购证等各类证件资料；做好职工公共租赁住房工作；完成对原计免楼、招待所、河堤宿舍等年度房屋租赁合同签订，按规定扣缴租金；接受房改咨询，开具住房状况证明、公摊出售证明等相关房改材料；对接各类诉讼案件和执行事项的处理。

20. 开展会务管理工作。做好中心各类会议、重大活动的筹备、布置、服务工作。指导会议服务人员做好会前准备、音响调试、卫生保洁、人员引导等工作，为中心的各类会议、工会活动、技能大赛及各种社会考试等活动提供后勤保障服务。

21. 开展年度例行性设备维护工作。配合有关部门和人员对电梯、高压设备等关键设备进行年度检验；对水泵、配电房、污水站做好维保监督等工作；做好水、电、物业、卫视收视及清洁费统计收缴工作。

22. 推进常态化物业工作。明确物业托管事项范围、服务标准及工作要求，定期组织座谈，指导物业做好日常检查工作，监督物业将每项工作落到实处。

23. 开展培训工作。举办两次以消防安全宣传教育为主题的中心干部职工大会及两次火灾灭火及逃生演练；利用中心公共区域液晶屏幕、宣传展板、中心网站等进行多种形式的安全生产宣传；以会议、座谈、知识问答等多种形式组织开展《中华人民共和国反食品浪费法》学习宣传活动。

采购管理科

共有工作人员 5 人，其中硕士 1 人，本科 4 人；高级职称 1 人，中级职称 2 人，初级职称 2 人。

一、工作职责

贯彻国家政府采购与招投标的方针政策、法律法规和规章制度，负责制定中心采购与招标的相关规章制度和具体实施办法，根据中心部署的工作要求负责制定本科室工作计划并组织实施；负责本科室的廉政建设，对本科室人员按廉政建设要求从严管理。负责中心采购（招标）网站的整体规划、维护及信息更新；负责建立并维护中心采购（招标）评审专家库；协助采购（招标）代理机构编制各类工程、货物和服务项目的招标采购文件并审定。负责编制并审定各类工程、货物和服务项目中心内部采购的招标采购文件，发布采购（招标）信息。负责接受潜在投标人报名，组织资格审核，答复疑问，接受投标，按规定程序组织实施采购与招标活动；受理采购申请，审核采购项目的相关资料，确定采购组织形式和采购方式。协助相关职能部门开展大型设备和项目的论证；负责组织项目采购（招标）评审工作，制定项目采购（招标）评审过程中相关表格及资料，抽取评标专家组建评审委员会，协调组织监督人员和评审专家参加评审活动；负责发布采购（招标）结果公示及颁发中标通知书；协助相关职能部门及项目部门做好合同执行及验收工作；负责采购（招标）资料和档案的整理、归集；负责受理和答复投标商的疑问或质疑，协助投诉调查，协助项目部门完成项目前期考察；及时向中心领导汇报采购（招标）工作情况，持续改进工作质量和效率；完成中心领导临时交办的其他工作。

二、工作进展与成效

1. 全面从严治党，加强党建工作。每月组织科室人员开展各类政治学习，把思想行动管理与采购管理统一起来。配合好第四党支部工作，积极参加支部民主生活会。2021 年培养入党发展对象 2 名、积极分子 1 名。组织科室人员参加"应知应会"平台学习、"感党恩　跟党走"党史知识竞赛。参与扶贫工作。

2. 狠抓廉政建设，强化内部管理。严格执行中心"三重一大"集体讨论决定制度，落实中心出台的"决策、采购、管理、使用"相分离的管理工作制度，着力规范"权责利"的运行，形成采购建议 51 次，提交中心主任办公会和党委会审议议题 56 次。及时修订《采购管理办法》并启用新物资管理系统。坚持把党风廉政建设和反腐败工作贯穿采购管理工作，细化工作各环节中应注意的事项和处理规范，明确各岗位的权利边界，让工作人员养成在"聚光灯""放大镜"监督下工作的习惯。2021 年未发生违反《廉政准则》的行为，无违纪人员。

3. 加强调查研究、学习交流。加强与自治区财政厅、自治区卫生健康委等各相关单位的工作交流和经验交流，吸取外单位先进的管理体制和经验做法，改进和规范采购行为，提升采购管理工作水平和服务水平。

4. 推动改革创新，提高采购质量。推动采购资源优化配置，守好中心的"钱袋子"，把钱花在刀刃上。2021 年共办理采购项目 595 项，完成 594 项。

5. 加大信息公开力度。2021 年在"广西政府采购网"发布采购意向公开信息 198 条，在中心网站发布采购公告、采购结果公告等信息 66 条，便于各供应商平等、真实、完整地提前获取采购项目信息。

6. 提高需求论证质量。组织内外部专家论证会 46 次，论证中对项目需求及评分办法等内容进行查漏补缺，再论证、再修改，把好技术关，发现可能影响公平竞争的问题和技术参数，提出有效的解决方案和实施意见，避免因倾向性导致招标文件引发质疑、投诉。

7. 构建重点工程项目"采购＋服务"模式。主动自觉服从、服务于提质增效的大局大势，全力抓好工程建设采购工作。完成唐城路危改项目工程检测项目、突发急性传染病应急检测实验室工程项目、公共检测实验室工程项目、职工文体活动场所、毒理所实验室简易板房改造施工等工程和服务项目采购 19 项。

8. 强化防疫物资保障。在医保平台上完成疫苗采购工作，配送分发工作科学、到位。采购 10 辆新冠疫苗移动接种车租赁服务。及时与需求科所确定试剂耗材、防护服、口罩的采购规格、数量，严把质量关口，统筹线上线下两条采购线，联络各方供应商，有力有序做好采购工作。

9. 提升采购项目履约水平。2021 年完成合同审核备案 831 份，确保签订合同合法、有效、可行。参与完成项目验收工作 1698 项，实现物资管理和采购过程互联互通，发货、配送、验收工作全留痕。配合财务科对财政资金预算执行实行动态监控，按照加强支付、交付管理，压实付款责任的有关规定。

免疫规划所

共有工作人员 23 人，其中硕士 9 人，本科 14 人；高级职称 12 人，中级职称 9 人，初级职称 2 人。负责流行病工作人员 16 人，实验室工作人员 7 人。负责现场流行病学调查工作 12 人，负责实验室检测工作 7 人，负责生物制品管理工作 4 人。

一、工作职责

协助自治区卫生健康委制定广西免疫规划实施方案、预防接种方案和相关经费预算；制订广西免疫规划和预防接种相关技术方案，开展免疫规划实施和预防接种服务的督导、考核和评价工作；协助自治区新冠肺炎疫情防控指挥部开展新冠疫苗接种工作；拟定广西免疫规划疫苗使用计划，负责免疫规划疫苗的采购、组织分发和使用管理；协助自治区卫生健康委制订冷链设备装备、补充和更新计划，指导广西各级疾病预防控制中心开展冷链设备管理和温度监测；负责国家免疫规划疫苗常规免疫接种率监测；开展预防接种异常反应监测和补偿；开展疫苗可预防疾病的监测、调查和疫情控制；负责广西免疫规划信息管理系统维护和使用管理，收集、汇总、分析、上报免疫规划相关基础信息；负责广西非免疫规划疫苗品目招标；组织开展预防接种健康教育和人员培训工作；开展预防接种相关业务的调查研究；完成上级及中心领导交办的其他工作任务。

二、工作进展与成效

1. 强化政治学习，落实党风廉政建设。严格履行"一岗双责"，组织学习《论中国共产党历史》等；组织开展党史学习教育活动和"以案为鉴、以案促改"等主题教育活动，在思想上、政治上、行动上

与党中央保持一致。2021 年发展入党积极分子 1 人，由预备党员转为正式党员 4 人。

2. 做好新冠疫苗接种工作。抽调 7 人到自治区新冠疫苗接种专班，负责新冠疫苗接种相关工作方案的制订、新冠疫苗采购分发管理等工作。完成新冠疫苗采购和组织配送工作。组织开展新冠疫苗接种工作，并提前 3 天完成国家下达的 2021 年上半年疫苗接种任务，提前 14 天完成全年接种任务。成功搭建新冠疫苗追溯系统，实现疫苗流通和接种信息的电子化管理和数据报送，确保每日疫苗来源可查、去向可追。2021 年科所专家共接受 11 场主流媒体采访，针对群众关切的新冠疫苗接种系列问题进行科学解答。

3. 规范疫苗管理，维持高接种率水平。完成免疫规划疫苗和注射器采购以及配送疫苗等工作，广西各类疫苗损耗均未超标。2021 年广西报告接种免疫规划疫苗 1229.6 万剂次，乙肝疫苗、卡介苗、脊灰疫苗、百白破疫苗、白破疫苗、麻疹类疫苗、A 群流脑疫苗、A+C 群流脑疫苗、乙脑疫苗、甲肝疫苗报告接种率分别为 99.50%、99.24%、99.67%、99.46%、98.17%、99.37%、99.19%、99.17%、99.09%、98.15%，免疫规划疫苗报告接种率均达国家要求的 90% 以上。

4. 免疫规划疫苗针对疾病疫情总体可控。连续 29 年无脊灰野病毒病例报告；连续 19 年无白喉病例报告；2021 年广西累计报告麻疹病例 11 例，报告发病率为 0.018/10 万；低年龄人群乙肝防控成效显著，连续 16 年 5 岁以下儿童乙肝病例数所占比例小于 1%；乙脑、流脑报告病例数均维持在个位数水平；甲肝发病率低，均为散发病例；风疹、腮腺炎、百日咳发病明显减少。

5. 妥善处置疑似预防接种异常反应（AEFI）病例。2021 年广西累计报告 AEFI 病例 6497 例，较 2020 年同期上升 163%，报告发生率为 5.56/10 万，较 2020 年同期下降 43.21%，其中以报告一般反应为主，其次为偶合症，异常反应为 595 例（占总病例数 9.60%），严重 AEFI 报告罕见，发生率仅为 0.36/10 万剂次。AEFI 监测指标达到监测方案要求。所报告的病例均得到及时处置，无重大接种事故和群体性 AEFI 事件发生。累计组织召开预防接种异常反应调查诊断专家会 13 次。

6. 搭建接种指挥平台，提升接种服务效率。

联合自治区大数据发展局开发广西疫苗接种指挥平台，实现派发数据、跟踪接种进度和反馈核减的功能。继续推进数字化门诊建设，截至 2021 年 12 月 31 日，广西已建成数字化预防接种门诊 371 家，整体推进了广西免疫规划工作发展的进程。2021 年广西免疫规划信息系统新增新生儿建档个案为 424982 个，重卡率为 0.03%，儿童基本信息完整率为 98.82%，接种信息完整率为 99.24%，新生儿建档及时率为 99.19%，数据质量达到国家要求。

7. 多渠道多模式宣传免疫规划工作。组织开展"全国儿童预防接种日""世界肝炎日"主题宣传活动，参加广西首届健康科普技能大赛，加快推动预防接种"家长课堂"活动，通过公共汽车车身宣传、地铁车厢视频宣传、技能大赛节目演绎等多种宣传方式，多平台、多角度宣传国家免疫规划政策及预防接种相关知识，提升公众对预防接种重要性的认识及其主动参与预防接种工作的意识。

8. 加强业务培训，落实业务指导职责。2021 年共举办 4 期免疫规划业务相关培训班，共培训 600 人次，培训内容涵盖新冠疫苗接种、免疫规划疫苗针对传染病的监测及防控等。累计派出 566 人天到基层开展新冠疫苗接种和免疫规划工作业务指导；派出 97 人天开展新冠采样工作；派出专业人员 94 人天到上级机构参加培训和学习。

9. 规范实验监测。参加世界卫生组织的五项脊灰年度盲样考核均以满分通过；通过中国疾病预防控制中心对省级乙脑网络实验室的职能考核；以满分成绩通过世界卫生组织 2021 年度细菌疫苗可预防疾病网络实验室盲样考核。2021 年共完成样品检测 9867 份，开展检测 27802 项次。其中，开展常规免疫规划监测相关疾病样本检测，如脊灰类样本、发热出疹类样本、白喉样本等出具 267 份检验报告；开展如流行性腮腺炎类样本、流行性脑膜炎类样本、乙脑样本、正常人群乙肝调查等课题研究性质，共计检测样本 6091 份 24566 项次；分担本地新冠病毒核酸检测任务，共计检测 2848 份。

10. 开展疾病防控科研工作。发表论文 1 篇，申报实用新型专利 6 项、外观设计专利 13 项，获得实用新型专利授权证书 8 项，外观设计专利证书 16 项。在研课题共 11 项，其中 1 项为国家"十三五"科技重大专项的子任务。以免疫规划所牵头并为主要完成人的《诺如病毒核酸检测技术的建立及在传染病防控中的推广应用》项目荣获 2021 年广西医药卫生适宜技术推广奖一等奖。

艾滋病防制所

共有工作人员 33 人，其中正式人员 31 人，项目聘用人员 2 人；博士 1 人，在读博士 4 人，硕士 17 人，其他 11 人；高级职称 19 人，中级职称 8 人，初级及以下职称 6 人。内部机构分为疫情综合组、现场流行病学干预组、实验室检测组共 3 个小组。

一、工作职责

负责指导全区艾滋病监测检测、健康教育、行为干预、科研教学等业务和技术指导工作，完成上级和中心交付的各项艾滋病防治工作任务。

二、工作进展及成效

1. 开展技术指导与培训工作。对广西艾滋病防控基层现场技术指导 660 人天；举办各类业务技术培训班 7 期，共培训技术人员 968 人次；完成广西现场流行病学项目培训三期现场带教和学业指导 6 人，带教高校实习生 27 人，实验室检测技术人员跟班培训 33 人次。

2. 在各媒体平台开展艾滋病宣传教育工作。在广西 IPTV、广西试听、广西网络广播电视台网站开设"艾滋病空中课堂""广西高校防艾短视频优秀作品展播"等专题防艾宣传视频；在南宁市地铁 1～4 号线投放防艾宣传短视频；在中心官方抖音号发布防艾知识宣传专题；在新华社 APP 广西频道开设"预防艾滋病　健康你我他"专栏，90 家媒体转载专栏新闻，艾滋病日现场活动直播当日浏览量达 34 万次；运营防艾宣传员微信群，定期推送艾滋病宣传教育信息，并转发至 160 个微信群。

3. 深入边境地区，关注农村防艾工作。针对凭祥市、龙州县、大新县、宁明县 4 个边境地区，利用微信朋友圈投放防艾科普宣传漫画，防艾知识有奖问答参与量达 8 万人次；在龙州县龙州高中、文化广场、下冻镇扶伦村等地开展艾滋病宣传教育培训班、专题讲座，发放宣传资料，收集知晓率调查问卷 1120 份。

4. 贴近青年学生，布局高校宣传。在两所高校建设标准高、实用性强的艾滋病防治教育基地；在广西 31 所高校食堂投放防艾宣传桌贴、壁挂宣传画、液晶屏短视频等，覆盖学生56万人次；在20所高校投放40台安全套、自检试剂自助发放机。根据初中、高中、大学生的生理、心理发育特点，分别开发预防艾滋病宣传教育标准化讲义和课件。

5. 聚焦流动人群，覆盖交通枢纽。针对流动人口比较集中的动车和快巴站，分别在广西8个设区市的高铁站内LED屏、刷屏机上发布移动宣传视频；在客运站内发布宣传广告，媒体覆盖14个设区市、34个站点。针对大众人群，印制并发放艾滋病防治知识读本、宣传折页、宣传包和海报等。开展警示性宣传教育讲座17场。组织开展"世界艾滋病日"系列宣传活动。

6. 开展疫情监测与分析、病例随访和质量管理。编写《广西艾滋病疫情简报》12期、《广西艾滋病疫情及综合防治工作信息简报》4期和《广西学校艾滋病疫情报告》4期，上报疫情分析材料182份。制定《关于新系统启用后有关历史数据关联等问题的指导意见》，指导各地开展历史数据关联和数据分析利用；对广西病例报告信息进行实时监控、定时查重，发现重卡、逻辑错误等问题卡片及时与相关市、县（市、区）疫情管理员联系进行处理和订正。完成中心艾滋病自愿咨询检测门诊（VCT）咨询检测确证阳性病例网络报告，及时上报南宁市等市、县（区）各直报单位HIV/AIDS病例CD4检测及转介情况统计报表。制定下发《关于进一步加强艾滋病感染者和病人随访管理工作的通知》，规范广西艾滋病感染者和患者的随访管理工作。截至2021年12月31日，广西现存活病例规范化随访管理检测比例为93.1%，单阳配偶HIV抗体检测比例为92.2%，肺结核筛查检测比例为96.9%。

7. 开展哨点监测与疫情估计工作。组织和指导各地开展哨点监测工作，2021年完成广西259个艾滋病哨点及5个丙型肝炎哨点监测点哨点监测样本、信息收集及问卷录入工作共10.5万人次；收集新发感染监测样本，按条件筛选出应检测样本，并完成检测工作，检测率达到99%。开展疫情估计工作，按时上报广西艾滋病疫情估计结果。

8. 开展重点人群干预检测工作。2021年暗娼、男同、吸毒人群干预覆盖率分别为95.3%、95.7%、73.6%；美沙酮维持治疗门诊在治人数年保持率为88.22%；与艾滋病健康基金会（AHF）合作在广西探索开展HIV自我检测工作；中心关爱门诊完成男

性行为人群艾滋病暴露后阻断，无一例阳转。

9. 组织开展第四轮全国艾滋病综合防治示范区工作。制订南宁市、东兴市等5个示范区工作计划及经费预算，开展了12项创新模式探索。组织自治区艾防专家组，分赴5个示范区开展现场工作督导、调研及技术指导。针对现场督导发现的问题，举办集中业务培训。根据国家第四轮全国艾滋病综合防治示范区办公室统一安排，开展广西对云南省、浙江省对广西的现场交叉评估，浙江省评估组对广西示范区各级党委和政府的重视、多部门的通力合作，以及社会综合治理和宣传教育等防艾工作给予肯定，给予南宁市"优秀"、东兴市"合格"等次。

10. 开展实验室检测与能力认证、物资管理。艾滋病确证中心实验室接收艾滋病日常检测样本并完成相关检测工作，检测内容包括HIV抗体筛查及确证试验、梅毒检测以及HCV抗体检测、HIV-1病毒载量检测、CD4检测、HIV-1基因型耐药检测，并出具检测报告单。协助自治区卫生健康委拟定《广西艾滋病试剂耗材管理办法》，完成《关于全区艾滋病实验室仪器设备配置情况的报告》。制定"三年行动计划"专项经费的专用设备采购计划。完成2022年艾滋病检测进口论证和单一来源采购相关材料收集。

11. 开展社会组织参与艾滋病防治技术支持工作。指导广西61个社会组织参与防艾基金项目按照实施方案开展项目工作。动员转介高危人群检测，充分发挥广西社会组织的参与防艾工作的作用。

12. 开展丙型肝炎防控工作。开展丙型肝炎病例报告质量分析，完成《广西丙型肝炎病例报告质量分析》4期。协助自治区卫生健康委制定《广西壮族自治区消除丙型病毒性肝炎公共卫生危害行动工作方案（2021—2030年）》。组织开展广西丙型肝炎知识知晓率调查，完成大众人群、医院就诊人群、重点人群、临床医师的基线调查和数据录入。根据国家要求，初步完成2022年广西丙型肝炎人群哨点监测点和丙型肝炎哨点医院监测点的遴选工作。

13. 组织开展专题调查。对邕宁区、宾阳县等20个县（市、区）开展2021年广西艾滋病防治数据质量自治区级考评工作及对南宁市、钦州市、博白县和天等县5家医疗机构开展丙型肝炎病例报告数据质量核查工作，完成数据整理分析和结果上报。完成《2021年全区艾滋病防治数据质量自治区级考评报告》和《2021年丙型肝炎病例报告数据质量核

查报告》。完成中国籍青年学生病例访谈和报告撰写上报工作。

14.开展艾滋病防控课题研究工作。"十三五"国家科技重大专项《广西防治艾滋病规模化现场流行病学和干预研究》顺利通过科技部综合绩效评价。军事科学院的"十三五"国家科技重大专项《广西壮族自治区部分地区艾滋病精准干预的标准化实施及现场验证》课题顺利通过国家验收。"八桂学者—艾滋病防控关键技术"岗位团队针对广西艾滋病流行趋势和特点，制订五年期间的具体工作计划，形成四大领域包含十个子课题的详细方案，并落实各个子课题的主要执行者，稳步推进各个子课题工作。

15.开展党风廉政和精神文明建设。抓好"三会一课"制度，共开展14次支委会、25次支部大会、13次专题党课、12次主题党日活动；加强党员发展和管理工作，1名预备党员按时转正，2人递交入党申请书；组织观看警示教育片，党员谈心谈话范围扩大到整个科所；开展"我为群众办实事"系列活动，完成"建党100年巡讲100场"健康宣传行动17场。

16.参与新冠肺炎疫情防控工作。协助第18届中国–东盟"两会"新冠肺炎疫情防控工作；参与支援边境口岸及东兴市新冠肺炎疫情防控和检测工作；协助自治区文化和旅游厅对边境地区集中隔离酒店新冠肺炎防控工作督导；派员参加驰援福建省厦门市新冠肺炎疫情防控工作。

17.完成上级部门交给的其他任务。上报自治区卫生健康委艾防处《广西两地2019年艾滋病死亡漏报和死亡原因回顾性调查报告》《关于广西艾滋病疫情及防控工作综合分析的报告》《关于2021年1—9月艾滋病重点防治工作进展、丙肝病例报告数据质量情况的通报》《广西学生艾滋病流行学调查报告》等50多份技术报告和文件。

食品安全风险监测与评价所

共有工作人员10人，其中硕士6人，本科4人；高级职称5人，中级职称2人，初级职称3人。

一、工作职责

负责食品中化学污染物及有害因素监测、微生物及致病因子监测和食源性疾病监测、数据管理审核与上报，定期分析广西食品安全风险监测结果，开展基层业务培训和督导工作；负责开展食品安全专题调查、组织实施、培训指导工作；负责开展食源性疾病和食品健康危害因素的预防与控制；开展食品污染事故和食物中毒等突发公共卫生事件的应急处置工作；负责开展食品安全健康知识科普宣传和教育培训；组织开展食品安全风险评估；负责开展广西冷链食品新冠病毒应急专项风险监测工作和相关方案的制定。完成上级部门及中心领导交办的临时性工作。

二、工作进展与成效

1.组织实施食品污染物风险监测工作。2021年，食品污染物和有害因素监测覆盖广西各市、县（市、区），并延伸到农村、列车站、铁路沿线。监测样品覆盖100%县（区）级行政区域，监测点共设置117个，采样点9722个。累计完成粮食、蔬菜、肉类等18大类12874份食品样品的监测，监测项目包括元素、生物毒素、致病菌等14大类193项指标，任务完成率为100.59%（12874/12798）。

2.加强食源性疾病监测与防控。共设置监测医院1857家，其中重点监测医院270家，一般监测医院1587家。设置主动监测医院46家。在南宁市、桂林市、梧州市、柳州市等地选择5家妇女儿童医院开展单增李斯特菌专项监测。暴发监测点共设置122个，覆盖广西各市、县（市、区）疾病预防控制中心。广西46家主动监测医院实际收集和检测生物标本6045份，完成率为109.51%，共检出阳性标本809份，总体检出率为13.38%，高于往年水平。2021年，广西食源性疾病暴发事件监测系统共报告129起，事件及时处置率为100%。按时参与中心突发事件公共卫生风险评估3次。

3.参与新冠肺炎疫情防控工作。根据国家和自治区要求，制定冷链食品监测方案，每月两次向自治区卫生健康委提交广西风险总结报告。截至2021年12月31日，累计上报风险总结报告24份，提交简报和专报各24期，广西共累计完成监测样品399380份，其中食品及食品外包装样品151158份，环境样品88935份，从业人员159287份。

4.分析和利用监测数据，及时发现食品安全风险隐患。及时对监测数据进行整理、分析和预判，提交"小作坊散装花生油AFB1污染""湿米粉二氧化硫和含铝食品添加剂污染""桶装水铜绿假单胞菌污染""水产品丁香酚残留""狗肉氰化物""外卖即食食品中检出致病菌等新业态食品安全问题"等9份专题和隐患报告，完成广西居民膳食散装花生油黄曲霉毒素B1的风险评估工作，提出广西重点关注的食品安全风险隐患。

5. 开展食品安全知识宣传工作。利用微信、微博、网站、电视等媒体，正确解读食品安全与健康关注热点，共发布24篇科普宣传稿。

6. 加强基层业务指导能力。举办技术培训班4期，培训人数约400人，培训内容主要包括食品安全风险监测工作方案与手册解读、食源性疾病管理与监测工作要求、食物中毒应急处置技术等。

7. 严格质量控制。编制完成《2021年广西食品污染物和有害因素风险监测工作手册》和《2021年广西食源性疾病监测工作手册》，明确采样、检测、数据上报、审核、分析评价的方法。编写完成《2020年度广西食品安全风险监测结果分析报告》并组织区内外专家审核评议。逐级开展技术培训和能力考核，发现异常数据或问题样品按要求进行数据核实和结果复检确认。

8. 组织开展专项调查工作。组织钦州市、贵港市等地开展居民食物消费量调查工作，共计现场入户调查225户967人。参与并推进广西食品健康产业的发展，负责完成风险监测方案的起草制定。根据《自治区市场监督管理局　自治区卫生健康委员会关于使用铁皮石斛灵芝杜仲叶作为普通食品原料试点生产加工食品企业的通告（第109号）》，指导各地有序开展风险监测工作。

9. 开展科研培训工作。2021年在研课题项目4项，申报2项；成果"食品安全风险监测体系建设和风险评估技术应用研究"荣获广西科学技术进步奖三等奖；发表论文5篇。组织科所人员参加国家级培训学习；赴现场指导基层食品安全工作120人天；开展中心宣传讲座3次，开展"我为群众办实事"科普讲座6场；举办广西食品安全相关培训班4次。

营养与学校卫生所

共有工作人员7人，其中硕士4人，本科3人；高级职称4人，中级职称3人。

一、工作职责

负责执行上级营养和学校卫生指令性工作任务；开展营养和学校卫生健康教育、基层培训等工作；承担全国营养监测项目广西地区现场工作；针对人群营养问题开展营养指导，提高人群营养水平；负责学校常规卫生监测、学校突发公共卫生事件及学生常见病的预防和控制工作。

二、工作进展和成效

1. 开展食物成分监测工作。根据《中国食物成分监测项目工作手册》要求，制定广西食物成分监测技术方案，采集和检测38种本地消费量较高的地方特色食物。截至2021年12月31日，完成所有样品的采集、图片信息收集、样品制备和送检工作。完成广西100种地理标志产品和地方特色食品的采集和营养成分检测分析工作。2010—2021年，累计完成400种食物的成分检测，进一步完善了广西食物成分数据库。

2. 开展中国居民营养与健康随访调查研究。组织对北海市海城区、宾阳县参加过2011年中国居民营养与健康状况调查的调查对象进行追踪随访，逐步建立居民随时间变迁的膳食、体格发育、行为生活方式、健康状况随访数据库；研究膳食与健康状况、营养健康状况与影响因素之间的因果关联，开展营养健康的区域、空间分布特征及影响因素的研究，共完成调查5个街道（乡镇）11个社区（乡镇）1600人的调查任务。

3. 开展营养健康知晓率调查。组织开展广西营养健康知晓率调查，共调查10个县（区）3391名城乡居民。调查结果显示，城乡居民的营养健康知识大多从手机软件（微信/微博/抖音/快手等）（78.8%）和电视/广播（60.6%）获取；大多数人未诊断过慢性病（61.6%），有30.7%的人不知道自己是否患有慢性病；77.3%的人认为自己与三年前相比，营养健康知识水平有所提高；82.5%的人与三年前相比，从身边了解到的营养健康知识增多。

4. 推进国民营养计划和合理膳食行动工作。协助自治区卫生健康委推进国民营养计划和合理膳食行动工作，并做好营养指导员培训、营养健康食堂示范创建等工作。组织开展2021年全民营养周、学生营养日和食品安全周等现场宣传活动；开展社区、学校营养健康讲座。组织参加广西健康科普大赛、广西营养职业技能大赛。

5. 开展营养交流与合作。9月，中心与英国布里斯托大学、世界卫生组织驻华代表处、广西医科大学公共卫生学院达成共识，商定《中国东南亚系统营养干预项目谅解备忘录》，推动中国东南亚系统营养干预项目在防城港实施。12月举办中国东南亚系统营养干预项目启动仪式暨线上交流会。

6. 开展农村学生营养改善计划学生营养健康状况监测评估工作。组织开展农村学生营养改善计划学生营养健康状况监测评估，同时举办一期学生营养监测培训班，指导各地开展学生营养监测现场调查、数据整理分析和科普宣传工作。

7. 开展学生常见病及健康影响因素监测工作。对广西14个市31个县（市、区）开展学生常见病及健康影响因素监测工作，并按国家要求按时上报监测数据。组织设计开发广西学生健康监测信息管理系统，提高学生常见病及健康影响因素监测工作效率，逐步实现学生健康信息化管理。

8. 开展儿童、青少年近视筛查工作。协助完成所有县（市、区）儿童、青少年近视筛查全覆盖，筛查学校885所，筛查人数23万人，并对筛查结果进行整理分析，结果显示，近三年广西儿童、青少年总体近视率低于全国平均水平。同时，广西近视低龄化的问题比较突出，城区近视率高于郊县，女生近视率高于男生。

9. 开展学校卫生和学生健康促进工作。制作并发放学校卫生和学生健康宣传材料，包括健康工具包、卡通套尺、近视防控宣传折页、身高贴等。继续支持和指导隆安县开展营养校园建设工作。协助广西医科大学口腔医院开展2021年度农村义务教育阶段学校小学生口腔健康行动促进计划项目，组织有关专家赴隆安县等地开展口腔健康宣教活动，对学校老师进行相关培训，继续做好口腔健康监测和小学生免费局部涂氟工作。

急性传染病防制所

共有工作人员27人，其中博士2人，硕士20人，本科4人，大专1人；高级职称15人，中级职称6人，初级职称6人。流行病人员12人，实验室人员15人。

一、工作职责

拟定广西急性传染病预防控制及应急规划、计划；组织并指导基层疾控中心开展流感、人感染禽流感、手足口病、狂犬病、登革热、鼠疫、霍乱、伤寒副伤寒等重大急性传染病的监测、检测工作，对重大传染病流行趋势进行预测、预警；掌握广西流行状况与趋势，制定防制对策，对防制措施质量和效果进行考核评估；组织、协调并参与各类突发公共卫生事件调查处置的指导及现场调查处置，提出防制对策与措施；关注国内外新发急性传染病，适时开展监测和专题调查，了解其分布和流行因素；开展对外交流合作，引进和推广急性传染病预防控制、检测新技术新方法；承担对基层疾控机构急性传染病预防控制及检验技术、卫生应急能力的培训；开展传染病疫情及突发事件公共卫生风险月度及专题评估；开展相关疾病的健康教育；复核鉴定基层上送标本和菌株；完成上级及中心领导交办的其他工作任务。

二、工作进展及成效

1. 开展新冠肺炎疫情分析工作。上报疫情日报300余份，专题分析和疫情研判报告100余份；实行"5+2""白+黑"值班协查制度，累计处理协查函2600余份，协查人员5000余人。派出85人次赴现场指导、完成相关流行病学调查，包括11起输入性病例疫情处置、3起密接疫情处置、3起外包装污染事件、3起疫苗污染核酸检测结果呈阳性事件、2起复阳病例疫情调查。

2. 开展新冠肺炎疫情防控技术培训和宣传教育。派遣7人次驰援福建省、贵州省等新冠肺炎疫情防控工作。在东兴市组织召开广西新冠肺炎疫情流行病学调查、疾控系统新冠病毒核酸检测技术在线视频培训班，线上培训疫情防控人员万余人。参与新冠核酸检测实验室建设和核酸检测指导工作，实现广西100家市、县疾病预防控制中心全覆盖、可开展新冠病毒核酸检测。撰写相关微信稿件26篇，接受媒体采访2次。

3. 开展实验室新冠病毒病原检测。参与完成各类标本新冠病毒核酸检测筛查/复核约32000人次。独立完成新冠血清总抗体检测1270份；建立广西新冠病毒标本保存库，保存标本7879份；建立广西新冠病毒毒株库，分离出10株毒株；建立广西新冠基因序列库，共对128份新冠标本进行基因测序，获得108条全基因组序列。

4. 统筹新冠肺炎检测试剂耗材的调拨。采购新冠检测试剂耗材，试剂耗材包括新冠病毒采样管、核酸提取试剂、核酸检测试剂、抗体检测试剂等。

5. 开展手足口病防控工作。手足口病重症死亡病例数显著减少，2021年共报告手足口病228853例，其中重症病例302例，无死亡病例。报告聚集性/暴发疫情189起。

6. 开展流感监测工作。2020—2021年，广西流感监测工作在全国32个行政区网络实验室工作质量评比中名列全国第8名，名次与2020年持平。

7. 开展狂犬病防控工作。2021年广西共报告狂犬病病例7例，较2020年同期下降36.36%；疫情分布6市6县（区），较2020年减少33.33%。

8. 开展登革热专项调查和技术指导工作。落实"四方"责任，加强登革热专项调查和技术指导，登革热发病数大幅下降。2021年广西共报告登革热病例3例，均为输入性病例，较2020年减少99.20%。

9. 开展其他传染病防控工作。2021年广西无鼠疫、霍乱、SARS、MERS、寒卡病毒病、黄热病等重大传染病疫情发生。

10. 规范处置各类急性传染病突发公共卫生事件。共处置突发传染病疫情479起，及时、科学、规范处置率达100%，其中处置乙类传染病6起、丙类传染病336起、其他类传染病137起。处置手足口病189起，水痘125起，流感107起，其他感染性腹泻38起，新冠肺炎、布鲁氏菌病、流行性腮腺炎各2起，人感染猪链球菌、百日咳、肺结核各1起，其他类11起。

11. 实验室检测能力再上新台阶。开发了高通量测序Miseq平台和三代纳米孔测序平台，进一步提高了对新冠病毒、流感病毒、人禽流感病毒和肠道病毒等病原的溯源分析能力；广西首次在生物安全三级（BSL-3）实验室开展新冠病毒分离培养并成功分离出新冠病毒，实验室检测能力实现突破，实验室能力建设再上新台阶。

12. 开展基层技术指导和科研培训工作。举办现场培训班2期，培训技术骨干130人；协助中心及各地举办培训班6次，共培训基层人员590余人。赴基层实验室进行现场理论讲解、示范，完成四市长期跟班学习和广西医科大学等高校流行病、检验专业实习生21个月的带教、考核工作；发表论文12篇。

慢性非传染性疾病防制所

共有工作人员14人，其中博士1人，硕士8人，本科5人；高级职称10人，中级职称2人，初级职称及以下2人。

一、工作职责

承担广西慢性病防控有关技术规范、实施方案、防治指南、工作标准的制定及适宜技术的推广应用，开展慢性病防控相关的科学研究，加强学术交流与国际合作。负责广西全人群死因监测数据收集、质量控制、统计分析、业务指导、人员培训等工作。制定广西的执行计划，并定期将数据分析结果和当年工作报告上报上级主管部门。定期组织开展国家下达的各项居民慢性病与营养监测调查工作，负责培训、现场启动、指导、考核、评估等工作。在相关监测点开展高血压、脑卒中等心脑血管疾病发病的监测与报告工作。负责组织开展国家级、自治区级慢性病综合防控示范区创建指导工作，定期开展各级示范区的考核、评审和复审，以及总结、推广成功的模式和经验。组织开展全民健康生活方式行动，负责城乡居民"三减三健"等健康行动倡导与推动；在广西指导健康支持性环境的创建工作，并开展考核、评估以及经验交流。负责培训和指导项目点开展哨点医院伤害监测报告，并定期开展项目督导、考核及评估；定期对监测信息数据进行整理、分析及上报。负责广西基本公共卫生慢性病管理技术指导和培训督导工作。完成上级部门交给的其他指令性工作任务。

二、工作进展及成效

1. 开展死因登记监测工作。2021年，广西疾病监测系统报告粗死亡率为6.09‰，其中21个国家级监测点登记报告粗死亡率为6.01‰，95个省级监测点登记报告粗死亡率为6.11‰。广西死因登记监测报告粗死亡率达到国家任务标准（≥6‰）。

2. 完成国家级、自治区级慢性病综合防控示范区复审工作。指导南宁市青秀区、北海市海城区、桂林市叠彩区3个国家级示范区完成国家慢性病示范区复审工作，指导百色市右江区完成自治区级慢性病示范区复审工作。

3. 推动慢性病综合防控示范区建设。组织广西14个市开展慢性病综合防控示范区建设，每个市至少建设 1 个慢性病综合防控示范区。2021年，广西已有慢性病综合防控示范区 18 个，覆盖率为 15.52%，建设数量达到"十三五"规划目标。

4. 组织广西 18 个示范区撰写"党建引领慢病防控工作案例"。指导北海市海城区、南宁市青秀区等 3 个慢性病综合防控示范区撰写党建引领慢性病防控工作案例，上报至国家疾病预防控制中心慢性病中心，获得党建结合慢性病防控优秀案例二等奖。

5. 开展"三减三健"专项行动。制定下发《广西全民健康生活方式行动"三减三健"专项行动技术方案》，制作 8 部"三减三健"科普短视频，规范推动广西"三减三健"专项行动。开展全民健康生活方式月及乳腺癌日宣传活动。开展广西全民健康生活方式行动效果评估，广西 14 个市共完成14284 人问卷调查。

6. 开展广西重点人群口腔健康状况监测工作。完成 9 个监测点工作人员抽样及数据上报管理培训及指导，完成 9 个监测点 36 所幼儿园、27 所中学和 27 个社区 / 村居委会抽样工作，对各监测点开展现场督导及数据质量控制。

7. 扩展心脑血管急性事件监测范围。2021 年，广西心脑血管急性事件国家级监测点由原来的 2 个县（市、区）扩展到 11 个县（市、区）。印发《2021年中央补助广西重大传染病防控经费广西居民心脑血管事件报告项目实施方案》，明确扩展后广西心脑血管事件监测范围、报告内容及时间安排等。2021 年 11 个国家级监测点均在新系统建立账号，并启动数据上报工作。

8. 开展第六届"万步有约"健走激励大赛。广西 392 个竞赛团队共 5061 人参加第六届"万步有约"健走激励大赛，万步率 60.24%，为广西培养了39 名优秀领队和 4 名优秀传播信使，共发起有效活动 52 起。

结核病防制所

共有工作人员 17 人，其中正式人员 16 人，项目聘用人员 1 人；博士 1 人，硕士 7 人，本科及大专 9 人；高级职称 9 人，中级职称 4 人，初级职称 4 人。

一、工作职责

根据国家结核病防治规划，结合广西实际情况，为政府及其卫生健康行政主管部门制定广西结核病防治规划、工作计划和经费预算等提供技术支持，并协助组织实施；对广西肺结核患者发现、治疗和管理工作进行技术指导和评价；开展广西结核病监控与评价；实施和推广国家结核病实验室诊断标准和操作规程，对广西结核病实验室工作进行技术指导、评价；制定培训计划，开展相关培训工作；组织开展结核病防治健康促进工作；制定广西实验室设备和耗材的需求计划，协助完成设备和耗材的招标与采购；利用重点实验室科研平台深入开展结核病相关研究。

二、工作进展与成效

1. 加强党风廉政建设。落实"三重一大"工作制度，明确科所人员工作职责，按照要求落实中心交办的各项工作。

2. 做好经费分配及落实。指导各地合理使用中央和自治区结核病防治专项经费，协助自治区卫生健康委统筹编制中央和广西结核病防治专项经费使用分配计划，合理制定中央补助广西重大公共卫生专项资金和自治区补助市县重大疾病防治专项资金项目的专项经费使用实施方案。制定自治区级设备、耗材等采购计划，推进预算执行进度。科学指导基层制定符合当地的经费使用方案。

3. 完成结核病控制疫情及工作目标。在传染病报告信息管理系统按审核日期实时查询，截至 2021年 12 月 31 日，广西共报告肺结核病例 38314 例，报告发病率为 77.25/10 万。涂阳肺结核患者密切接触者筛查率为 98.96%，肺结核患者和疑似肺结核患者的总体到位率为 97.61%，肺结核患者病原学阳性率为 59.40%。100% 的县级具备痰涂片和痰培养检测能力，99% 的县级具备开展结核病分子生物学诊断的能力，100% 的地市级具备开展药敏试验、菌种鉴定和结核病分子生物学诊断的能力。耐多药肺结核高危人群耐药筛查率为 95.41%。

4. 加强结核病网络报告质量控制和基层统计监测能力。常规开展实时监测和监控结核病疫情报告系统，及时发现疫情；督促各地及时报告、录入结核病病例信息，及时审阅、规范病例报告程序。按要求完成季报、月报的汇总审核，上报国家结核病预防控制中心。开展广西结核病疫情汇总分析，分析结核病防治工作进展，评价各地专报系统运行质量，分别撰写上报每月广西结核病疫情简报以及季度结核病防治工作红黑榜通报。指导广西各市每季度开展所辖县区的结核病统计监测数据分析评估。

5.完成"十三五"规划终期评估总结工作。组织专家到广西各市、县开展现场调查和专题调查，并以自评和对下级抽查、复核相结合的方式开展评估调查。现场调查基本完成后，多次组织规划管理、流行病学、临床和实验室等专家根据调查结果起草和讨论修改评估报告，并完成评估报告的上报工作。

6.开展高疫情地区主动筛查工作。协助自治区卫生健康委印发《广西重点地区老年人等重点人群结核病主动筛查工作实施方案》，召开会议专题部署并启动广西20个高疫情地区老年人等重点人群结核病主动筛查工作。截至2021年12月31日，广西20个重点县（市、区）共筛查201766人，完成筛查任务数的72.75%；共筛查发现肺结核可疑症状和（或）胸片检测可疑者6249人，筛查人员中肺结核可疑者发现率为3.10%；推介到位人数4620人，推介到位率73.93%；完成结核病病原学检测4025人，推介到位人员留痰率为87.12%；推介到位人员中共诊断肺结核患者434人，到位人员结核病患者检出率为9.39%；纳入治疗肺结核患者410人，纳入治疗率94.47%。

7.加强学校等集体单位结核病防控。起草并下发《关于进一步做好学校结核病筛查和规范管理工作的通知》，加强广西各地学校结核病防控工作；每个季度通报学校结核病疫情，推动建立健全结核病防控工作领导责任制。指导各级结核病防治机构开展学校结核病预警信息核实处置，及时发现、处置学校结核病疫情。加强广西学生结核病患者及密切接触者流行病学现场调查，完善各地学校结核病疫情及密切接触者筛查月报制度。及时、规范做好校内结核病疫情的处置，广西学校结核病疫情得到有效控制。2021年，广西共报告学校相关病例2073例，与2020年同期相比下降3.54%；共报告24起学校结核病聚集性疫情，比去年同期下降4.00%，对所有疫情调查处置进行现场或电话指导，学校结核病聚集性疫情得以有效控制。

8.继续推进"万名医生进校园"活动。联合疾控机构和三级医院，发动基层卫生医疗机构的技术力量，指导学校规范开展师生体检等日常防控工作；将每个学期开学的第二周设为结核病防治知识宣传周，通过健康教育课、主题班会、专家进课堂等多种形式，以校园内传统媒介和新媒体为平台，面向学生、教职工和学生家长广泛开展结核病防控知识宣传教育。2021年，自治区及各设区市结核病防治机构共22886人次专业技术人员深入4981所学校开展结核病防治进校园服务行动，开展26619场讲课/讲座，主题班会宣传2792期，发放结核病防治宣传资料292.22万份。

9.推进耐药结核病的发现、治疗及管理工作。指导各地开展以新涂阳肺结核患者和耐药高危人群为主的耐药筛查和利福平耐药患者纳入治疗管理工作。2021年，广西共筛查新病原学阳性患者26674例，筛查率为97.64%；耐多药高危人群共筛查4637例，筛查率为96.04%。广西共发现利福平耐药患者1031例，已纳入治疗915例，纳入治疗率为88.75%。南宁市、柳州市、桂林市等8个地市级耐多药肺结核病定点医院不断完善耐多药诊疗服务，钦州市根据自治区评审专家意见对申请为耐药定点医院的钦州市第二人民医院进行整改。

10.加强结核菌（TB）/艾滋病病毒（HIV）双重感染防治工作。2021年，广西登记结核病病例中，接受HIV抗体检测率为93.58%，新检出HIV阳性率为0.74%。其中63个TB/HIV双重感染防治重点县（区）共登记结核病例接受HIV抗体检测率为92.64%，达到国家要求的90%以上指标，阳性检出率0.79%。

11.加强实验室能力建设和质量控制。2021年，共对3112例患者标本进行分枝杆菌固体培养和液体培养；对413个结核分枝杆菌液体培养阳性样本进行涂片看片；对128株结核分枝杆菌进行传统药敏试验；对63株结核分枝杆菌进行液体药敏试验；对24株结核分枝杆菌进行分子药敏试验；对63株结核分枝杆菌进行MIC药敏试验。利用Xpert MTB/RIF检测技术对148株结核分枝杆菌进行检测。以溶解曲线方法进行基因分型14株。对160株进行菌种鉴定，其中传统方法进行鉴定40株，基因芯片方法进行鉴定120株，完成1452人份全血r-干扰素检测，完成928人份免疫斑点干扰素释放试验，完成 6300 人份结核分枝杆菌 IgG 抗体检测。参与中心新冠检测试验，检测样本 886 份。

12. 指导基层开展结核分枝杆菌分离培养、抗结核药物敏感试验及结核病快速诊断、分枝杆菌鉴定、耐药基因检测工作。指导来宾市和平果市继续开展全国结核病耐药监测，并按国家要求开展菌种保存、数据录入工作。中心的自治区结核病参比实验室完成对广西 14 个市结核病实验室的批量测试，考核结果均合格。组织广西 18 家单位参加中国疾病预防控制中心开展的全国第十二轮抗结核药物敏感性试验熟练度测试，考核结果为一线药物测试合格率 100%，优秀率 95%；二线药物测试合格率 100%，优秀率 85%。组织第四季度广西 19 家单位参加中国疾病预防控制中心开展的全国第十三轮抗结核药物敏感性试验熟练度测试，并完成结果汇总及上报。

13. 通过国家检测能力验证。组织广西各级结核病实验室参加中国疾病预防控制中心组织的全国第八轮结核病分子生物学检测能力验证。广西共有 93 家单位实验室参与考核，并通过国家检测能力验证。测试项目包括线性探针、基因芯片、溶解曲线、多色巢式荧光分子扩增检测和恒温扩增等。

14. 规范实验室耗材及设备招标采购管理。利用中央转移经费采购分枝杆菌液体培养管、结核分枝杆菌复合群及耐药基因突变检测试剂盒等。利用中央补助结核病实验室能力建设经费采购一批分子诊断技术设备下拨给相应实验室开展分子诊断检测，包括半巢式全自动实时荧光定量 PCR4 台、LED 荧光生物显微镜 29 台。

15. 开展健康教育工作。在"世界防治结核病日"主题宣传活动期间，利用"互联网＋"模式在微信朋友圈作公益广告宣传；联合《南国早报》等官方媒体，通过视频、海报、推文、新闻稿等形式打造热点传播事件，将主题宣传逐渐推向高潮；户外媒体 LED 的持续滚动投放，受到广大市民的关注。

16. 加强技术人员培训。采取理论授课与现场实践相结合、培训与会议相结合的方式对市、县级基层人员进行技术培训，共计 1920 人次参加培训。派出技术专家多次到基层结核病防治机构授课，帮助基层人员提高理论及技术水平。

17. 加强技术指导及督导。对部分重点县（市、区）开展督导工作，督促和指导各地"十三五"结核病防治规划现场验收、结核病重点人群主动筛查工作和病原学阳性率等重点指标完成情况，累计派出技术人员对市、县级进行督导、疫情处置等工作共 339 人天，共对市级、督导县（区）级现场指导或督导 69 次。

18. 规范结核病医防合作。继续推进新型结核病防治体系。2021 年，广西共有 91 个县（市、区）开展了新型结核病服务体系工作。

19. 积极开展科研及调查工作。2021 年在研课题 6 项，其中国家科技重大专项 1 项，国家自然科学基金课题 1 项，自治区级课题 2 项；发表论文 7 篇，其中 SCI 论文 2 篇，北大中文核心期刊论文 1 篇，中国科技核心期刊论文 2 篇。

寄生虫病防制所

共有工作人员 17 人，其中正式人员 16 人，临时聘用人员 1 人；硕士 12 人，本科及大专 5 人；高级职称 7 人，中级职称 7 人，初级职称及以下 3 人。

一、工作职责

负责拟订广西寄生虫病防治规划、计划、控制策略和技术方案，根据情况变化及时修订方案，并组织实施；组织开展广西寄生虫病监测、专题调查，定期对广西寄生虫病防治工作进行考核，评估防治工作实施质量和效果；负责寄生虫病信息的收集、统计分析、综合评价和疫情报告；承担对基层疾病预防控制机构的业务技术指导、培训与考核；开展寄生虫病重大突发事件的调查处理；开展寄生虫病防治有关的科学研究和项目工作，对寄生虫病防治工作的技术问题进行理论和实践研究，引进新技术、新方法，指导实施防治措施；开展实验动物寄生虫病检测；负责寄生虫病防治知识咨询、宣传，开展寄生虫病健康教育及健康促进；完成上级交给的其他工作任务。

二、工作进展及成效

1. 参与新冠肺炎疫情防控工作。派出专业技术人员参加南宁市、岑溪市、东兴市等流调采样、核酸检测等新冠肺炎疫情处置工作；抽调人员驻点重大活动或会议的疫情防控；派员参与各地新冠肺炎疫情防控工作督导等。

2. 开展血吸虫病防控工作。广西血防疫情稳定，连续 33 年保持无血吸虫病本地病例、病畜和感染性钉螺的血防成果。2021 年，查螺面积 1740.31 万平方米，实有钉螺面积为 5.82 万平方米，主要分布在靖西市、横州市、宜州区原螺区。查获并解剖活螺 1971 只，未发现感染性钉螺。残存螺点累计药物灭螺面积约 20.86 万平方米。全区查病询检 9037 人，血检 4707 人，粪检 2733 人，随访历史患者 3464 人，查牛 4932 头，解剖家犬 10 只、野鼠 116 只、山羊 11 只，结果均为阴性。

3. 巩固消除疟疾成果。保持无死亡病例和输入继发病例。2021 年，广西共报告疟疾病例 27 例，均为境外输入，较 2020 年减少 64%，病例 24 小时报告及时率为 100%，病例报告后 3 日内完成流行病学个案调查及时率为 96.3%，实验室检测率为 100%，确诊率为 100%。所有患者均得到及时诊治，2021 年无疟疾死亡病例，全区具有传播风险的疫点均得到有效处置，未发生本地扩散。

4. 完成传疟媒介监测。2021 年，广西计划开展疟疾媒介省级监测点 26 个，实际开展包括桂林市、马山县、河池市金城江区等共 39 个监测点，共捕获按蚊 53923 只，中华按蚊 53905 只，在凌云县下甲镇伶站村间捕获微小按蚊 12 只、多斑按蚊 3 只、嵌斑按蚊 1 只、其他按蚊 2 只。

5. 开展肠道寄生虫病监测。2021 年，广西连续第六年在宾阳县、灵山县开展肠道寄生虫病固定监测，并新增恭城县、平果市、藤县为固定监测点，共调查 5200 余人；在南宁市江南区等 10 地开展肠道寄生虫病流动监测，共调查 10000 多人，累计完成 1.6 万余人、动物宿主等各类样品的实验室检测和复核。

6. 设立肝吸虫、土源性线虫病防治试点，摸索防治模式。在土源性线虫感染率较高的乐业县和肝吸虫感染率较高的龙胜各族自治县、扶绥县分别设立土源性线虫、肝吸虫病综合防治试点，采取"以健康教育为先导、以传染源控制为主"的综合防治策略。制作、印刷并下发一系列土源性线虫、肝吸虫病防治宣传品，利用乡镇圩日等活动，进行街头宣传教育或入户宣教，"查—治—教"一起抓，通过村民查治、医疗卫生机构接诊等不同途径开展病人查治，采取粪检阳性者服药的措施。举办自治区级、县级专项培训 6 期，不断提高寄生虫病防治能力。完成土源性线虫病、肝吸虫病防治试点中期评估工作。

7. 开展党建促业务工作。在肝吸虫高流行区开展"建党 100 年巡讲 100 场"活动，多次深入基层开展肝吸虫病防治健康宣传教育活动。依托基层医疗机构开展免费驱虫服务。研发多种宣传品，所开发的宣传品荣获 2021 年全国蠕虫防治宣传品三等奖。

8. 开展科研项目工作。完成国家重点研发计划项目《热带病相关媒介及其携带病原的分布调查》主体工作。完成广西医疗卫生适宜技术开发与推广应用项目《瞬时弹性成像在肝吸虫病诊疗评估的应用研究》的结题工作。继续加强研究和监测肝吸虫、输入性疾病和媒介包括疟疾、锥蝽、福寿螺等，取得较多有价值的数据和结果。共发表科研论文及论著 4 篇。

9. 开展学术交流。与泰国孔敬大学等国外研究机构联合申请的澜沧江—湄公河专项基金获得立项，在肝吸虫致癌机制上与美国爱荷华大学达成合作，获得资助开展相关研究。

环境卫生与地方病防制所

共有工作人员 17 人，其中正式人员 16 人，临时聘用人员 1 人；硕士 12 人，本科 3 人，大专及以下 2 人；高级职称 10 人，中级职称 5 人，初级职称 2 人。

一、工作职责

收集、整理环境卫生相关公共卫生信息；负责或参与环境卫生相关卫生标准或技术规范的修订和制定；负责开展环境污染物对健康影响的风险评估，制定环境污染物对人群健康效应评价技术方案并组织实施，承担辖区环境污染物对人群健康效应评价工作的业务指导和培训任务；负责广西城乡生活饮用水卫生监测和健康风险评估工作的组织实施，制（修）订项目监测方案，收集、整理、审核相关材料，完成总结报告，采取必要的措施，对水质监测工作进行质量控制；开展国家人体生物监测；开展公共场所、室内环境等健康危害因素的监测与评价；开展空气污染对人群健康影响的监测与评价；对新、改、扩建的公共场所（包括集中空调通风系统）、集中式供水及其他可能对人群健康产生影响的大型建设项目进行卫生学监测、评价和技术指导；参与环境突发应急事件的调查处理；开展环境相关疾病防制工作，定期对基层进行现场指导；配合自治区发改、水利等部门制定广西农村饮水安全工程建设规划、草拟农村改水与卫生防病的相关政策；对农村改水、改厕技术进行指导；开展环境与健康相关研究与应用；负责广西碘缺乏病和地方性氟中毒防治监测项目工作，制定项目监测方案，并按有关方案要求组织实施，收集、整理、审核并上报项目数据材料，完成总结报告；负责广西碘缺乏病病情监测和人群碘营养状况评价工作，建立广西食盐加碘干预碘缺乏病防治措施评价体系；负责饮水型地方性氟中毒病情监测和燃煤污染型地方性氟中毒改炉改灶项目后期管理工作，掌握病情动态变化，巩固防治成果；负责广西重点地方病实验室外质控考核工作，评价和仲裁广西各市、县的实验室检测结果；加强地方病健康教育工作，做好防治碘缺乏病日宣传活动的计划、实施和总结工作；负责广西重点地方病专业技术骨干的培训；负责开展地方病监测与防控技术的研究和应用工作；协助相关岗位开展工作，完成上级交办的其他工作。

二、工作进展及成效

1. 组织完成中央补助饮用水卫生监测项目各项任务。强化城乡生活饮用水卫生监测工作，2021年对广西149个市政水厂、30个城市自建设施供水单位和249个二次供水单位、1834个农村集中式供水工程、80所自建设施供水的学校、164所饮用农村饮水安全工程供水的学校的水质进行监测。共设立各种类型监测点5305个，完成国家下达监测任务量的130.60%，完成自治区下达监测任务量的105.91%。县级城区及以上城市的饮用水每个季度采样和检测1次，农村饮用水每年丰、枯水期各采样和检测1次，共采集和检测水样13270份，检测《生活饮用水卫生标准》中的常规指标及氨氮指标，并依据标准进行评价，超额完成监测任务。2021年，广西城市饮用水水质监测点覆盖所有城区，广西县级及以上城区水质监测点及农村饮用水乡镇监测点覆盖率继续保持100%。广西14个设区市及所有县级城区生活饮用水由政府或卫生健康行政部门网站完成每个季度向社会发布1次饮用水安全信息，发布的信息来源于中心组织开展的广西城市饮用水水质监测数据。以《生活饮用水卫生标准》水质106项指标计，地市级疾病预防控制中心和县区级疾病预防控制中心的平均检测能力分别为72项和37项，具备开展生活饮用水水质常规指标监测的能力。

2. 完成中央补助重大公共卫生项目农村环境卫生监测项目监测任务。继续对广西29个县（市、区）、580个监测点（行政村）开展农村环境危害因素监测调查工作，内容包括垃圾和污水的处理、厕所与粪便无害化状况、农村学校环境卫生、土壤重金属及寄生虫污染监测等；对2900户农户家庭开展环境卫生调查，采集农田土壤样品1160份，其中580份检测pH值及重金属铅、砷、镉、铬等指标，580份检测寄生虫蛔虫卵。

3. 完成国家人体生物监测工作。在田东县、南宁市西乡塘区等6个县（区）开展人体生物监测工作，共完成对780人的流调、健康问卷、健康体检和血尿等生物样本采集工作，调查对象任务完成率为108.88%，共完成样本分装18933份（管）。采集的生物样本已陆续按照国家要求采用冷链运输方式运送至国家生物样本库。

4. 完成空气污染对人群健康影响监测工作。完成168份雾霾特征污染物（PM2.5）采样并对其质量浓度及32项重金属、阴阳离子和多环芳烃等成分进行检测分析及上报。完成12家医院9486条门诊数据、46745条急救中心接诊数据的收集和上报工作。完成两所学校共1200多名小学生的问卷调查。在南宁市青秀区、西乡塘区181所小学和26个社区开展环境健康防护宣传工作，包括张贴宣传海报、投放宣传手册、开展主题活动等。完成南宁市9个国控监测点、2个省控监测点、1个市控监测点每日环保数据、366条气象数据、南宁市7区5县人口数据、22668条死因数据的审核和上报工作。

5. 完成公共场所健康危害因素监测工作。制定和印发《2021年广西公共场所健康危害因素监测工作方案》并举办技术培训班。组织南宁市等6个市疾病预防控制中心按照国家的要求开展对宾馆（酒店）、商场（超市）、理发店、候车室等8类公共场所健康危害因素的监测工作，完成300家监测场所基本资料、从业人员健康调查资料及危害因素监测资料的收集和上报。

6. 开展环境健康宣传系列活动。组织开展环境健康宣传系列活动，广西共有11个市参加这项活动，共收到各地报送征文类、绘画类、视频类作品900

多篇（个），并择优选送国家疾病预防控制中心，多幅作品获奖。中心获得优秀组织奖。

7. 完成环境健康相关技术服务工作。受南宁轨道交通集团投资有限公司的委托，开展并完成南宁市轨道交通 5 号线工程 17 个车站竣工验收卫生学评价工作。受自治区卫生监督所委托，对 9 家公共场所室内环境质量、公共用品的卫生指标进行检（监）测，共计 61 项次。向社会提供环境设施质量、室内空气质量检测等服务。对 7 家实验动物室共计 67 个采样点进行采样检测；对 10 家公共场所集中空调通风系统 43 个监测点进行监测；对 12 家居室或办公场所的室内空气进行甲醛、苯及苯系物、总挥发性有机物（TVOC）有毒有害指标进行采样检测，同时对存在的问题提供卫生指导。

8. 组织开展碘缺乏病监测工作。组织广西 111 个市、县（区）开展碘缺乏病监测工作，共调查儿童 22522 名、孕妇 11213 名。监测结果显示儿童甲状腺肿大率总体为 0.3%，居民合格碘盐食用率为 95.6%，儿童尿碘中位数为 194μg/L，孕妇尿碘中位数为 166μg/L。广西总体保持碘缺乏病消除状态。

9. 组织开展燃煤污染型氟中毒监测工作。共对 2 个市 2 个县的 55 个病区村开展监测，检查 8～12 周岁儿童氟斑牙 9929 人，其中正常 9632 人，可疑 150 人，极轻 125 人，轻度 22 人，氟斑牙患病率为 1.48%，氟斑牙指数为 0.02，流行强度为阴性流行。各病区村均达到病区消除标准，消除率 100%。

10. 组织开展饮水型氟中毒病区监测工作。在广西 15 个县（市、区）的 193 个病区村开展监测工作，其中新发病区村 2 个。193 个病区村均已实施改水，改水率 100%，正常使用率为 97.4%；采集 193 个已改水村改水工程末梢水进行水氟含量检测，水氟值检出范围为 0.02～1.09mg/L，均未超国家标准。共检查 8～12 岁儿童 6669 名，氟斑牙检出率为 2.1%，氟斑牙指数为 0.05，流行强度为阴性流行。除新发病区外，广西 191 个病区村均达到控制标准，控制率 100%，防治措施达标率 100%。

11. 实施实验室外部质量控制工作。组织自治区和 14 个市疾病预防控制中心的碘缺乏病实验室参加尿碘、盐碘和水碘的盲样考核；组织广西 79 个县（市、区）疾病预防控制中心的实验室参加尿碘和盐碘的盲样考核。94 个参加考核的实验室均通过考核并取得合格证书。组织自治区、8 个市和 13

个水氟病区县（市、区）疾病预防控制中心的实验室参加水氟测定质量考核工作，组织自治区、2 个市、2 个县（市）疾病预防控制中心的实验室参加尿氟测定质量考核工作。参加考核的实验室全部通过考核并取得质量合格证书。

放射卫生防护所

共有工作人员 14 人，其中正式人员 12 人，临时聘用人员 2 人；硕士 4 人，本科 9 人，其他 1 人；高级职称 6 人，中级职称 3 人，初级职称及以下 5 人。

一、工作职责

承担食品放射性风险监测、饮用水放射性风险监测、医疗卫生机构医用辐射防护监测、职业性放射性疾病监测和非医疗机构放射危害因素监测等国家指令性任务；承担放射诊疗建设项目职业病危害评价、放射诊疗设备和工作场所检测、放射工作人员个人剂量监测、放射化学委托检测等社会委托服务工作；开展职业病鉴定管理工作；开展基层疾病预防控制中心的业务培训和技术指导工作。

二、工作进展与成效

1. 开展食品安全风险监测工作。开展对防城港市、钦州市、南宁市和北海市的食品放射性监测，共监测样品 34 份，监测放射性核素包括天然放射性核素和人工放射性核素。人工放射性核素有 12 份样品检出锶 -90，8 份样品检出铯 -137，其余未检出。所有样品均检出天然放射性核素，检测结果均低于国家标准限值。样品的放射性核素监测结果与历年（2012—2020 年）的监测结果处于同一水平。人工放射性核素来源于历年全球几个大国的核试验沉降。

2. 开展饮用水放射性风险监测工作。在防城港市、钦州市、北海市和南宁市共设监测点 25 个，在丰水期和枯水期各采集一次水样，共采集 50 份水样，检测水中的总 α、总 β 放射性。除防城港市防城区光坡镇大龙村 1 口井水水样总 α 放射性超标准限值外，其余水样的总 α、总 β 放射性检测结果均低于标准限值。该井水的总 α 放射性结果偏高与水中镭 -226 的含量较高有关。其余水样检测结果与 2014—2020 年的检测结果处于同一水平。表明防城港核电站运营后，未对周围居民饮用水产生明显影响，未对居民的饮水健康造成危害。

3. 开展医疗机构医用辐射防护监测工作。开展广西 1764 家放射诊疗机构（不含牙科诊所）基本情况调查，其中开展放射诊疗的机构 47 家，核医学机构 51 家，介入放射学机构 109 家。对 82 家放射诊疗机构 226 台设备开展质控监测，监测指标 2171 项次，初检设备合格率为 95.58%。对 224 个放射工作场所进行放射防护监测，合格率为 99.6%。选择 5 家医院完成 5 个年龄段共 457 例 CT 受检者不同检查部位剂量调查工作，头颅 CT 检查 CTDI 均值显著高于胸部和腹部检查。完成 20 家医院 1442 例患者的介入手术剂量调查，脑血管栓塞术患者受照剂量值均高于其他介入手术。对 10 台加速器的输出剂量进行核查，合格率为 90.0%。

4. 开展职业性放射性疾病监测工作。2021 年，广西放射诊疗机构开展个人剂量监测率为 97.4%，未发现过量受照职业人员。有 10095 名放射工作人员（含非医疗机构）进行了职业健康检查，申请职业性放射性疾病诊断人数和诊断病例数均为 0。广西 49 家医院开展核医学诊疗业务，有 433 名核医学工作人员，其中 40 家开展碘-131 治疗，22 家配有碘-131 自动分装仪。对 118 名碘治疗工作人员开展内照射监测，甲状腺碘-131 检出率为 39.0%。对 15 家综合医院 142 名介入放射工作人员开展 1 个周期（3 个月）眼晶状体剂量监测，归一化年剂量平均值为 1.91mSv，中位数为 0.68mSv，年剂量范围为 0.12～59mSv，其中超过 20mSv 的有 3 人，占 2.2%。监测医院 94 家共 2612 名放射工作人员，个人剂量监测率为 99.54%，职业健康检查率 97.2%，介入工作人员开展双剂量监测率 70.6%。

5. 开展非医疗机构放射性危害因素监测工作。调查八大类 309 家放射工作单位，未发现有密封源测井和非密封放射性物质工作场所。对 147 家用人单位的放射工作场所开展辐射水平监测，合格率为 99.1%。广西非医疗单位有放射工作人员 5935 名，个人剂量监测率 34.3%，放射卫生防护知识培训率 85.3%，职业健康检查率 63.1%。有 95 家配置辐射防护检测仪表，105 家配置个人防护用品和辅助防护设施，118 家配置个人剂量报警仪。

6. 开展放射卫生检测能力比对。首次组织开展放射卫生技术服务机构能力比对工作，广西 13 家机构参加比对，比对项目有个人剂量监测、放射性核素 γ 能谱分析和总 α、总 β 放射性测量三项，比对结果均为合格。

7. 开展检测报告质量抽查考核。对在广西注册从业的放射卫生技术服务机构开展报告质量监测，完成 13 份各类放射诊疗设备及其工作场所放射防护检测报告的评审工作，评审结果为 4 份优秀，9 份合格。

8. 开展放射卫生检测报告质量控制监测工作。完成 6 家放射卫生技术服务机构共 106 份检测报告质量监测工作。

9. 开展职业病诊断鉴定管理工作。职业病诊断鉴定办公室共接受 64 人次电话来访，上门咨询 21 人次，收集鉴定材料 9 人份，组织专家召开职业病鉴定会 1 次，职业病鉴定 1 人。

10. 开展社会委托服务工作。开展放射诊疗设备的质量控制检测和放射工作场所检测与评价，共出具检测报告 54 份。完成 511 家放射工作单位 25353 人次个人剂量监测，出具检测报告 2404 份。对 22 份委托样品开展水中总 α、总 β 放射性及镭-226、铯-137、铯-134 检测，出具检测报告 22 份。完成南宁市地铁 5 号线 51 个监测点 153 个室内氡样品检测，出具检测报告 19 份。

11. 开展放射卫生技术培训与基层业务指导工作。举办放射卫生检测技术与评价培训班，培训人员 92 人。派出技术骨干 28 人天到桂林市等地进行放射卫生监测项目现场指导；14 人天到防城港市对防城港核电站周围食品和饮用水放射性监测工作提供技术支持。

12. 参与新冠肺炎疫情防控工作。派出专业技术人员到桂林市、上海市等地参加新冠肺炎疫情防控保障工作。

13. 开展科研工作。2021 年获广西医药卫生适宜推广奖二等奖 1 项，发明专利 3 项，在核心期刊上发表论文 1 篇。在研课题和地方标准研究各 1 项。

14. 开展质量控制管理工作。参加全国放射卫生技术机构检测能力 3 项考核，"个人剂量监测"和"放射性核素 γ 能谱分析"结果优秀，"总 α、总 β 放射性测量"结果合格。完成内部质量控制各项工作，确保检测数据准确可靠。

15. 完成实验室认可和资质续展工作。通过实验室认可复评审现场评审；通过放射卫生技术服务机构甲级资质续展。

卫生毒理与功能检验所

共有工作人员 13 人，其中博士 1 人，硕士 7 人，本科 5 人；高级职称 6 人，中级职称 3 人，初级职称 4 人。

一、工作职责

承担各类健康相关产品的安全性毒理学检验工作、保健食品的功能学检验与评价工作；承担卫生污染等人群健康危害事故调查中有关毒理学检验的工作；协助自治区科技厅承担全区实验动物质量监测和实验动物许可证年检工作，定期对广西实验动物生产和使用单位的实验动物、设施与环境、专用饲料等进行质量检测；开展有关毒理学检验、功能学检验新技术、新方法的研究；开展检验用计量仪器检定、人员实验操作和外部能力验证等质量控制工作，加强实验室规章制度和实验动物的管理；指导和协助基层机构开展急性毒理检验工作；向社会提供毒理学检验、咨询服务。配合中心开展各项新冠肺炎疫情防控工作。

二、工作进展与成效

1. 开展检验检测工作。2021 年，共受理社会服务委托检验的各类样品共 103 份，开展各类检验检测试验项目共 158 项，完成并发出检验报告 102 份。

2. 参与新冠肺炎疫情常态化防控工作。调派人员参加各类重大会议防控保障工作。抽调人员参加中心应急核酸检测和采样值班等多种疫情防控工作。

3. 开展硬件和资质建设。完成屏障环境动物实验室的大型维修工程，顺利通过实验动物使用许可证换证评审，延续了中心动物实验的合法资质。

4. 开展设备采购论证和风险管控管理工作。参与设备采购需求论证和参数制订，组织科务会议集体进行需求论证并确定分工。拟采购的每台设备由主要使用人负责制订设备参数，再组织科所全体人员对参数进行全面论证修改，最后上报采购管理科。

5. 对实验动物质量检测平台开展运行管理。受自治区科技厅委托，负责广西实验动物许可证年检和新办证检验工作。2021 年共完成 20 份实验动物质量检测报告，完成 15 个实验动物设施环境检测。

6. 参加 1 次国家认可委员会（CNAS）组织的能力验证和组织 1 次内部人员比对活动，获得外部能力验证 15 个生化检测指标项目全部合格的成绩。

7. 参加各类业务培训或专业会议培训。累计派员 60 余人次，其中 1 人通过中国毒理学家资格考试，获得该资格考试合格证书；1 人在中心举办学术讲座，并应邀在广西实验动物从业人员普法暨素质能力提升线上培训班上作专题讲座。

理化检验所

共有工作人员 24 人，其中正式人员 23 人，临时聘用人员 1 人；博士 2 人，硕士 9 人，本科 13 人；高级职称 11 人，中级职称 9 人，初级职称及以下 4 人。

一、工作职责

承担食品、营养、水、环境卫生等健康相关产品的指令性检测工作任务；接受社会和政府部门委托，为社会需求提供技术服务；承担突发公共卫生事件有害化学毒物污染应急检测工作；承担基层疾控机构理化检验人员培训和技术指导工作；开展理化检验新技术新方法研究开发和科研合作工作；开展实验室质量控制工作，做好实验室样品管理、检测仪器设备管理、实验室内外质量控制和实验室安全管理等工作。

二、工作进展与成效

1. 开展社会委托检验服务。2021 年，共完成社会委托类检验样品 489 份，合计 4286 项次，其中包括环境空气、食品、水及涉水产品、保健食品、消毒产品监督抽检样品等五大类检测。

2. 开展指令性计划样品检验。2021 年，共接收指令性计划样品 1530 份，合计 17440 项次。其中食品安全风险监测样品 793 份，合计 7636 项次；空气雾霾监测样品 168 份，合计 5712 项次；营养成分监测样品 38 份，合计 1014 项次。

3. 开展突发公共卫生事件应急检测。2021 年，共承接中毒应急检测类样品 5 份，合计 19 项次。做好中国－东盟博览会等重大会议、活动的保障检测工作。在百色市、隆林县等地发生的药酒中毒事件、生活饮用水农药污染事件中，及时给出准确的检验结果，为相关部门的应急事件处理提供数据支撑。

4.参与新冠肺炎疫情防控工作。参与新冠病毒知识培训和实验室核酸检测工作；参加中国－东盟博览会、自治区党代会等大型活动防控指导工作；派员参加自治区新冠肺炎疫情防控指挥部工作专班；驰援那坡县、扶绥县、宁明县核酸检测等。

5.开展党建工作。两次走访慰问龙胜各族自治县马堤村帮扶对象。下基层进行调研，开展中毒知识宣讲。雷宁生代表中心参加中国卫生健康思想政治工作促进会建党100周年"讲党课强党性，学党史铸忠魂"主题党课优秀作品评选，参评作品获评为"全国十佳"作品。

6.开展其他工作。联合相关科所申报《食品安全风险监测体系建设及风险评估技术的应用》，并获得广西科技进步奖三等奖。

微生物检验所

共有工作人员11人，硕士9人，本科2人；高级职称6人，中级职称3人，初级及以下2人。

一、工作职责

依据国家法律法规以及标准规范的要求，面向广西开展食品、化妆品、水质、公共场所、实验动物等领域的微生物监测检测；开展食源性和水源性疾病突发事件的应急处置；开展对市县级基层实验室进行微生物检测技术的培训和现场指导；配合中心应急队完成各项应急演练和实战；配合完成新冠肺炎疫情防控的检测、调派、援边等工作；参与国家有关标准的制订工作。

二、工作进展与成效

1.完成服务型检测指标任务。共完成各类委托性样品检测191份，合计6243项次；生活饮用水88份，合计325项次；实验动物60份，合计840项次；化妆品和公共场所用品用具各1份，合计2项次。

2.完成食品安全风险监测及应急检测任务。共完成鉴定复核广西78家疾病预防控制中心和45家哨点医院上送的共2397株致病菌，鉴定准确率为94.4%。食品中检测出的沙门氏菌806株，数量排在前五的血清型有鼠伤寒沙门氏菌、里森沙门氏菌、德尔卑沙门氏菌、伦敦沙门氏菌、韦太夫雷登沙门氏菌。从病例中检出沙门氏菌534株，排在前

五的血清型有鼠伤寒沙门氏菌、肠炎沙门氏菌、斯坦利沙门氏菌、伦敦沙门氏菌、韦太夫雷登沙门氏菌。完成自治区本级食品安全风险监测样本检测345份，合计1015项次，其中果蔬中诺如病毒以及猪肝中戊肝病毒是广西首次开展的新项目。承担50份凭祥市疾病预防控制中心委托的食品安全风险监测样本，共190项次。完成食源性疾病监测报告系统数据审核5905条，其中审核通过并上报国家5821条，因数据填报问题及菌株上送异常等原因退回数据84条。完成641株食源性致病菌PFGE检测。审核通过1155条TraNet数据。完成1300株沙门氏菌对8类15种抗生素药敏试验，共上报1153株数据至BN系统。完成50株致泻大肠对8类15种抗生素和21株单增李斯特菌对8种抗生素药敏试验，掌握广西主要食源性病原菌的耐药水平和趋势。

3.参与新冠肺炎疫情防控工作。派出专业技术人员参与扶绥县、宁明县、东兴市等地的疫情防控工作，协助巩固边境防线。参与完成超过8万份样本检测。参加南宁市大规模核酸检测和中心的轮值检测，完成3400多份样本新冠病毒核酸检测。派出专业技术人员进行新冠肺炎疫情防控和监测工作督导检查。

4.推进实验室质量管理体系工作。微生物检验所现有认证认可项目66项。2021年未有标准更新。检验报告及时率和合格率均在95%以上，一般差错率低于1%，无重大检测质量事故。2021年共完成外部能力验证和实验室间比对共4个项目，结果均为满意；开展5次内部质控考核，考核结果评价均为合格。通过CNAS复评审现场评审，完成21项现场试验，及时完成对CNAS复评审出具的1项不符合项整改；实验室质量管理工作在内部评审中未发现不符合项。

5.开展培训与技术指导工作。举办1期食源性病原菌培训班；接收钦州市等6市疾病预防控制中心的技术人员跟班培训15人次共100天；接收14名来自广西医科大学、右江医学院、广西中医药大学等院校的实习生；派出13人次作为授课老师参加广西食品安全风险监测、食源性疾病监测、环境卫生等检测技术培训班，培训人数约1000人。组织71人次参加各类线上和线下会议和技术培训班。

疫苗临床研究所

共有工作人员 13 人，其中正式人员 9 人，临时聘用人员 4 人；高级职称 4 人，中级职称 3 人，初级职称 2 人。

一、工作职责

建立符合国际标准的规范化预防性疫苗临床研究基地；制定预防性疫苗相关临床研究计划和临床试验方案并组织实施；开展预防性疫苗临床试验的安全性、免疫原性和流行病学效果评价；负责开展与预防性疫苗临床研究相关的临床试验质量管理规范（GCP）等培训；开展预防性疫苗类应用性科学研究。

二、工作进展与成效

1. 开展疫苗临床研究工作。对新冠 mRNA 疫苗 Ⅱ、Ⅲ 期临床试验国内免疫原性部分及序贯进行临床试验。指导完成南宁市武鸣区、宾阳县、岑溪市 3 个临床试验现场建设及机构备案，并开展临床研究。稳步推进新增临床试验现场建设工作。

2. 参与新冠肺炎疫情防控工作。派员参加支援边境口岸地区新冠肺炎疫情防控工作。派员参加自治区第十二次党代会会议期间的新冠肺炎疫情防控工作。派出专家多次参与新冠疫苗国家级策略制定、技术支持、效果验证和审评。继续开展国产首个 mRNA 新冠疫苗 Ⅱ 期、Ⅲ 期临床试验国内免疫原性部分及序贯临床试验的设计和现场实施工作。

3. 开展技术指导工作。举办 23 个班次的培训班；派出 82 人次赴基层对 2278 人次项目人员进行疫苗临床研究相关技术培训，并加强现场管理。开展质量控制工作，涉及在研项目 17 个，实施现场 16 个。共进行质量管理、质控、临床技术等培训 36 场次，实施项目质控 30 余次，发送质控报告 30 余份，进行项目实施督导 24 次，参与或陪同监管部门检查 10 次。

4. 开展科研培训工作。参加会议及培训班共计 124 人次，统一质量控制标准和方法，加强对现场研究者的管理，以保证研究质量。

5. 开展各类检查工作。2021 年，现场接受 19 次外部检查，包括广西药监局疫苗临床试验现场检查、注册现场核查、申办方项目稽查等。根据检查发现的问题，及时指导研究现场规范用好项目下拨经费，调整、修订或新增了 SAE 报告、温湿度记录、冷链管理、盲态维持等相关管理制度和 SOP 的内容，以适应更严苛的标准。

6. 开展伦理审查工作。所有疫苗临床试验均获得中心伦理审查委员会的会议审查、跟踪审查同意，切实保障受试者的权益和安全。

7. 开展党建工作。完成"三会一课"、支部书记讲党课、民主生活会等。坚持政治学习至少每月一次。联合河池市宜州区等县（区）疾病预防控制中心党支部，组织开展"经典红歌大家唱"等主题党日活动、"新型疫苗推广应用惠民行动"科普讲座等。派员参加中心党委庆祝建党 100 周年系列活动，黄腾的参赛作品《迟到的诀别：赵一曼的"示儿书"》获自治区卫生健康委"党史故事大家讲"主题读书活动评比一等奖。

8. 开展科所管理工作。严格按照中心相关规定开展疫苗临床研究项目接洽、合同预算制定及签订、临床试验现场选择、物质耗材采购及管理等工作。严格执行"三重一大"，有效避免可能存在的风险。重新修订《疫苗临床研究所行政管理制度》和科所《疫苗临床试验工作 SOP》，建立和完善科所疫苗临床试验质量保证体系。严格执行安全生产"四防五关"，未发生安全生产事故。

消杀与媒介防制所

共有工作人员 11 人，其中硕士 6 人，本科 3 人，大专 2 人；高级职称 6 人，中级职称 4 人，初级职称 1 人。科所成员主要以预防医学、卫生检验和生物学专业为主。拥有百级洁净消毒实验室 1 间，万级洁净消毒实验室 3 间；卫生杀虫剂室内药效实验室 1 间，模拟现场实验室 1 间，抗药性实验室 1 间、媒介鉴定实验室 1 间，昆虫饲养室 4 间（标准品系 2 间，室外品系 2 间），长期饲养有蚊、蝇、蜚蠊 3 种标准试虫；新建病原实验室 4 间，先后取得消毒产品鉴定资质、洁净室综合性能和生物安全柜检测能力资质。

一、工作职责

参与新冠肺炎疫情等突发公共卫生事件应急处置与自治区重大活动、会议的防疫保障工作；负责指导广西医疗机构消毒质量监测与院内感染防控工作，指导院内感染暴发疫情的调查处置；指导广西病媒生物监测与防制；协助虫媒与自然疫源性相关疾病疫情处置；开展消毒与感染控制、病媒生物监测与防制工作；开展消毒产品、场所环境检测、生物安全柜防护性能检测及卫生杀虫剂药效和实验动物体外寄生虫检测工作；开展科研培训和基层业务技术指导工作。

二、工作进展与成效

1. 开展消毒及院感控制指导工作。完成全国医院消毒与感染控制监测 3 家哨点医院 2 轮次监测、数据和总结报送工作。完成 36 家自治区医院消毒效果监测与院感指导工作，检验样品 1162 份，检测项目 2000 余项。完成监督抽检和社会委托检测的消毒产品及卫生用品 35 份。完成社会委托的各类洁净室 28 家 124 间检测任务。完成 10 家 7 间 71 份样品的场所环境检测工作。完成中心 11 个科所 551 支紫外线灯、10 个科所的 23 台高压锅和 10 个科所的 30 台生物安全柜的全面检测工作，并提出整改意见。完成中心生物安全三级实验室消毒及其环境设施检测工作。

2. 开展病媒生物监测与防制工作。完成中央重大传染病防控病媒生物监测工作。按国家相关文件要求，起草下发广西监测方案。派出 24 人次到桂林市、防城港市等 5 个国家病媒生物监测点开展生态学、病原学、抗药性现场采样及实验室检测培训指导。完成广西 5 个国家病媒生物监测点生态学监测数据审核报送；完成南宁市、北海市等 4 市蚊病原及鼠病原的监测及鼠病原的数据和总结报送。起草 2021 年登革热媒介伊蚊监测方案，指导广西从 4 月份起开展登革热媒介伊蚊监测，并通过媒介监测网络直报系统按时向国家报送监测数据。在登革热媒介高峰期每月开展风险评估，并向自治区卫生健康委报送广西伊蚊监测情况。派出多名专家分 6 批次指导岑溪市等重点市县开展伊蚊监测防制工作。完成 2020 年度大藤峡疾控项目监测报告、监测经费结算及 2021 年度媒介监测工作任务。完成 17 份卫生杀虫剂药效检测及 12 份 55 只实验动物体外寄生虫检测工作。完成北海伊蚊和南宁蚊、蝇、蟑螂的抗药性监测复核及数据报送。

3. 开展实验室质量管理工作。共完成监督抽检和社会委托检验样品 2100 多份，发出检验报告 184 份。顺利通过国家实验室认可复评审，无不符合项。完成中心实验室内审工作，按要求完成有关问题的整改。

4. 开展突发公共卫生事件应急处置。参与新冠肺炎疫情等突发公共卫生事件文件方案的起草，参加自治区防疫指挥部《关于切实加强疫情防控第三方社会化服务机构管理的通知》《凭祥市新冠肺炎疫情消毒处置方案》等 20 多个大文件及其 18 个配套小方案草拟工作。参与自治区重大活动、会议保障防疫指导及消毒工作，共出动消毒专业技术人员 100 余人次，消毒面积约 20 万平方米；派出 10 余人次参加对中央领导视察广西、中俄外交部长会谈等国家和自治区重要外事活动及自治区"两会"等 10 余次重大活动疫情防控专班工作。参与重点场所消毒隔离防护指导工作。下发重点场所消毒指导方案、开展相关业务培训，组织开展重点场所消毒指导工作，派员赴桂林市及边境地区 4 市 12 县（区）共 50 多家隔离酒店、"三非"（非法入境、非法居留、非法就业）人员临时隔离点等重点场所开展消毒隔离防护督导工作。落实春运督导、高考消毒指导和公共卫生医师执业考试考场消毒及其指导工作。多批次派出专家参加南宁市、凭祥市等疫情处置及防控指导工作。完成 5 轮次 143 家次隔离酒店消毒隔离防护指导工作。指导水务环保部门对 35 家隔离酒店开展化粪池污水消毒处理工作和 2 家污水处理厂污水消毒及水质监测工作。起草《东兴市疫情相关人员转运方案》等 3 个指导性文件。积极支持国家应急队伍建设，多次派出队员参加应急队伍演练培训和新冠肺炎疫情防控相关工作。参加中心突发公共卫生事件风险评估工作和国家风险评估视频会议。

5. 开展科研培训工作。完成中国疾病预防控制中心委托的《登革热媒介伊蚊专项调查》和《全国医院消毒与感染控制监测》2 个项目结题工作。举办 3 期培训班，培训人员 500 多人。派出专家授课 4 次，培训人员近 1000 人。组织全所参加全国全区新冠肺炎视频培训和疫情分析会。落实新进人员的培养工作。

6. 开展其他工作。参与完成《广西壮族自治区疾病预防控制中心年鉴 2021》的编写工作任务。落实党风廉政和健康扶贫工作。

预防医学门诊部

共有工作人员48人,其中正式人员28人,临时聘用人员20人;高级职称6人,中级职称19人,初级职称及以下23人;临床医师15人,护士15人,检验人员8人,影像人员3人,药剂师5人,工人2人。

一、工作职责

承担社会团体或个人预防性健康体检、常见病诊疗、健康咨询、免疫接种和艾滋病治疗等职责;对公共服务行业、食品卫生行业及药品行业的从业人员提供免费健康检查,对合格者出具健康证明,对不合格者提出相关咨询和治疗指导;开展常见病知识咨询、预防保健、内科、传染病科、寄生虫病、中医科等疾病诊疗,以及医学检验、医学影像、免疫预防接种和应急事件处理、艾滋病抗病毒治疗、患者的随访、网络直报等。完成上级及中心领导交办的其他工作任务。

二、工作进展与成效

1. 开展党建与门诊业务相融合。结合门诊业务工作,以"关爱艾滋病儿童"为重点项目,多种形式组织开展"我为群众办实事"活动、"建党100年巡讲100场"宣传教育活动,充分发挥党组织和党员先锋模范作用。

2. 参与新冠肺炎疫情防控工作。设立预检分诊点,实行登记制度,做好宣传疏导工作,规范开展门诊部的日常诊疗和疫苗接种工作。接受上级相关工作任务,完成数百份核酸样本的采集任务和近万份新冠疫苗的注射工作。派出专业技术人员参与新冠肺炎疫情的防控工作。

3. 开展疫苗临床研究项目。完成疫苗基地首个项目"博唯重组人乳头瘤病毒九价疫苗Ⅲ期临床试验",两组抗体结果非常理想。统计学上各型抗体阳转率、抗体GMT均无差异。

4. 健全和完善广西工作网络体系。在建立广西14个设区市预防医学门诊工作网络体系的基础上,把工作网络体系扩大到县一级疾病预防控制中心的预防医学门诊部,为预防医学门诊部业务人员提供学习与交流的平台。

5. 开展从业人员健康检查。对公共服务行业、食品餐饮行业及药品行业从业人员进行健康检查38196人次。

6. 开展门诊诊疗工作。开展对门诊常见病、寄生虫病、预防性传染病、预防保健等诊疗共计59086人次;接诊疑似及确诊肝吸虫患者3200人次,送检肝吸虫液基标本3157人份,治疗确诊肝吸虫病例99例;处理狂犬病暴露者伤口1061人次,接种狂犬病、乙肝等各类疫苗41524人次。

7. 开展实验室检测工作。按照临床实验室检测规范,2021年完成实验检测80876份标本,检测项目591578项数。

8. 开展艾滋病治疗工作。落实国家"四免一关怀"政策,定期随访艾滋病患者,为艾滋病/HIV阳性患者提供艾滋病知识咨询和艾滋病快速检测;开展艾滋病职业暴露后评估与处理及随访工作。开展艾滋病社会暴露前后评估与处理工作,共处理社会暴露102例,处理艾滋病暴露前预防3例,监测后均未发现HIV感染病例。承担"十三五"科技重大专项儿童艾滋病适宜性治疗策略与预防研究项目、"十三五"科技重大专项艾滋病综合治疗方案优化及推广应用研究项目以及脓毒症相关急性呼吸窘迫综合征患者免疫功能及预后项目。同美国健康基金会开展为期五年的艾滋病防治合作项目。

9. 开展基层指导工作。派专业技术人员到基层现场指导、检查工作52人次42天,取得良好效果。

健康教育与传媒科

共有工作人员24人,其中正式人员15人,项目聘用人员9人;硕士4人,本科17人,其他3人;高级职称4人、中级职称及以下20人。专业包括预防医学、公共卫生学、流行病统计、汉语言文学、摄影摄像等。

一、工作职责

开展健康教育、健康传播以及卫生疾控新闻宣传工作;协助自治区卫生健康委组织制定健康教育规划、计划和考核评估标准,并落实开展监督和评估;对市县级健康教育机构人员进行业务培训和技术指导;运用健康促进的策略,动员全社会共同参与卫生防病工作,提高公众的健康意识和社会公德意识;制作和提供各种媒体传播资料,线上线下广泛开展科普宣传教育活动;建立广西健康教育与科普宣传工作网络，推广经验及成果；组织开展广西健康教育与健康促进、媒体宣传有关人员的业务培训；开展健康教育和健康促进应用和开发性科学研究，致力解决健康教育和健康促进关键技术问题；承担广西12320卫生健康服务热线建设和管理工作，开展健康咨询服务、心理援助、热线戒烟、社会调查等；配合国家做好中央补助地方健康素养项目，主要包括健康素养监测、烟草流行调查、健康促进医院和健康促进县（市、区）创建等工作。

二、工作进展与成效

1. 开展健康素养监测工作。完成2020年广西健康素养监测数据清理分析，撰写完成2020年广西居民健康素养监测报告。协助自治区卫生健康委撰写发布《广西居民健康素养监测工作方案（2021年）》并开展指导工作。到苍梧县、南宁市良庆区等9个监测点开展现场入户质控、复核工作。完成广西116个监测点（含12个国家级监测点）居民健康素养监测、中医健康文化素养监测及学生健康素养监测现场调查。

2. 开展烟草流行监测与控烟工作。协助自治区爱卫办完成广西控烟立法工作。协助完成2020年控烟工作总结、健康中国行动广西控烟行动监测评估工作方案等。协助自治区爱卫办举办"爱卫月""无烟日"等大型宣传活动。参与指导卫生城市交叉检查工作。开展数据统计和总结控烟工作，省级无烟党政相关创建率达100%，达到国家工作要求指标。

3. 开展健康促进县（区）创建指导工作。组织专家对3个国家级健康促进县（市、区）、6个省级健康促进县（市、区）开展现场评估。截至2021年12月31日，广西成功创建自治区级以上健康促进县（区）39个。

4. 参与新冠肺炎疫情防控宣传工作。"广西疾控"微信公众号发布推文2340篇，其中与新冠肺炎疫情相关推文1000多篇；开辟《疫情速报》专栏，每日推送最新新冠肺炎疫情信息；开通新冠病毒疫苗预约通道及汇总各市县（区）返乡报备通道。2021年"广西疾控"微信公众号8次登上"疾控机构微信影响力排行榜"，获"健康中国政务新媒体平台优质公共卫生机构健康号"称号。制作并发放疫情防控等健康科普宣传材料10余种共147000余件；制作视频类、音频类、视台走字广告等，覆

盖约100.8亿人次。在广西各客运站、动车、南宁地铁站等开展健康素养知识海报、视频投放；地铁十二灯箱、LED巨屏联播网投放覆盖南宁地铁1、2、3号线，全程覆盖2021年春运。12320广西疫情防控热线24小时在线，接受群众关于新冠疫苗等相关问题咨询；收到12345政务服务热线交办工单3019件，及时签收率100%，回访满意率98.22%；投诉类工单经相关部门处理后，群众撤单241件。

5. 党建引领打造健康巡讲品牌。协助中心党委打造"建党100年巡讲100场"健康科普巡讲品牌，并开展102场，惠及9200多人。结合"世界无烟日""爱国卫生月"等组织志愿服务人员到自治区图书馆等地开展健康素养知识宣传、疫苗接种宣传活动10余场。

6. 加强健康教育队伍建设。组建健康宣传的微信矩阵，已有75个机构的微信号加入宣传矩阵；举办广西健康素养监测和烟草流行监测培训班等，共培训600多人次；协助自治区卫生健康委举办2021年广西基层健康科普技能大赛，提升基层健康科普能力。

7. 完成其他工作。2021年，共拍摄疫情防控、上级领导视察、各类评审、督导、业务培训、应急演练及国际交流等各类活动200余次，视频素材29T以上，照片素材850G以上。派员参与疫情会议保障26次、采样4次、疫情防控拍摄工作4次。

医学编辑部

共有工作人员11人，其中正式人员10人，临时聘用人员1人；博士2人，硕士4人，本科3人，其他2人；高级职称4人，中级职称4人，初级职称3人。由《应用预防医学》编辑部和《健康生活》编辑部组成，同时增挂"《健康报》广西记者站"牌子。

一、工作职责

负责《应用预防医学》《健康生活》以及《广西壮族自治区疾病预防控制中心年鉴》三种刊物的出版发行；严格按照出版质量管理规定做好选题策划、组稿、编辑、校对等工作；负责刊物的发行及广告刊登工作；完成上级及中心交办的其他工作任务。

二、工作进展与成效

1. 出版《应用预防医学》。2021 年收到来稿472 篇。其中，广西区内来稿151 篇，包括自治区疾病预防控制中心 30 篇，广西各市、县（区）疾病预防控制中心 81 篇，其他单位 40 篇。外省疾病预防控制中心等单位的来稿共 321 篇。来稿覆盖全国 25 个省（自治区、直辖市）。2021 年出版发行6 期，共发表稿件 178 篇。其中，论著 22 篇，调查研究 71 篇，疾病与卫生监测 73 篇，综述与讲座 12篇，包含基金论文 55 篇。每期印刷 800 本。杂志每期均以电子版的形式发送至中国知网。2021 年《中国学术期刊影响因子年报》中，《应用预防医学》综合影响因子为 0.827，增幅 9.97%。

2. 出版《健康生活》。2021 年出版发行 12 期，刊载文章 440 余篇，约 100 万字，刊登照片 130 余张。其中，刊载社会纪实稿件 36 篇，疾病防控及保健养生近 300 篇，科学饮食 50 余篇，生活参谋 60 篇。杂志以邮局发行为主，自办发行为辅。

3. 出版《广西壮族自治区疾病预防控制中心年鉴 2021》。完成部署、材料收集、组稿、分编、统稿、编辑加工及出版工作。中心年鉴为正式出版物，设 14 个栏目，约 20 万字。全面、真实地记录 2020年中心发展概况、重大事件、重要活动、承担或参与各类突发事件处置工作以及各个领域的新进展、新成果、新信息。图片专辑栏目根据中心工作情况进行适当调整。

4. 参与新冠肺炎疫情防控工作。参加新冠肺炎疫情防控及值班工作；参与新闻舆论与健康宣传教育组工作，同步跟进中心新冠肺炎疫情防控，在中心网站和官方微信公众号等宣传平台上发布新闻稿。派员参加东兴市新冠肺炎疫情防控工作。

5. 组织编辑人员参加出版业务培训。15 人次参加两期自治区新闻出版局举办的广西期刊出版单位编辑业务培训班；2 人参加中华预防医学会举办的中华预防医学会系列期刊编辑能力提升培训班；8人参加华医网专业技术人员继续教育在线学习。

广西病毒性肝炎防治研究重点实验室

共有工作人员 6 人，其中博士 1 人，博士在读1 人，硕士 2 人，本科 2 人；高级职称 5 人，中级

职称 1 人；流行病学专业人员 2 人，实验室检测人员 4 人。

一、工作职责

承担与广西病毒性肝炎和肝炎相关肝癌的科研工作，以乙型肝炎病毒分子流行病学特征及其致病机制和乙肝疫苗长期免疫效果及其影响因素为主要研究方向，开展高水平原创性基础研究和应用研究，为广西乃至国家修订肝炎、肝癌防治策略提供重要的科学依据；对广西病毒性肝炎防治工作存在的技术问题进行实践研究，引进国内外新技术、新方法指导实施防治措施和推广先进适宜技术；负责广西病毒性肝炎防治研究重点实验室的建设工作、日常运行及开放基金课题管理工作；加强学科国际交流与合作；完成上级及中心领导交办的其他工作任务。

二、工作进展与成效

1. 完成广西科技经济开发中心组织开展的2018—2020 三年期广西重点实验室评估现场考察工作，完成 2021 年度重点实验室建设任务目标和自治区科技厅对重点实验室的年度考核。

2. 举行重点实验室学术委员会会议，对重点实验室的年度总结和研究方向等进行讨论，明确研究思路。

3. 开展科研培训工作。承担了 10 项各类科研课题，包括 4 项国家级课题、1 项广西重点研发项目、2 项广西自然科学基金项目和 3 项国家合作项目，各项研究工作均进展顺利。派出 6 人次参加国内学术会议；举行学术讲座 1 次。发表学术论文 11 篇，包括 SCI 收录论文 4 篇，中文 / 科技核心期刊论文5 篇，其他论文 2 篇。

生物安全防护三级实验室

共有工作人员 3 人，其中硕士 1 人，本科 2 人；高级职称 2 人，中级职称 1 人。

一、工作职责

负责生物安全防护三级（BSL-3）实验室、菌（毒）种库安全管理体系的策划并组织编制、受控、分发；负责制定 BSL-3 实验室、菌（毒）种库安全计划及安全检查计划并组织实施；负责 BSL-3 实验室人员安全培训、技术培训、健康监护、免疫接种等事宜

的组织和管理；负责 BSL-3 实验室、菌（毒）种库的日常管理及设施、设备的日常管理与维护；负责组织对 BSL-3 实验室、菌（毒）种库的内部审核、管理评审、外部评审事宜，组织对不符合工作进行整改；负责组织制定 BSL-3 实验室、菌（毒）种库应急预案并组织应急演练等。

二、工作进展及成效

1. 改进和完善实验室安全管理体系。依据国家最新的法律法规和新冠肺炎疫情防控方案，实验室管理人员先后 5 次对 D 版安全管理体系文件进行修订，对程序文件、标准操作规程和风险评估报告等进行更新和完善，确保体系文件具有良好的适宜性、充分性和有效性。

2. 成功分离新冠病毒毒株。2021 年 1 月 11 日，BSL-3 实验室正式启动新型冠状病毒分离培养实验活动，1 月 14 日成功分离出首批新型冠状病毒毒株，在广西首次成功分离出新冠病毒本土毒株和德尔塔等全球高度关注变异毒株，成为全国少数具有此能力的省份之一。

3. 顺利通过国家卫生健康委生物安全飞行检查和新型冠状病毒实验活动现场评估论证。2021 年累计开展新型冠状病毒分离培养实验活动 115 天，多次分离出新型冠状病毒毒株，未发生任何实验室生物安全事故，顺利通过国家卫生健康委组织的高等级病原微生物实验室生物安全飞行检查和新型冠状病毒实验活动的现场评估论证，这标志着实验室从初始运行至今，已具备规范、稳定的生物安全运行体系。

应急办公室

共有工作人员 5 人，其中正式人员 4 人，临时聘用人员 1 人；硕士 4 人，本科 1 人；高级职称 3 人，中级职称 1 人，初级职称 1 人。

一、工作职责

组织制定和完善卫生应急相关制度、预案；组织、协调并参与各类突发公共卫生事件调查处置的指导及现场调查；组织开展国家突发急性传染病防控队（广西）队员、装备管理及队伍活动；组织开展传染病疫情及突发事件公共卫生风险月度及专题评估；组织开展全区疾控机构技术人员卫生应急能力培训；组织开展应急物资维护与管理；协助开展急性传染病防控工作；为自治区卫生健康委和中心提供卫生应急技术支持。

二、工作进展与成效

1. 全面参与新冠肺炎疫情防控工作。组织防护用品采购和调配，牵头疫情分析与研判，参与各类预案、方案、指南等的制定和调整，参加自治区人民政府、自治区卫生健康委及中心各类疫情工作会议，组织开展并参与疫情调查处置，培训和指导基层医疗卫生机构及联防联控部门疫情防控工作。

2. 处置各类突发公共卫生事件。组织相关业务科所及时、有效处置广西各类突发公共卫生事件 500 起，其中电话指导处置 491 起，现场调查处置 9 起。

3. 开展风险评估及疫情分析工作。组织开展中心月度传染病疫情会商和突发公共卫生事件风险评估 12 期，开展新型冠状病毒肺炎、埃博拉、黄热病、尼帕病毒病等新发传染病，以及春节、国庆等重大节假日、洪涝灾害等重大活动专题、专病风险评估 23 期，组织中心相关科室参加国家疾病预防控制中心专题风险评估视频会 12 期。为自治区新冠肺炎疫情防控指挥部疫情防控研判专案组提供信息 68 期。为自治区卫生健康委提供新冠肺炎国内外疫情信息 17 期。新冠肺炎疫情日报 21 期。提供信息稿 5 期。

4. 组织队伍参与疫情防控。组织队伍开展春节等重大节假日、第 18 届中国－东盟"两会"等重大活动期间应急值守工作以及新冠肺炎疫情防控常态化应急值守工作，及时处置各类突发公共卫生事件。组织队伍开展重点场所和疫点消毒，开展疫情分析与病例和密切接触者协查，深入现场调查处置疫情；驰援贵州省、江西省等疫情防控，支援东兴市等广西边境地区疫情防控；开展重大活动期间工作人员的标本采集、专项调查等工作，检查维护队伍装备，派遣消杀车、检测车等到一线支援疫情防控工作。

5. 推进卫生应急标准化建设。加深对《广西疾控机构卫生应急技术标准的建设与应用》和《基于报告的突发公共卫生事件调查处置能力评价体系的构建与应用》课题研究，完成两项广西地方标准《疾病预防控制机构卫生应急物资储备规范》《疾病预防控制机构卫生应急队伍建设规范》征求意见稿，开展并完成广西各市（县、区）疾控机构及省内外专家意见征求工作，提交至市场监管局开展两个"规范"面向社会公开征求意见。前往贵港市、梧州市开展卫生应急调研，听取疾控机构在应急管理方面存在的困难、意见和建议。

6.强化物资保障。开展应急防护物资采购11批次，为自治区新冠肺炎疫情防控指挥部及中心派出处理紧急疫情处置、调查、采样、检测人员以及各种会议、大型公共活动保障提供消杀与防护用品90批次；定期开展车载卫星通信系统检修、车载发电机检查维护、病原车空调系统检修以及生活保障车燃烧系统及车外照明系统检修。开展其他应急车辆检查、维护、维修20余次；定期开展户外携行装备充电、检查、维护，完成新购入车辆整改、验收等工作；完成应急仓库及自治区卫生健康委委托管理物资仓库的日常工作；完成应急队展厅展板更新工作；为部分科所提供应急物资装备借用服务。

7.开展应急培训和演练。组织队员学习新冠肺炎疫情防控知识，邀请专家培训系列新冠肺炎疫情防控方案。组织队员开展登革热疫情防控培训；组织开展队伍综合训练、军容军貌训练及广西边境地区新冠肺炎聚集性疫情应急处置演练等集体活动；安排应急值守101期次；组织队员现场调查处置突发公共卫生事件；完成队伍车辆及车载设备的更新换代。

8.开展其他工作。开展新冠肺炎密切接触者协查工作。完成中心网站信息投稿14篇，中心微信信息投稿14篇，完成突发中毒平台信息填报2次，完成《关于柬埔寨吴哥航空申请金边—南宁航线的意见》《越南疫情暴发对我区的影响》等自治区卫生健康委交办的任务。发表论文2篇。

重要活动

【**中心主任林玫带队参观交流信息化建设工作**】1月8日，中心主任林玫带领综合办公室、信息管理科、艾滋病防制所等6个科所的部分中层干部及技术骨干分别赴中国–东盟信息港股份有限公司、华为技术有限公司广西代表处参观交流。

考察组参观了中国–东盟信息港股份有限公司正在开展的"数字丝路建设""数字广西建设"工作中的相关信息技术手段和信息平台建设，参观了华为5G、云平台、数据中心、视讯会议平台、应急指挥系统等新技术、新产品的展示。听取华为在公共卫生和医疗信息数据方面的相关应用讲解和介绍后，双方就"互联网＋疾控"等疾控信息化建设和发展方面的问题展开了深入的交流和讨论。

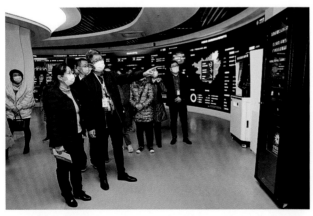

中心主任林玫（左一）带队参观信息化建设工作

【**启动新型冠状病毒mRNA疫苗Ⅱ期临床试验**】1月9日，由中心承接的中国人民解放军军事科学院军事医学研究院、苏州艾博生物科技有限公司、云南沃森生物技术股份有限公司的新型冠状病毒mRNA疫苗Ⅱ期临床试验在桂林市永福县启动入组，并于2月3日完成210名受试者入组工作，全程免疫完成率达97.6%，全程免疫后6个月采血访视完成率达100%，免前免后血清送检，研究数据录入EDC系统。

【**组织开展南宁市疫情流调溯源工作**】1月14日，南宁市新增1例新冠肺炎确诊病例。中心完成对新增阳性病例的实验室复核后，中心主任林玫立即带队前往南宁市第四人民医院进行流行病学调查，第一时间掌握病例行动轨迹，为制定全面流调方案做好准备工作。

15日，中心专业技术人员与广西FETP学员、南宁市疾病预防控制中心专业技术人员共同组成区市联合流调队伍，分析研判病例可能的发病时间、感染来源和暴露途径，通过深入调查病例和重点密接人员的活动轨迹、工作情况、暴露途径和中高风险区人员与物品风险等，补充、完善流调资料。16日上午，林玫参加自治区卫生健康委召开的疫情防控布置会，与有关领导和专家共商防控措施。同时，中心组织区、市综合流调汇总总结布置会，总结前期工作中遇到的问题，指导队员开展下一步流调工作。16日下午，召开自治区–市综合流行病学调查队工作动员大会，介绍南宁市疫情的基本情况，对疫情防控工作方案进行详细解读，布置各工作组具体任务。

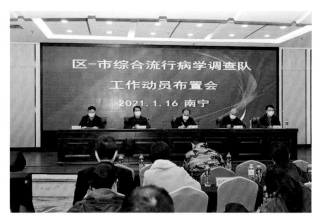

自治区－市综合流行病学调查队工作动员布置会现场

【全力开展新冠病毒核酸检测】 1月16日，中心启动大规模核酸检测应急预案，全力开展新冠病毒核酸检测工作。

在上级部门的统一指挥下，根据中心安排，综合办公室、免疫规划所等科所负责人紧急会商，就相关科所和各组间的人员调配、组织分工以及物资供应等方面进行统一部署、有序安排。中心实验室检测工作人员采取轮动班次作业，全天候不间断在实验室驻守，来样即检。从接收样本到出具最终结果，每一个环节均严格按照相关要求进行，为疫情防控和溯源提供坚实的技术支持。

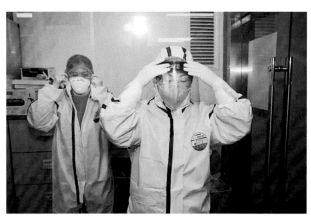

实验室检测工作人员准备开始进行新冠病毒核酸检测

【党政领导班子走访慰问离退休老干部】 1月25日，中心党政领导班子及部分职能科室负责人在春节来临之际分组登门慰问中心离退休老干部，给他们送去慰问品和节日的问候与祝福。慰问过程中充分做好疫情防控措施。

在走访慰问中，中心领导与离退休老干部促膝谈心，询问他们的身体状况、生活情况和存在的困难，并肯定他们在职期间的工作成绩和无私奉献，为新一代疾控人做出了榜样，同时鼓励他们多参与社会活动，保持良好心态，继续为社会、为广西疾控事业发挥余热，并叮嘱他们好好保重身体，积极配合国家做好新冠肺炎疫情防控工作。

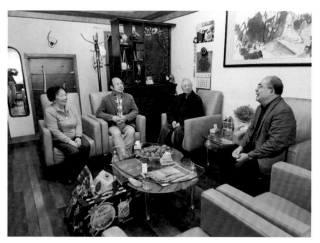

中心纪委书记覃柯滔（右一）带队慰问老干部

【通过WHO2020年度全球麻疹/风疹网络实验室血清盲样考核】 1月，中心满分通过世界卫生组织（WHO）2020年度全球麻疹/风疹网络实验室血清盲样考核。

2020年12月31日，WHO对全球麻疹/风疹网络实验室开展2020年度麻疹/风疹血清盲样考核。中心收到WHO发放的麻疹、风疹盲样考核血清共20份，采用进口的麻疹、风疹IgM检测试剂，严格按照单位的检验程序和试剂盒操作说明书开展检测，并在WHO规定的14个工作日内完成检测，将结果上报至WHO和中国疾病预防控制中心。2021年1月，中心以满分的成绩通过广西麻疹/风疹网络实验室盲样考核，达到WHO全球麻疹/风疹监测网络实验室的检测质量标准。

【党委组织党员开展结对帮扶春节走访慰问活动】 2月1—2日，中心党委书记吕炜、副主任钟革、各党支部书记等一行29人组成扶贫工作组，赴广西龙胜各族自治县马堤乡马堤村开展春节走访慰问及调研活动。

在新建成的马堤乡新时代文明实践所——长征驿站，学习了红军长征队伍途径龙胜的光辉历史。

驻村第一书记程鹏总结了 2020 年马堤村巩固脱贫攻坚的成果，吕炜上了一节题为"从湘江战役军事重大损失政治原因反思党建科学化的重要性"的党课。在马堤村，工作组分头进村入户，到 23 户结对帮扶对象的家中开展回访调研和慰问工作，完成了原对口贫困户和现对口贫困户帮扶工作的交接，并有针对性地制定各项帮扶措施。

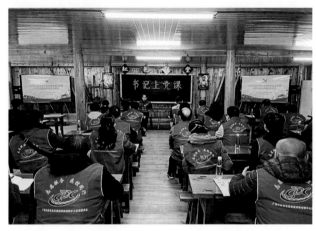

中心党委书记吕炜为全体人员上党课

【自治区卫生健康委副主任庞军一行到中心调研指导】 2 月 5 日，自治区卫生健康委副主任庞军一行到中心召开座谈会，调研指导广西公共卫生应急技术中心大楼项目建设工作。自治区卫生健康委规信处监察专员（正处长级）吴小坤、项目办曹香港、谢宇，疾控处处长陆庆林、副处长蓝文展，自治区疾病预防控制中心主任林玫、副主任钟革以及综合办公室等科所有关负责人参加调研座谈会。

座谈会上，中心主任林玫简要汇报了广西公共卫生应急技术中心大楼目前的建设情况、项目实施过程中遇到的问题和困难。参会人员就项目建设工作进行了讨论。庞军在听取汇报后，对项目建设工作提出相关要求：要提高政治站位，扎实有效做好项目建设，捋顺各项工作流程，统筹推进项目实施，争取在 2021 年下半年开工建设。

【派员支援尼日尔新冠肺炎疫情防控工作】 2 月 5 日，由自治区卫生健康委组织选拔的援非抗击新冠肺炎工作队出发仪式在南宁举行。自治区疾病预防控制中心结核病防制所副所长崔哲哲作为工作队队员，肩负祖国重托，远赴非洲支援尼日尔新冠肺炎疫情防控工作。

崔哲哲是中国共产党员，政治素质过硬，业务能力较强，曾作为广西援鄂抗疫医疗队队员驰援武汉新冠肺炎疫情防控工作，有着丰富的疫情防控经验。崔哲哲在尼日尔历时 4 个月，对 11 名确诊和疑似病例进行详细的流行病学调查和隔离留观指导；针对中国大使馆、援助医疗队和中资机构制定一系列防控方案和应急处置预案；通过培训、应急防控演练和工作现场指导，筑造了严密的行为和物理屏障，保证了中国工作人员的健康安全和医疗援助工作有序开展。

【自治区卫生健康委党组书记、主任廖品琥到中心慰问疫情防控人员】 2 月 10 日，自治区卫生健康委党组书记、主任廖品琥到中心慰问疫情防控人员，并向广西各级疾控人员致以诚挚的问候。自治区卫生健康委人事处处长刘勇、办公室副主任黄威随行参加慰问活动。中心党委书记吕炜、党委副书记、主任林玫，副主任方钟燎、赵鹏、黄兆勇、钟革，纪委书记覃柯滔及相关科所人员参加本次活动。

廖品琥指出，自治区疾病预防控制中心引领各级疾病预防控制中心发挥专业技术优势，知难而进、迎难而上，昼夜奋战在实验室检测、现场流调与技术指导、数据分析研判等岗位上，为广西疫情防控工作作出重要贡献。廖品琥现场查看了广西公共卫生应急技术中心项目建设进展情况，并指出该项目是列入《2020 年自治区人民政府工作报告》的重点民生项目，也是健康广西专项行动和公共卫生防控救治能力建设三年行动计划的重点工作，中心要高度重视，保障项目建设的质量和进度。

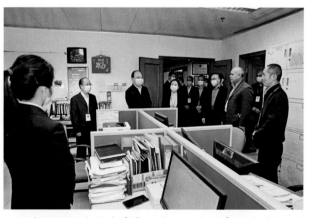

自治区卫生健康委党组书记、主任廖品琥（左三）到中心慰问疫情防控人员

【**中心党委迎接2020年度党建工作考评**】　2月24日，以自治区卫生健康统计信息中心党支部书记杨光业为组长的考评组一行3人对中心进行党建工作现场考评。中心党委书记吕炜、纪委书记覃柯滔和相关科所负责人迎接检查。

考评组对中心党委党建工作台账进行检查，并现场查看中心党员政治生活活动室，了解党建园地建设情况。吕炜汇报了中心2020年度党建工作情况。杨光业向中心党委反馈考评情况，充分肯定了中心2020年度党建工作所取得的成绩，认为中心在抗击新冠肺炎疫情中承担着特殊使命，党建引领抗疫起到较好的作用。

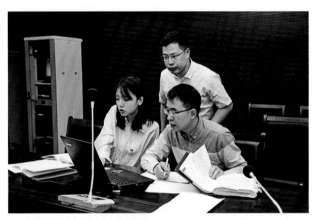

考评组对中心党委党建工作台账进行检查

【**组织女职工开展三八妇女节"健康徒步行"活动**】　3月8日，中心组织女职工在南湖公园开展三八妇女节"健康徒步行"活动。中心200多名女职工参加。

活动中，中心主任林玫祝全体女职工节日快乐。她说，2020年抗击新冠肺炎疫情中，中心女职工不惧风险、逆向而行，起到撑起"半边天"的重要作用。此次徒步行活动旨在激扬斗志、凝心聚力，使中心女职工以更加健康的体魄、更加饱满的热情、更加坚韧的精神投入疾控工作中。2021年是"十四五"的开局之年，开局就要提速，起步就要争先，希望全体女职工们再接再厉，以优异的成绩向党的百年华诞献礼。

【**参与2021年基本公共卫生服务项目考核**】　3月10日，自治区卫生健康委组织自治区疾病预防控制中心等单位组成7个专家组对广西14个设区市、28个县（市、区）共50多家基层医疗卫生机构，开展基本公共卫生服务项目绩效考评工作。

专家组主要通过座谈交流、查阅资料、现场考察等方式，了解各地基本公共卫生服务管理、经费使用、服务质量、管理数量、工作人员收入、存在困难与问题等情况，形成调研报告，指导下一步基本公共卫生服务项目工作。

【**自治区卫生健康委专家组实地考核中心人类遗传资源管理工作**】　3月16日，自治区卫生健康委二级调研员何雪红率领专家组一行7人莅临中心，对中心人类遗传资源管理工作开展情况进行实地核查。中心党委书记吕炜参加现场核查，疫苗临床研究所所长莫兆军、科研与培训科副科长李艳等陪同核查。

吕炜介绍了中心的总体情况，莫兆军、李艳汇报了中心人类遗传资源管理工作的开展情况。专家组听取汇报后，通过专家提问、查阅相关材料等方式对中心人类遗传资源管理情况进行实地核查，并现场查看了中心生物安全三级实验室，对生物安全及质量控制工作给予指导。检查组对中心人类遗传资源管理工作给予肯定，提出应加强人类遗传资源管理生物安全意识、完善人类遗传资源和生物安全管理制度等建议。

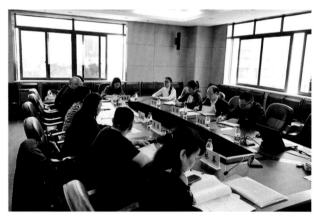

相关负责人向专家组汇报中心开展人类遗传资源管理工作情况

【**派专家赴科摩罗参与合作抗疫**】　3月16日，中国援科摩罗短期抗疫医疗队在南宁举行出发仪式，自治区副主席黄俊华代表自治区党委、政府向医疗队表示衷心的感谢并致以崇高的敬意，希望医疗队队员发扬中国医疗队精神，全心全意协助科摩罗做好疫情防控工作。中心综合办公室副主任、副主任医师陈玉柱作为医疗队成员赴科摩罗执行为期3个月的国际抗疫合作医疗任务。中心党委书记吕炜参加出发仪式。

陈玉柱与其他队员凭借着认真负责的工作态度和专业务实的工作作风，积极参加科方国家抗疫委员会工作会议，交流分享中国抗疫经验；深入定点医院、社区卫生中心、实验室等开展考察调研，为科方疫情防控、病人管理、核酸检测等工作提供建议；参与科方疫苗接种计划，培训科方疫苗接种师资力量，规范疫苗接种流程；协助中国驻科摩罗大使馆启动"春苗行动"，为符合条件的中国同胞接种新冠疫苗等。

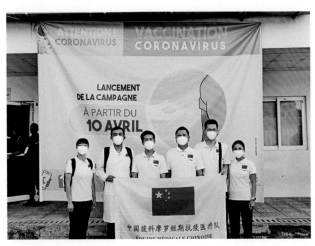

综合办公室副主任陈玉柱（右二）与援科摩罗抗疫医疗队工作人员合影

【团委联合开展学雷锋义务植树活动】　3月18日，中心团委联合自治区江滨医院团委、自治区药用植物园团委等60余人，前往自治区亭凉医院扶绥麻风病院区开展"团建引领绿色发展 植树造林增添新绿"义务植树及学雷锋志愿服务活动。

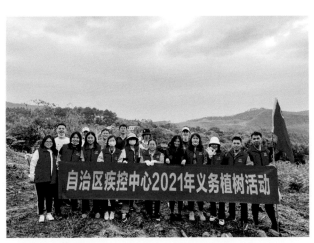

中心参与义务植树活动全体人员合影

活动现场共种植木菠萝、秋风、大花紫薇等100余株，绿化面积10亩。活动期间，大家参观了亭凉院区、麻风科普宣教基地、住院部。中心志愿者服务队的团员青年与患者及康复者群体交流互动，询问他们的情况并送上慰问品，让他们感受社会的温暖和关爱。

【开展"世界防治结核病日"宣传活动】　3月24日，中心以线上主题宣传、线下打卡互动的方式，开展第26个"世界防治结核病日"宣传活动。

2021年的宣传主题为"终结结核流行，自由健康呼吸"。中心在流动人口聚集区域开展现场宣传，并利用"互联网＋"模式，通过视频、海报、推文、新闻稿、微信朋友圈等多元化形式开展主题宣传活动，还组织和动员广西各级结核病防治机构因地制宜开展抗击新冠肺炎疫情和遏制结核病流行相结合的宣传活动。活动期间，广西共出动15700余名工作人员参与活动，设咨询宣传点2911个，派出宣传车辆1153辆，悬挂横幅2653条，为38万余名群众提供咨询服务，为57800余名群众提供免费体检。

【联合开展庆祝建党100周年系列活动暨义务植树活动】　3月25日，中心与自治区南溪山医院、自治区工人医院等6家后援单位联合前往龙胜马堤乡马堤村开展"党建引领助乡村发展，植树造林促绿化美化"庆祝建党100周年义务植树活动。中心党委委员、工会主席周昌明带领中心入党积极分子、党的培养对象等10余人参加活动。

植树人员参观了"自治区绿色村屯"、龙胜各族自治县新时代文明实践站——大谷冲，与当地群众一起开展民族团结进步活动，观看宣传片，亲身感受红瑶寨翻天覆地的变化，并在马堤村沿河边、桥旁种植了四季山茶花、红继木、黄金叶等花木苗。本次活动，中心还向马堤村捐赠了50个分类垃圾桶。

【承接的人乳头瘤病毒双价疫苗项目通过现场注册核查】　3月26—31日，国家药品监督管理局食品药品审核查验中心组织有关专家赴广西兴安县和贺州市疾病预防控制中心，对自治区疾病预防控制中心承接的上海泽润生物科技有限公司的人乳头瘤病毒双价（16/18型）疫苗（酵母）Ⅲ期和Ⅲ b期临床试验进行现场资料注册检查。项目主要研究者、中心临床疫苗研究所所长莫兆军陪同检查。

检查组依据研究方案、临床试验报告内容对研究者文件夹、相关原始资料、伦理材料及主要研究人员进行资料核对和工作内容询问。检查组完成现场注册核查后分别于 2021 年 3 月 29 日和 3 月 31 日形成意见，并向中心出具两个项目的《国家药品监督管理局食品药品审核查验中心药物临床试验数据现场核查发现问题》。

【通过实验室认可复评＋变更评审】 3 月 27—28 日，以广东省疾病预防控制中心刘礼平主任评审员为组长的中国合格评定国家认可委员会评审专家组一行 10 人，对中心进行实验室认可复评＋变更评审。中心主任林玫，副主任兼质量负责人赵鹏，副主任黄兆勇、钟革和相关科所长和联络员参加现场评审首次会议，并向评审组介绍中心基本情况和实验室质量管理工作情况。

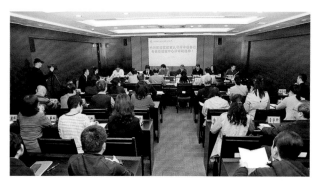

中心实验室评审会现场

评审组依据相关认可规则文件的要求，通过查阅资料、核对报告记录、查看环境设施与仪器设备、现场提问、现场试验、盲样测试、现场座谈等多种方式对管理体系的符合性、适应性和有效性进行检查，并对授权签字人进行考核。在现场评审末次会议上，评审专家对中心管理体系建设情况给予充分肯定，并同意中心通过实验室复评和变更评审的现场评审。本次评审共通过实验室检测项目 29 类共 1098 项参数 58 个产品。

【第一、第二、第三党支部联合举办主题党日活动】 3 月 29 日，中心第一、第二、第三党支部在广西国有高峰林场党性教育基地联合开展"庆祝建党 100 周年，践行初心使命"主题党日活动，共有 22 名

党员参加活动。中心党委书记吕炜参加活动。

参加活动的党员在基地内参观中共党史教育、广西党史教育、党性体检、廉政教育、榜样教育等内容，回顾党的历次代表大会的光辉历史、广西党史以及优秀共产党员先进事迹。在活动现场，党员重温入党誓词，并合唱红歌《没有共产党就没有新中国》《我和我的祖国》。

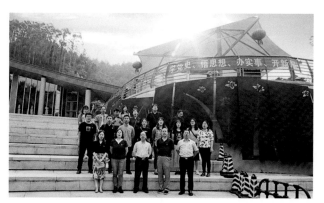

中心党委书记吕炜（第一排中）带领全体党员唱红歌

【组织开展登革热专项调查和技术指导工作】 3 月 29—31 日，中心派出 11 名国家突发急性传染病防控队（广西）队员前往岑溪市开展首轮登革热防治技术指导工作，正式启动登革热专项调查和技术指导工作。

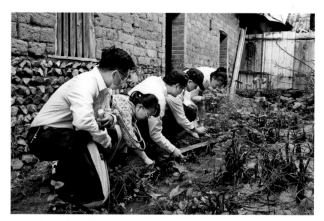

中心专家在岑溪市开展登革热技术指导工作

受亚热带气候及 2020 年登革热疫情的影响，2021 年广西登革热疫情防控工作形势严峻。根据自治区卫生健康委的工作部署，中心组织开展登革热专项调查和技术指导工作。工作内容包括监测蚊媒密度、捕获伊蚊进行种类鉴定及带毒情况检测，指导当地开展灭蚊活动。

【自治区疾控中心赴玉林市调研指导结核病防治工作】 3月30—31日，中心主任林玫带领结核病防制所一行3人到玉林市和北流市调研指导结核病防治重点工作和新冠肺炎疫情防控工作。

林玫一行先后走访玉林市疾病预防控制中心、玉林市结核病防治所、玉林市红十字会医院、北流市疾病预防控制中心和北流市人民医院，了解结核病防治工作的开展情况，并就存在问题进行座谈反馈。林玫强调要完善疾控机构、结核病定点医院和基层医疗卫生机构"三位一体"的工作机制，明确职责，进一步提高工作质量。林玫一行还实地走访新冠肺炎疫苗接种点，指导疫情防控和疫苗接种等各项工作的落实，并就疾控机构改革和发展等相关问题进行座谈和调研。

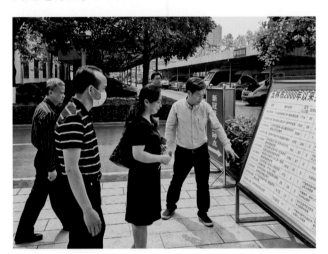

中心主任林玫（右二）在玉林市疾病预防控制中心调研指导新冠肺炎疫情防控和疫苗接种工作

【参与健康素养知识宣传及义诊活动】 4月14日，中心副主任黄兆勇带领健康教育与传媒科、免疫规划所、预防医学门诊部等相关专家和志愿者，参加自治区卫生健康委举办的以新冠疫苗接种知识为主的健康素养知识宣传和健康义诊、咨询等活动。

中心专家和志愿者在现场为群众提供新冠疫苗接种知识的咨询服务，指导群众进行新冠疫苗预约，为群众普及健康素养、春季常见病防治等健康知识和技能。

【中心党委举办党史学习教育专题讲座】 2021年4月19日，中心党委邀请了中共广西区委党校党史党建部教研部副教授、博士赵晓刚到中心进行党史学习教育专题讲座。中心领导班子成员、全体干部职工参加专题讲座。中心党委书记吕炜主持讲座并讲话。

赵晓刚以"从百年党史中汲取奋进新征程的智慧力量"为主题，总结了中国共产党在不同历史时期成功应对风险挑战的经验，让大家深刻认识党史学习教育的重大意义，准确掌握党史学习教育的基本内容。吕炜在总结讲座时指出，中心全体干部职工要深入学习贯彻习近平总书记重要讲话精神，充分认识开展党史学习教育的重大意义，从党的百年奋斗历程中汲取智慧和力量，勤奋踏实立足本职工作，为推动疾病预防控制事业高质量发展贡献力量。

【启动第六届"万步有约"健走激励大赛】 4月20日，中心与上林县人民政府在上林县召开第六届"万步有约"健走激励大赛广西赛区启动会。南宁市、柳州市、桂林市等14个参赛市、县（区）代表约600人参加启动会。广西有398支参赛队伍共5238人参加为期100天的比赛。

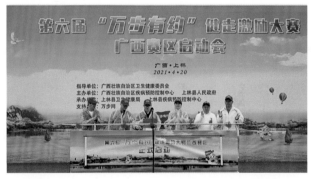

第六届"万步有约"健走激励大赛广西赛区启动会现场

为适应新冠肺炎疫情防控形势，本届大赛将延续第五届大赛的经验和做法，利用互联网组织相关活动，突出"云端万步"的特点，引入"互联网＋健康"概念，依托机关、企事业单位的监督激励作用，帮助参赛人员养成"日行万步"的健康生活习惯，逐步形成政府主导、部门协作、社会动员、全民参与的慢性病防控机制。

【自治区副主席黄俊华到中心调研新冠疫苗接种工作】 4月20日，自治区人民政府副主席黄俊华到中心实地考察调研新冠疫苗采购管理及调配工作。自治区人民政府办公厅第七秘书处处长覃晓舟随行参加调研活动。自治区卫生健康委主任廖品琥及相关处室负责人陪同参加。中心党委书记吕炜，主任林玫，纪委书记覃柯滔，副主任黄兆勇、钟革及相关科所负责人参加调研活动。

林玫向黄俊华汇报了广西新冠疫苗采购、调配、储运、接种情况。黄俊华对中心工作表示高度肯定，并针对存在的问题提出相关工作要求：一是全面做好大规模人群接种准备工作；二是全面提升疫苗接种服务能力；三是大力提高疫苗储运能力；四是不断提高疫苗信息化管理能力；五是动态调整优化新冠疫苗接种方案，确保广西新冠疫苗接种工作按照既定目标完成。

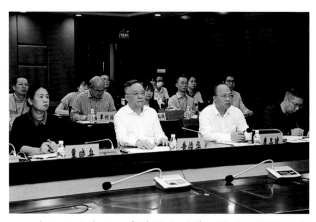

自治区政府副主席黄俊华（第一排左二）听取中心新冠疫苗采购管理及调配工作汇报

【中心相关专家参加国家慢性病综合防控示范区现场复审评估工作】 4月22—23日、4月27—28日、5月6—8日，中心相关专家在自治区卫生健康委疾控处的组织下，与其他单位专家对南宁市青秀区、北海市海城区、桂林市叠彩区开展国家慢性病综合防控示范区现场复审评估。专家组通过查阅资料、现场考察和交流座谈的形式，对3个国

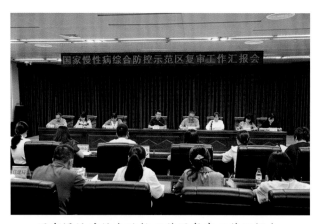

国家慢性病综合防控示范区复审工作汇报会

家级慢性病综合防控示范区的工作进行全面评估。专家组肯定了3个示范区的慢性病综合防控工作，并要求3个示范区认真落实好现场复审评估意见，结合医改及国家示范区工作要求继续开展常规工作，拓展工作内容，完善慢性病防控工作服务网络，健全综合防控工作机制，确保示范区建设工作的可持续发展。

【举办"全国儿童预防接种日"宣传活动】 4月25日，中心以南宁市公交车电视，南宁市地铁1、2、3号线车厢、站台、站厅视频宣传，广西移动电视宣传（IPTV）和印象城LED屏幕等为媒介，举办"全国儿童预防接种日"主题宣传活动。

2021年我国"全国儿童预防接种日"的宣传主题为"积极预防、主动检测、规范治疗、全面遏制肝炎危害"。中心宣传活动的主要内容是将《中华人民共和国疫苗管理法》以及预防接种证等相关内容在公交地铁等宣传平台进行图文宣传，有效提高人民群众对免疫规划的认知度。

【中心党委组织开展清明祭英烈党史学习主题活动】 4月27日，中心党委组织各支部党员代表前往南湖公园李明瑞、韦拔群烈士纪念碑和纪念馆开展"祭英烈、学党史、践使命"清明祭英烈主题活动，深切缅怀革命先烈，开展党史学习教育。活动由中心纪委书记覃柯滔主持，中心党委书记吕炜参加活动。

在革命烈士纪念碑前，全体人员列队肃立凝视，齐声高唱《中华人民共和国国歌》，并鞠躬默哀，向革命烈士纪念碑敬献花圈，表达对烈士的崇敬和哀思。全体人员参观了革命烈士纪念馆，深切感悟了革命英烈的崇高理想信念和为民牺牲的大无畏精神。

【国家突发急性传染病防控队（广西）开展综合训练】 4月28—29日，国家突发急性传染病防控队（广西）在上林县西燕镇开展突发急性传染病疫情防控综合训练。中心派遣24名队员、3名应急协调保障人员和9台应急车辆参加综合训练活动。

本次训练的主要目的是检验队员综合处置能力，强化队伍组织纪律，维护队伍装备，提高队伍执行任务能力。训练主要包括队伍准备及远程投送，营地建设、撤收及自我保障，模拟新冠肺炎疫情暴发处置，应急知识和应急装备使用培训及车辆突发情况处置等。

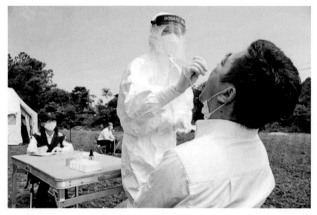

现场开展采样流调训练

【参与"我为群众办实事　志愿服务满绿城"活动】 4月29日，中心党委响应南宁市"我为群众办实事 志愿服务满绿城"主题活动号召，组织志愿者参加金洲社区党委组织的卫生环境大扫除活动。中心各党支部均派员参加。

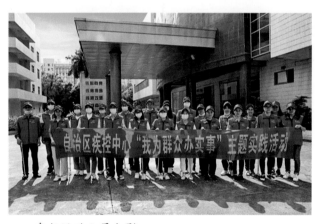

参与活动人员合影

中心参加活动的党员准备好扫把、垃圾袋、钳子、垃圾铲等工具，在相关路道上捡拾街道垃圾，清理卫生死角，保持周边环境的美丽整洁。他们表示，清扫垃圾的事情虽小，但也是在为群众办实事。

【开展居民营养健康知识知晓率调查】 4月，中心组织相关专家在南宁市兴宁区、宾阳县、柳州市柳北区等10个点开展营养健康知识知晓率调查工作。调查对象为18～64岁常住居民。每个调查点抽取3个乡镇(街道、团)和6个行政村(居委会、连)，

每个行政村（居委会、连）选取55户开展调查，1个家庭户只调查1名符合条件的家庭成员。

调查活动采取入户问卷调查的方式，了解调查对象的营养健康知识水平。调查内容包括膳食推荐（膳食指南）、食物与营养素、营养与健康、选择食物、节约食物和食品安全6个方面。中心组织技术人员对调查数据进行整理分析，以便掌握居民营养健康知识水平，发现居民存在的营养健康知识短板，分析影响居民营养健康知识知晓情况的因素，为广西居民健康相关政策的制定提供客观、科学的调查数据。

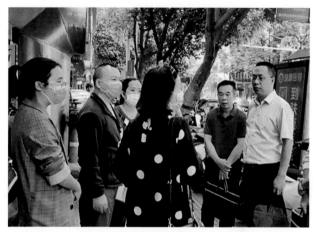

中心专家在街头开展居民营养健康知晓率调查

【与华中科技大学同济医学院公共卫生学院达成合作】 5月7—8日，中心主任林玫带领综合办公室、人事科、科研与培训科等科所负责人赴华中科技大学同济医学院公共卫生学院商讨合作事宜。华中科技大学同济医学院公共卫生学院党委书记陈秋生、

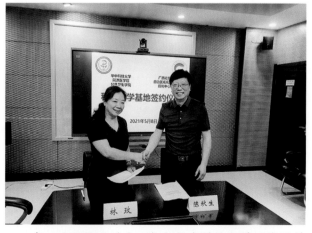

中心主任林玫（左一）与华中科技大学同济医学院公共卫生学院党委书记陈秋生（右一）签约

副院长刘烈刚、流行病与卫生统计学系主任魏晟、办公室主任方为民参加本次活动。

经双方协商，决定在中心建立预防医学科研教学基地，双方围绕疾病预防控制工作的形势和需求，在疾病预防控制领域开展广泛合作，包括教学实践、人才培养、学科建设、政策研究、科研及成果转化等。

【中心团委开展五四青年节主题团日活动】　5月11日，中心团委联合自治区药用植物园团委、自治区职业病防治研究院团委等5家区直卫生健康单位团组织共同开展"学党史、强信念、跟党走"五四青年节主题团日活动。

青年团员参观了广西民族博物馆，了解了八桂大地的风土人情和文化积淀。青年团员还参观了林景云故居和南宁"红船"，被林景云与无数革命烈士不惧牺牲的精神所激励。青年团员在此重温入党誓词和入团誓词，回顾宣誓时的庄严承诺和坚定信念，共同合唱《光荣啊！中国共青团》《唱支山歌给党听》，感受革命烈士的"爱国、奋斗、奉献"精神。

【举行博士后入站仪式】　5月12日，中心举行博士后入站仪式。中心主任林玫和中国疾病预防控制中心专家、"八桂学者—艾滋病防控关键技术岗位"团队成员阮玉华研究员出席仪式并讲话。中心副主任黄兆勇以及人事科、科研与培训科、艾滋病防制所等科所负责人参加仪式。

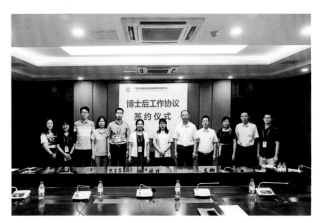

参与博士后工作协议签约仪式人员合影

王娜博士来自桂林医学院公共卫生学院，是在自治区人力资源社会保障厅与中国疾病预防控制中心的支持和指导下，经全国博士后管理委员会审批同意，由自治区疾病预防控制中心和中国疾病预防控制中心联合招收的博士后研究人员。王娜博士的进站给中心的科研团队建设、学科发展带来新的活力。

【联合开展"全国防治碘缺乏病日"宣传活动】　5月15日，自治区卫生健康委、自治区疾病预防控制中心和广西盐业集团有限公司在百色市举办第28个"全国防治碘缺乏病日"广西现场宣传活动。中心副主任赵鹏参加宣传活动。

2021年的宣传主题为"科学补碘，健康一生"。宣传活动主要通过小品、养生操、歌舞、狮舞等文艺表演形式开展，中间穿插专家知识宣讲及有奖知识问答等互动环节。活动现场还设立公众健康咨询长廊，摆放宣传展板，悬挂横幅，发放宣传品，开设义诊咨询及甲状腺B超义诊等，为现场群众讲解碘缺乏病的主要危害、中国居民膳食碘参考摄入量、补碘方式、碘盐贮存食用及真假碘盐辨别等内容。

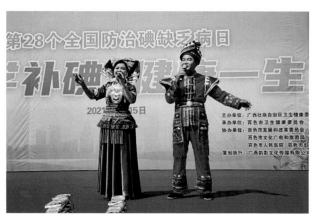

"全国防治碘缺乏病日"宣传活动现场

【海南省疾病预防控制中心到中心考察交流】　5月17日，海南省疾病预防控制中心副主任王丹率科研信息处、计划财务处、办公室等处室专家一行7人到自治区疾病预防控制中心考察交流。中心副主任钟革及综合办公室、党委办公室、科研与培训科、微生物检验所等科所负责人参加座谈交流。

座谈会上，双方就党建引领业务、疾控体系能力建设、疾控体系改革、绩效工资分配、人员管理、新冠肺炎疫情防控、BSL-3实验室建设、科研管理等方面的工作进行广泛深入的交流，并就下一步交流合作事宜进行了探讨。海南省疾病预防控制中心相关专家实地参观了中心BSL-3实验室，详细了解了 BSL-3 实验室的布局、建设、管理和运行情况。

【中心党委赴北海市开展党史学习教育实践活动】
5 月 20 日，中心党委开展党史学习教育"我为群众办实事"实践活动，活动内容分为两部分：一是面向社会群众，包括"建党 100 年巡讲 100 场"健康宣传行动等 10 项；二是面向中心职工，包括中心"整洁工程"行动等 5 项。

5 月 20—21 日，中心党委书记吕炜带领党委办公室、慢性非传染性疾病防制所等相关科所负责人、党员代表等一行赴北海市，与北海市海城区卫生健康党工委开展党史学习教育经验交流和"我为群众办实事"主题实践活动。活动以联合社区开展主题党日活动、结合党史教育"我为群众办实事"开展健康宣讲、暖心义诊为主，学习参观茶亭路社区的党建展厅、科普知识长廊等，讲授"合理膳食之抗炎饮食建议"健康教育课，拉开中心"建党 100 年巡讲 100 场"健康宣传行动的序幕。

【各党支部开展主题党日活动】　5 月 20 日起，中心第一、第二等党支部党员到广西革命纪念馆、全州县湘江战役纪念馆等开展主题党日活动。

第一党支部到广西展览馆参观广西脱贫攻坚成就展，了解广西脱贫攻坚的艰苦历程及取得的成就；第二党支部和第十二党支部到广西革命纪念馆参观学习广西革命先烈抛头颅、洒热血、勇往直前的感人事迹；第四党支部和第十六党支部到博白县参观朱锡昂纪念馆，接受革命主义教育的洗礼；第八党支部到广西红会馆参观学习，了解中国共产党的历史进程以及取得的伟大成就；第九党支部、第十六党支部和第二十党支部到全州县参观湘江战役纪念馆，接受革命传统教育；第十八党支部到百色粤东会馆、百色起义纪念馆探寻革命先烈足迹，汲取奋进力量。

【组织离退休人员开展"感党恩　跟党走"主题活动】　5 月 21 日，中心组织离退休人员在自治区药用植物园开展"感党恩　跟党走"系列主题活动。中心 114 名离退休人员参加活动。

大家在自治区药用植物园参观了园内种植的中药，进一步认识和了解了中华的瑰宝"中药"。参观时，大家开展"红色歌曲大家唱"活动，并合唱歌曲《没有共产党就没有新中国》《我和我的祖国》，重温中国共产党带领中国人民从站起来到富起来、强起来的艰苦历程。

【开展"世界无烟日"健康科普志愿服务活动】
5 月 31 日，中心在南宁市青秀山壮锦广场举行第 34 个"世界无烟日"宣传活动。现场开展戒烟健康教育宣传、新冠疫苗接种宣传及戒烟志愿者招募活动，发放戒烟健康教育、健康素养等宣传资料 1000 多份。

2021 年"世界无烟日"的宣传主题是"承诺戒烟，共享无烟环境"。本次宣传活动旨在通过创新控烟宣传方式，广泛传播吸烟及二手烟暴露危害，深入普及电子烟危害知识，引导吸烟者主动戒烟、非吸烟者勇于拒绝二手烟，推动"不让别人吸二手烟是一种高尚社会道德的具体体现"成为社会公序良俗，共建共享无烟环境。

【先后派出六批工作队员支援边境抗疫工作】　5 月，按照《自治区对口支援边境口岸地区新冠肺炎疫情防控和医疗救治工作方案》的要求，中心先后派出六批工作队员支援边境抗疫工作。

抗疫队员积极协助当地排查边境疫情防控漏洞和薄弱环节，帮助基层梳理工作流程，规范实验室质量控制，全面落实当地大规模核酸检测和采样应急预案相关工作，检查指导疫苗接种点，紧盯口岸边贸互市、隔离酒店等重点场所严格落实疫情防控措施，督导口岸边贸物品、冷链食品交接、转运等，严格执行"外防输入，内防反弹"防控策略，建立起从"国门"到"家门"的坚固防线。

【"我国区域人群气象敏感疾病科学调查"广西基地在宾阳挂牌】　6 月 1—2 日，中国疾病预防控制中心环境所政策与法规标准室主任程义斌、研究员李永红，北京大学公共卫生学院教授潘小川一行 3 人，对广西开展国家科技基础资源调查专项"我国区域人群气象敏感疾病科学调查"项目工作进行现场考察及验收，并给宾阳县疾病预防控制中心调查基地挂牌。自治区疾病预防控制中心副主任赵鹏与程义斌共同为广西宾阳基地挂牌。

程义斌表示，广西是全国 24 个调查基地现场验收的第一站，自治区疾病预防控制中心按照要求完成项目培训和调查工作，广西宾阳基地借助项目平台开展相关卫生监测和健康防护工作的经验，对其他研究基地项目工作开展具有借鉴指导作用。宾阳县作为气象敏感性疾病科学调查基地，现已全部按要求完成相关工作，并顺利通过专家组验收。

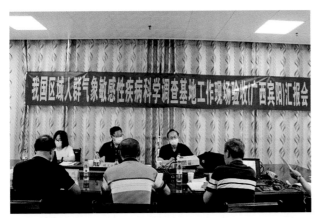

"我国区域人群气象敏感疾病科学调查"项目工作考察及验收现场

【**通过放射卫生技术服务机构（甲级）资质延续评审**】　6月2—4日，自治区卫生健康委组织以自治区职业病防治研究院邱毅为组长的评审组，对中心进行放射卫生技术服务机构（甲级）资质延续评审。

中心副主任赵鹏代表中心向评审组汇报中心质量管理体系建设与放射卫生服务工作开展情况。评审组通过资料审核、现场核查、检测能力现场操作及相关业务人员的理论考试和口试等方式，分别审查中心组织机构及办公场所、技术人员、仪器设备、检测工作、工作场所、建设项目评价能力和质量管理等。邱毅代表评审组充分肯定了中心的实验室质量管理体系和技术能力，认为中心具备延续放射卫生技术服务甲级资质的条件，建议通过此次放射卫生技术服务甲级资质评审。

【**中心党委举办首期党史学习微党课暨专题读书班活动**】　6月3日，中心党委举办"奋斗百年路　启航新征程"党史学习微党课暨专题读书班活动。中心党委书记吕炜主持读书班活动，中心党委副书记、主任林玫，中心党委其他成员及非中共党员中心领导班子成员、各支部书记参加首期读书班集中学习。

举办读书班是贯彻落实党中央和自治区党委党史学习教育要求的重要举措和政治自觉，是对全体党员领导干部的思想"再充电"、精神"再补钙"、

工作"再加油"。参加学习班的人员重点学习了习近平总书记在党史学习教育动员大会上的重要讲话精神及《学史增信　奋力推动全区卫生健康事业高质量发展》《中国共产党简史之土地革命战争》等。

【**中心党委与自治区图书馆党委联合开展党建联建活动**】　6月4日，中心党委与自治区图书馆党委联合开展学党史见行动"我为群众办实事"党建联建活动，中心党委书记吕炜，中心党委副书记、主任林玫，自治区图书馆党委书记赵晋凯，党委副书记、纪委书记彭松林等一起出席活动揭牌仪式。

双方就党建联建有关事项举行工作座谈会，从各自业务、党的建设、疫情防控、"四史"学习教育等方面进行沟通交流，共同探讨党建联建的方式和内容，并共同商定中心利用自身的专家资源和技术专长协助自治区图书馆继续做好疫情防控和开展健康宣传工作；自治区图书馆利用丰富的图书、数字资源等为中心提供党史学习读物和数字化学习资源。中心党委与自治区图书馆党委沟通商议后将图书馆在中心图书室设置的图书流动服务点建设成党建联建服务点，图书馆义务为服务点提供图书500本，电子书刊阅读与下载终端触摸屏1台。

【**开展党史题材红色影片观影活动**】　6月4日，中心开展"学百年党史　汲奋进力量"党史题材优秀影视作品展播活动。中心党委书记吕炜，中心党委副书记、主任林玫，中心党委委员、副主任钟革和中心干部职工共同观看红色电影《大会师》。

电影《大会师》再现了红军三大主力胜利会师的光辉时刻，生动塑造了红军指战员在铁血征程中的英勇壮举。通过观看红色教育电影重温红色岁月、缅怀革命先烈，传承红色基因、坚定理想信念，同时丰富党史学习教育形式和载体，激发了广大党员的爱国主义情怀，增强历史责任感与使命感。

【**中心党委举办微党课比赛活动**】　6月10日，中心党委举办"学史明理铸忠魂　以史鉴今开新局"微党课比赛活动，中心25位选手分别代表各自的党支部同场竞技。比赛邀请了自治区卫生健康委机关党委专职副书记陈彦、自治区职业病防治院副院长周艳、自治区妇幼保健院党委办公室主任覃少军3位专家担任评委。中心党委书记吕炜出席活动并

讲话,中心党委委员、中心领导班子成员出席活动,各党支部委员和党员代表学习观摩。

每位参赛选手用8分钟演绎了从开创历史的南湖游船,到艰难困苦的长征路途;从血雨腥风的抗日焰火,到枪林弹雨的革命斗争;从踌躇满志建设新中国,到激情昂扬实现现代化,传递了"五四""长征""抗战"等宝贵精神,引起了强烈的情感共鸣。比赛现场评出一等奖2名、二等奖3名、三等奖5名。

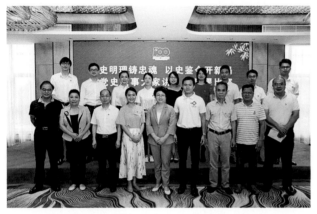

出席微党课比赛的领导、评委和获奖选手合影

【中心党委举办第二期党史学习微党课暨专题读书班活动】 6月10日,中心党委举办第二期"奋斗百年路 启航新征程"党史学习微党课暨专题读书班活动。中心党委书记吕炜主持读书班活动,中心党委副书记、主任林玫,中心其他党委委员、非中共党员中心领导班子成员及各党支部书记参加读书班学习。

读书班上,林玫带领大家围绕《中国共产党简史》第一章内容"新民主主义革命历史"作专题学习。中心副主任方钟燎带领大家围绕《中国共产党简史》第八章内容"改革开放新时期历史"作专题学习。

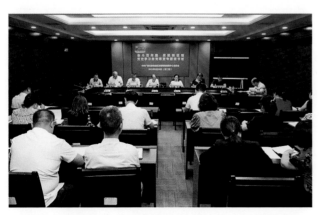

第二期党史学习微党课暨专题读书班活动现场

【各党支部开展"建党100年巡讲100场"健康宣传活动】 6月10日起,中心第九、第十六等党支部党员分别到钦州市、防城港市等地开展"建党100年巡讲100场"健康宣传活动。

第七党支部联合钦州市疾病预防控制中心第二党支部在钦州市开展碘缺乏病防治知识、地方病防治知识宣讲活动;第九党支部在南宁市新兴民族学校和在钦州市分别开展"守护阳光下的盘中餐"、食品安全知识宣讲活动;第十党支部到隆安县并展以食品中毒、饮水安全等内容为主题的健康宣讲活动;第十三党支部联合南宁市武鸣区疾病预防控制中心开展新型疫苗推广应用惠民行动;第十六党支部联合防城港市疾病预防控制中心在防城港大海粮油工业有限公司开展"三减三健"健康宣讲活动;第十八党支部到南宁市自治区图书馆和凌云县平怀村开展"健康素养66条"宣讲活动;第二十一党支部联合防城港市疾病预防控制中心党支部到上思县广西上上糖业有限公司开展职业病预防知识宣讲活动。

【自治区卫生健康委党组党史学习教育领导小组到中心检查指导】 6月11日,自治区卫生健康委党组党史学习教育领导小组第一指导组组长、一级巡视员梁远,食品处副处长唐栩平,党史学习教育领导小组办公室莫莉莉一行3人到中心开展党史学习教育检查指导工作,中心党委书记吕炜,中心党委副书记、主任林玫,中心党委委员、党政领导班子成员、各党支部书记出席汇报会。

会上,吕炜从中心党委履行主体责任、领导班子成员履行一岗双责、开展"我为群众办实事"实践活动及工作亮点等党史学习教育各方面阶段性工作进行汇报。梁远充分肯定了中心开展党史学习教育取得的成效。

【中心党委举办第三期党史学习微党课暨专题读书班活动】 6月17日,中心党委举办第三期"奋斗百年路 启航新征程"党史学习微党课暨专题读书班的活动。此次读书班由党委委员、中心副主任黄兆勇,党委委员、工会主席周昌明领学。中心党委书记吕炜,中心党委副书记、主任林玫,中心党委、党政领导班子全体成员、各党支部书记参加学习。

学习班上,黄兆勇围绕《中国共产党简史》第

五、第六章内容，带领大家学习中国社会主义革命和建设时期的历史。周昌明围绕《中国共产党简史》第八章内容，以"把中国特色社会主义全面推向 21 世纪"为题，带领大家学习党的十四大和党的十五大期间的大事要事。

【各党支部开展"我为群众办实事"系列主题宣传活动】 6 月 17 日起，中心第六、第七等党支部党员在中心领导的带领下，分别到南宁市、桂林市等地开展"我为群众办实事"系列主题宣传活动。

第六党支部和第七党支部党员前往自治区图书馆分别开展"灭虫除害"和室内环境空气检测以及现场采样、党史学习活动；第七党支部前往南宁市五象小学义务开展新冠病毒核酸检测工作；第八党支部和第二十党支部到百色市阳圩镇开展"健康义诊"活动；第十一党支部深入兴安县、龙胜各族自治县和容县以健康科普巡讲方式向群众宣传新冠疫苗接种和免疫规划疫苗接种相关知识；第二十二党支部联合宾阳县疾病预防控制中心党支部，到武陵镇廖村开展基层群众肝吸虫病防治宣讲和免费驱虫治疗活动；第二十三党支部在桂林市龙胜各族自治县开展"重走长征路"主题教育活动。

【组织观看《生命重于泰山》电视专题片】 6 月 18 日，中心组织全体干部职工观看学习《生命重于泰山——学习习近平总书记关于安全生产重要论述》电视专题片。

中心纪委书记覃柯滔在学习活动上指出，中心全体干部职工一定要吸取安全生产事故的教训，提高政治站位，把习近平总书记关于安全生产重要论述作为安全教育重要学习内容，切实把安全责任扛在肩上、落在行动上。要严格落实安全生产责任制，做到安全生产党政同责、一岗双责，树牢安全发展理念，狠抓安全工作，坚决遏制重特大事故。

【举办网络信息安全专题讲座】 6 月 18 日，中心举办网络信息安全专题讲座。中心领导班子成员及全体干部职工参加讲座。讲座由中心主任林玫主持。

此次讲座邀请了广西信息网络安全协会秘书长、高级测评师冯伟进行授课，授课内容包括信息网络安全基础知识、常见的网络安全威胁、我国网络信息安全相关法律法规等。中心纪委书记覃柯滔进行总结讲话，要求中心干部职工要增强网络安全意识，切实把信息安全时刻牢记、入心入脑，防患未然。

【举办"党史故事大家讲"微党课比赛活动】 6 月 21 日，中心在南宁举办庆祝建党 100 周年全区疾病预防控制中心"党史故事大家讲"微党课比赛活动。自治区疾病预防控制中心及 14 个设区市疾病预防控制中心的 28 组参赛选手参加比赛。比赛邀请了广西中医药大学公共卫生与管理学院院长董柏青，自治区人民医院党委副书记、工会主席傅桂芬等 5 位专家担任评委。自治区疾病预防控制中心党委书记吕炜，中心党委副书记、主任林玫出席本次比赛并讲话。

林玫在比赛开幕式中指出，本次比赛为全区疾病预防控制中心开展党史学习教育提供了交流经验和提升素质的良好平台，广大党员干部应在相互交锋中增强学习本领，脚踏实地办实事、开新局，在相互交流中传承红色基因，彰显广西疾控人的本色。吕炜对比赛活动进行总结并宣布最终获奖名次。比赛评出一等奖 2 名、二等奖 5 名、三等奖 6 名、优秀奖 15 名以及优秀组织奖 4 名。

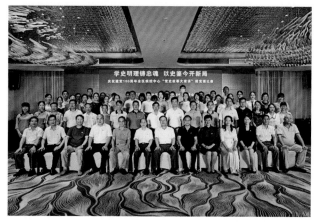

参与"党史故事大家讲"微党课比赛活动人员合影

【广西公共卫生医师资格实践技能考试圆满结束】 6 月 24 日，广西公共卫生医师资格实践技能考试在广西疾病预防控制中心圆满结束。中心抽调 100 余名技术骨干参与本次考试工作，并由自治区医师资格考试领导小组办公室协调抽调 12 名相关临床专家作为考官执考。

医师资格实践技能考试是医师资格考试的重要

组成部分。作为广西公共卫生医师资格实践技能考试考区唯一考点，中心领导高度重视，成立了以中心主任林玫为组长、分管领导及相关科所负责人为成员的考试工作领导小组，对考试工作进行细致研究和周密部署。整个考试工作紧张有序，准备充分，保障有力，最终圆满完成。

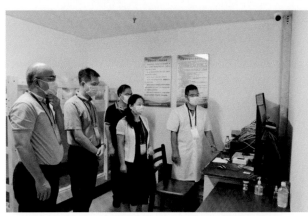

中心领导班子对考试工作进行周密部署

【举办第四期党史学习微党课暨专题读书班活动】
6月24日，中心党委举办第四期"奋斗百年路　启航新征程"党史学习微党课暨专题读书班的活动。此次读书班由中心党委书记吕炜，中心党委委员、副主任钟革，党委委员沈智勇等领学。中心党委副书记、主任林玫，中心领导班子成员、各党支部书记参加学习。

学习班上，吕炜带领大家深入学习自治区卫生健康委直属机关党委《关于印发〈加强作风建设 1+3 专项治理工作方案〉的通知》。钟革领学中央政治局常委、中央纪律检查委员会书记赵乐际在十九届中央纪委五次全会上的工作报告、在广西调研时的讲话精神及《中国共产党简史》第九章内容。沈智勇领学《中国共产党简史》第三章、第四章内容。

【开展健康素养知识宣传进村活动】　6月25日，中心组织乡村振兴工作队及民主党派代表一行14人前往龙胜马堤乡马堤村开展健康素养知识宣传、健康义诊及走访调研活动。中心副主任赵鹏、纪委书记覃柯滔带队参加本次活动。

工作组受邀参加由马堤乡党委、政府举办的庆祝建党100周年"传唱红色经典，弘扬红色精神，抒写爱党情怀"歌咏比赛。比赛期间，马堤乡党委、

政府向中心献上锦旗，感谢中心多年来对马堤村的大力帮助和扶持。工作组在马堤村开展大型健康素养知识宣传及义诊活动时，为当地群众解答相关疾病的预防和治疗问题，为前来咨询的群众检查身体、测量血压、血糖、诊断各类疾病。同时开展健康素养知识宣传，发放健康素养知识宣传资料及宣传品。工作组还实地走访调研了中心结对帮扶户代表并送上慰问品。

【组织收看庆祝中国共产党成立 100 周年"七一勋章"颁授仪式】　6月29日，庆祝中国共产党成立100周年"七一勋章"颁授仪式在北京隆重举行。中共中央总书记、国家主席、中央军委主席习近平为 29 名同志颁授"七一勋章"并发表重要讲话。中心组织全体干部职工收看颁授仪式。

习近平总书记在"七一勋章"颁授仪式重要讲话中指出，"七一勋章"获得者是各条战线党员中的杰出代表。在他们身上，生动体现了中国共产党人坚定信念、践行宗旨、拼搏奉献、廉洁奉公的高尚品质和崇高精神。他们的事迹可学可做，他们的精神可追可及。中心全体党员干部要以先进典型为榜样，强化党员的"第一身份"，牢记党的性质宗旨，牢记党的初心使命，在对标先进中接续奋斗，勇于担当作为，为广西疾控事业谱写新篇章。

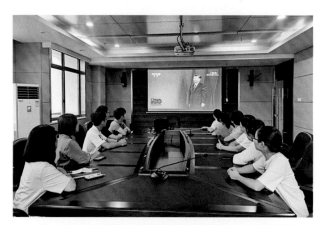

中心职工收看庆祝中国共产党成立100周年"七一勋章"颁授仪式

【中心党委开展关心关爱离退休党员"暖心工程"系列活动】　6月30日，中心党委组织开展关心关爱离退休党员"暖心工程"系列活动。

"七一"前夕，中心党委领导班子成员带领中心党委办公室、人事科和离退休人员服务管理科工

作人员组成多个慰问组，对中心党龄达到50周年的老党员进行走访慰问，给他们送上节日的祝福和慰问品以及"光荣在党50年"纪念章和党史学习教育资料，并转达党中央对他们的关怀，褒扬他们为党的事业做出的贡献，深入浅出地解读习近平新时代中国特色社会主义思想，广泛宣传党的百年奋斗的光辉历程、取得的伟大成就、铸就的伟大精神。老党员深情回顾在党50年的光荣岁月，表达了对党的热爱和感激之情。

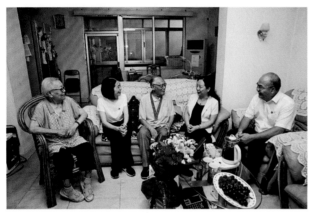

中心主任林玫（右二）、纪委书记覃柯滔（右一）带队看望老党员

【组织开展食品安全风险监测能力验证考核】　6—10月，中心组织广西90家市、县级疾病预防控制中心参加食品安全风险监测能力验证考核。

本次能力验证考核项目包括理化项目（二氧化硫、糖精钠）和微生物项目（产气荚膜梭菌、蜡样芽孢杆菌、小肠结肠炎耶尔森菌），广西90家市、县级疾病预防控制中心报名参与全部考核项目，均取得满意结果。中心通报了考核结果，对参加考核的疾病预防控制中心的检验检测能力给予充分肯定，对考核中存在的问题提出意见和建议，并督促整改。

【组织开展"我为企业职工送健康"活动】　7月1日，中心组织专业技术人员到百色电力有限责任公司开展"我为企业职工送健康"活动。

中心健康教育与传媒科科长蒙晓宇为企业职工作了以"谈健康、新冠肺炎防控、吸烟危害"为主题的健康宣讲。活动以扫码答题的方式开展健康宣传，同时进行现场义诊，针对健康问题、新冠疫苗接种问题等，解答职工疑问。活动现场共计发放《中

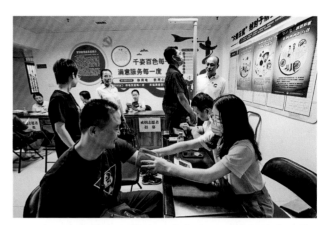

中心专业技术人员为百色电力职工进行健康义诊

国公民健康素养66条》、健康工具包等宣传品600余份，收到戒烟志愿者报名书15份。

【组织收看庆祝中国共产党成立100周年大会直播】　7月1日，中心组织收看庆祝中国共产党成立100周年大会直播。中心党委书记吕炜作为全国先进模范人物代表受邀赴京参加庆祝中国共产党成立100周年大会。中心党委副书记、主任林玫，中心党委委员、党政领导班子成员及全体干部职工在中心大礼堂共同收看大会实况。

通过收看大会直播，中心全体干部职工纷纷表示要进一步学习贯彻习近平总书记在庆祝中国共产党成立100周年大会上的重要讲话精神，大力弘扬伟大建党精神，锤炼鲜明政治品格，切实推进党史学习教育走深走实，以新时代党员的标准严格要求自己，为广西疾控事业高质量发展作出贡献。

【接受人用狂犬病疫苗Ⅰ期临床试验现场检查】　7月5—6日，广西食品药品审评查验中心派出检查组对中心在研的广州瑞贝斯药业有限公司"评价冻干人用狂犬病疫苗（Vero）细胞在10～60岁中国健康人群中安全性的Ⅰ期临床试验"进行现场检查，检查现场为融安县疾病预防控制中心。检查过程中专家组针对在伦理委员会、临床试验负责机构和试验现场、项目实施等方面所发现的问题与研究者进行充分交流和沟通，并给出合理化的指导意见。中心随后针对现场检查意见报告表中的问题进行相应整改。

【国家突发急性传染病防控队（广西）开展军容军貌训练】　7月6—10日，国家突发急性传染病防控队（广西）在百色举行军容军貌训练。国家突发

急性传染病防控队（广西）副队长、中心副主任钟革带领 39 名队员参加训练。

参训队员通过观看红色电影、收看新闻联播，学党史，悟思想，使党史学习教育工作得到升华。本次集训还邀请了百色市右江区人民医院的急救人员，为参训队员开展心肺复苏，外伤包扎止血、固定、搬运及伤员转运和海姆立克急救法等技能的培训。

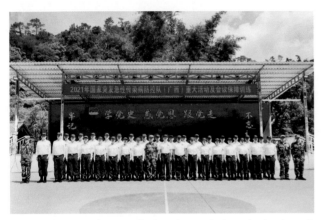

国家突发急性传染病防控队（广西）参训队员合影

【中心党委开展"建党 100 年巡讲 100 场"健康宣传进社区活动】　7 月 9 日，中心党委书记吕炜带领部分党支部党员到南宁市青秀区大板二区开展"建党 100 年巡讲 100 场"健康宣传进社区活动。

健康宣传走进社区活动包括健康知识讲座和义诊服务。健康知识讲座的主要内容为社区居民饮食健康知识、新冠疫苗接种注意事项等。义诊服务为社区居民提供咨询服务，并为群众量血压、测血糖，讲解日常生活保健和常见病、多发病的预防、控制等知识。活动累计发放各类健康宣传品约 250 份，接受义诊、咨询约 50 人次。

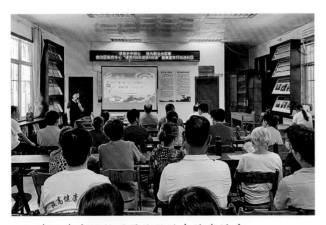

中心专家给社区居民做饮食健康讲座

【举办现场流行病学讲座】　7 月 12 日，中心邀请了中国疾病预防控制中心研究生院副院长、教育培训处处长罗会明教授开展题为"现场流行病学与新冠病毒防控"的讲座。广西 14 个设区市疾病预防控制中心的主任、分管副主任，8 个边境县疾病预防控制中心的分管副主任，广西现场流行病学培训项目办公室部分成员及第一期学员、第二期学员及学员带教导师，自治区疾病预防控制中心应急队成员、各科所流调人员共 100 余人参加讲座。

罗会明结合新发传染病疫情，从不同视角，全方位分析了疫情发生后作为流行病学专家应该如何思考、如何分析、如何应对等，他将现场流行病学培训项目"干中学、学中干"的理念贯穿始终。

【自治区科技厅副厅长李克纯到中心调研指导】7 月 16 日，自治区科技厅副厅长李克纯带队到中心调研指导传染病防控领域科技创新工作。自治区科技厅基础研究处处长蒙福贵，中心主任林玫、副主任黄兆勇及相关科所负责人参加本次调研。

林玫汇报了广西传染病疫情及实验室检测工作开展情况。李克纯现场查看了急性传染病、结核病、新冠公共卫生检测实验室及生物安全三级实验室，并提出三点要求：一是当前广西新冠肺炎疫情、结核病等传染病疫情防控形势依然严峻，中心要以习近平总书记提出的"四个面向"为科技创新引领，不断提升传染病防控科技创新能力；二是中心要不断加强实验室能力建设，持续规范管理；三是自治区科技厅将一如既往地对中心科技创新工作予以支持。

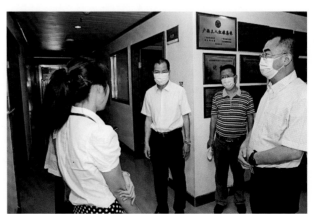

李克纯（右一）副厅长带队到中心调研指导传染病防控领域科技创新工作

【中心党委书记吕炜带队赴玉林市调研基层党建工作】　7 月 21—23 日，中心党委书记吕炜带领党委办公室一行赴玉林市、陆川县和博白县疾病预防控制中心调研基层党组织党建工作。当地政府和卫生部门有关领导参加此次调研。

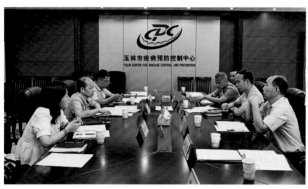

中心党委书记吕炜（左排中）听取玉林市疾病预防控制中心基层党组织党建工作汇报

调研组参观了各疾病预防控制中心党建学习园地、党员活动室等党建宣传阵地，实际了解各中心党建与业务双融合、双促进以及基层党组织应对突发事件能力建设情况。座谈会上，各中心从单位总体概况、人才管理、业务开展、特色亮点等方面进行汇报，与会人员就当前基层疾控发展普遍面临的共性难题、人才建设、待遇及疾控体系改革的设想等进行讨论交流。

【参加第九届全区基层群众文艺会演】　7 月 22—24 日，中心代表自治区卫生健康委作为区直机关工委代表队之一参加"永远跟党走"庆祝中国共产党成立 100 周年暨第九届全区基层群众文艺会演，文艺会演在玉林市文化艺术中心举行。中心演绎的舞蹈作品《"战役"疾控人》再现了新时代疾控人在抗击新型冠状病毒肺炎疫情阻击战中日夜奋战的身影，用责任和担当书写了一份抗疫满意答卷，呈现出疾控人担当作为、守护生命、众志成城、共克时艰的抗疫精神。

【承接的新型冠状病毒 mRNA 疫苗Ⅲ期临床试验顺利启动】　7 月 22 日，中心承接的玉溪沃森生物技术有限公司、云南沃森生物技术股份有限公司、苏州艾博生物科技有限公司的新型冠状病毒 mRNA 疫苗Ⅲ期临床试验在柳州市柳江区启动入组。8 月 20 日，完成 672 名受试者入组工作，全程免疫完成率达 97.5%，全程免后 3 个月采血访视完成率达 98.6%。

【举办"世界肝炎日"宣传活动】　7 月 28 日，中心在南宁市江南万达广场举行第 11 个"世界肝炎日"大型宣传活动。中心副主任黄兆勇等相关领导参加此次活动。

2021 年"世界肝炎日"的宣传主题为"积极预防，主动检测，规范治疗，全面遏制肝炎的危害"。黄兆勇在活动中强调，接种甲肝疫苗、乙肝疫苗、戊肝疫苗是最经济有效的预防手段，主动监测和规范治疗是防控病毒性肝炎的重要措施。他号召全社会参与病毒性肝炎的预防和控制工作，共同守护人民群众的身体健康。现场开展了歌唱、舞蹈和魔术表演、有奖知识问答、医疗卫生机构医护人员义诊咨询等健康教育宣传活动。

【举办《实施性科学和复杂干预设计评价》学术讲座】　7 月 29 日，中心邀请了加拿大多伦多大学魏晓林教授到中心开展题为"实施性科学和复杂干预设计评价"的学术讲座。中心预防医学、公共卫生等相关专业人员及部分医学院校研究生、实习生共 110 余人参加讲座。讲座由中心主任林玫主持。

魏晓林教授为多伦多大学 Dalla Lana 公共卫生学院国际卫生政策终身讲习教授，国际抗肺结核和肺病联盟执行董事。他介绍了实施性科学（Implementation Science）的研究理论、设计方法和实际应用，讲解了实际工作中随机试验设计要素，并通过对结核病干预案例和与会技术人员一起探讨如何设计和开展随机对照试验、过程评估和经济学评估，如何最终影响卫生政策。

【开展重点人群结核病主动筛查工作】　7 月，中心全面启动广西重点地区老年人等重点人群结核病主动筛查工作。结核病主动筛查工作主要在广西忻城县等广西 20 个高疫情县（市、区）开展。

截至 2021 年 12 月 31 日，中心共筛查 201766人。筛查发现肺结核可疑症状和（或）胸片检测可疑者 6249 人，完成结核病病原学检测 4025 人，诊断为肺结核患者 434 人（其中病原学阳性 169 人），纳入治疗肺结核患者 410 人。对已筛查的老年人的宣传教育覆盖率为98.25%。各地以此项工作为契机，全面提高了本地区结核病发现、推介、转诊、诊断、治疗、管理等工作的质量。

【中心党委开展八一建军节期间退役军人慰问活动】 8月1日，中心党委开展高龄退役军人走访慰问活动。人事科、党委办公室、综合办公室、离退休人员服务管理科等相关人员及22名退役军人参加座谈会。

中心党委书记吕炜、主任林玫等来到退役军人家中，送上节日礼物，了解退役军人的身体状况、饮食起居情况以及生活中面临的困难和问题，共同回顾当年的战斗故事，感谢他们对党的革命事业和经济社会发展所做的贡献，并祝福他们健康长寿、阖家幸福。座谈会上，大家一起观看军旅题材小品《战斗进行时》，合唱军歌《咱当兵的人》，退役军人畅所欲言，回顾军旅生涯，感怀峥嵘岁月。

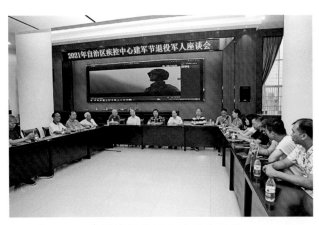

中心八一建军节退役军人座谈会现场

【对南宁市第四人民医院新冠肺炎负压病房开展检测工作】 8月9日，中心对南宁市第四人民医院新冠肺炎负压病房开展检测工作。

为加强疫情防控工作，做好医疗救治及医院感染控制准备，南宁市第四人民医院对新冠肺炎负压病房进行更换高效过滤器等大修工作。大修后负压病房的设备设施是否正常运转，负压、换气次数等各项参数是否达标，必须经过严格的检测评估。中心接到医院的检测委托后，组织检测专家按照防护要求熟练着装，深入负压病房内，按照有关标准逐项进行验收检测，对负压病房的感控管理措施逐项进行检查和指导，并完成检验数据统计分析，出具检验报告。

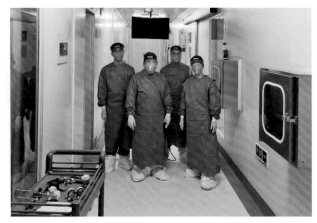

中心专业技术人员对南宁市第四人民医院新冠肺炎负压病房开展检测

【右江民族医学院到中心开展实习工作检查交流活动】 8月18日，右江民族医学院医学检验学院党委书记王俊利一行3人到中心开展实习工作检查交流。右江民族医学院医学检验学院有7名实习生分别在中心结核病防制所、微生物检验所等科所实习。本次检查工作以座谈会和实地走访的形式开展。中心副主任黄兆勇，科研与培训科、结核病防制所等科所长、实习生带教老师及右江民族医学院医学检验学院实习生参加座谈会。

座谈会上，黄兆勇对中心的基本情况和实习生工作开展情况作了介绍。各科所对实习生在中心的德勤能表现、学习生活等情况进行了反馈。王俊利表示，此行目的一是了解实习生的实习情况，二是了解实习单位的需求和对实习生的要求，以便优化调整教学设计和教学内容，培养出更优秀的人才。

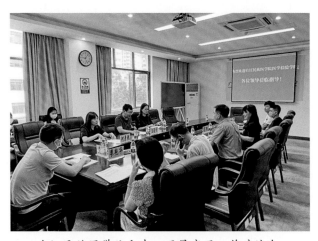

右江民族医学院和中心开展实习工作座谈会

【开展中国－东盟"两会"场馆环境消杀技术指导工作】 8月20日、8月30日，为保障第18届中国－东盟博览会、中国－东盟商务与投资峰会的顺利召开，做好"两会"期间新冠肺炎等传染病疫情防控工作，保障参会宾客及工作人员的身体健康，中心委派消杀与媒介防制所专家一行3人对荔园山庄等重点接待场馆开展环境消毒和病媒生物防制技术指导工作。

工作人员通过现场查看重点场馆环境消毒及病媒生物防制工作落实情况，针对会议室、厨房、餐厅、客房、电梯、周围外环境绿化带、垃圾站等重点区域消杀工作及蚊、蝇、蟑螂、鼠等病媒生物密度、消杀效果、监测等提出指导意见，就存在问题提出整改要求。

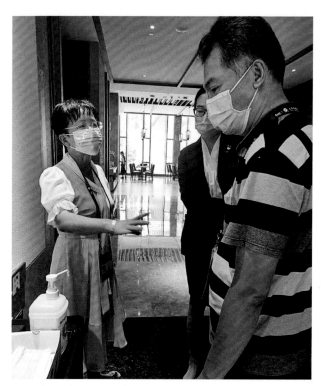

中心消杀与媒介防制所专家开展消杀技术指导工作

【广西重大传染病防控与生物安全应急响应重点实验室获批为第一批自治区重点实验室】 8月27日，根据《自治区科技厅关于公布2021年第一批自治区重点实验室新认定名单的通知》，中心组织申报的自治区重点实验室"广西重大传染病防控与生物安全应急响应重点实验室"获批为2021年第一批自治区重点实验室。

该实验室涉及急性传染病、艾滋病、结核病等重大传染病防控领域，由中心主任林玫主任医师担任实验室主任，蓝光华主任医师担任实验室常务副主任。依托该重点实验室的建设，中心未来有望实现加强广西重大传染病防控及生物安全应急响应的应用基础研究平台建设，聚集和培养优秀人才，建成中国－东盟传染病防控技术和人才培训基地。

【广西开展法定传染病报告质量与管理现状调查】 8月30日至9月4日，根据自治区卫生健康委工作要求，中心及部分市、县疾病预防控制中心专业技术人员组成调查组，在柳州市、桂林市、梧州市、百色市、贺州市、河池市开展2021年广西法定传染病报告质量与管理现状调查，共调查18个卫生健康行政部门、16家疾病预防控制中心和24家医疗机构。

调查内容主要是各级卫生健康行政部门、疾病预防控制中心和医疗机构的传染病报告管理情况，核对医疗机构法定传染病报告率、报告及时率、报告卡填写完整率和准确率、报告卡与网络报告信息一致率等指标。调查组还与被调查单位的领导、业务骨干就传染病报告管理工作进行讨论和交流。

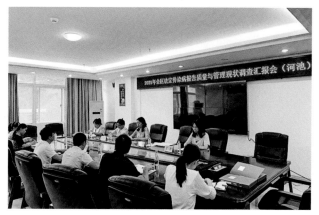

2021年全区法定传染病报告质量与管理状况调查汇报会（河池）现场

【广西大学副校长冯家勋一行到中心考察交流】 8月31日，广西大学副校长冯家勋率国有资产与实验室管理处、基本建设管理处、科技处及动物科学技术学院的领导专家一行11人到中心考察交流。中心主任林玫及BSL-3实验室、质量管理科等科所负责人和相关人员参加座谈会。

BSL-3实验室副主任万孝玲介绍了实验室建设的过程。双方就BSL-3实验室规划、设计、建设流程及实验室管理等方面进行广泛交流。座谈会结束后，广西大学的领导专家实地参观了中心 BSL-3 实验室，详细了解 BSL-3 实验室的布局、建设、管理和运行情况。

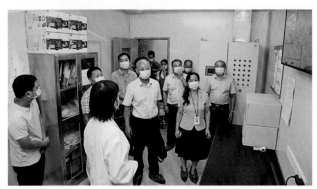

广西大学副校长冯家勋（前排右二）一行到中心考察交流

【自治区疾控中心赴柳州市开展工作调研】　9月1日，中心主任林玫率领综合办公室副主任、政策研究室主任许洪波等一行到柳州市开展传染病防控、疾控能力建设及疾控体系改革相关工作调研。调研组走访了解基层工作实际情况，听取柳州市柳南区区长肖源对基层疾控机构建设和改革的意见和建议，了解柳南区疾病预防控制中心拟建项目进展以及新冠肺炎疫情防控、疫苗接种等情况。

调研组与柳州市疾病预防控制中心党政领导班子及相关科所负责人员就重大传染病防控、疾控能力建设和体系改革等进行座谈。林玫希望各级疾控机构为广西重大疾病防控、健康广西建设和疾控体系改革提供可靠真实的依据，并在疾控改革之际勇于探索，争取打造广西疾控体系改革的突破点向全区推广。

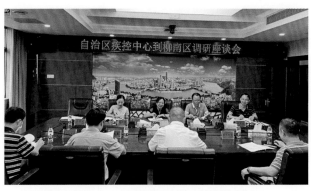

自治区疾控中心到柳南区调研座谈会现场

【广西民族大学到中心开展实习生管理工作交流活动】　9月3日，广西民族大学文学院副院长何山燕、马卫华教授到中心开展实习生管理工作交流。广西民族大学文学院有 14 名实习生在中心实习。中心副主任黄兆勇、有关科所负责人、实习生带教老师及广西民族大学文学院实习生参加座谈会。

会上，黄兆勇对中心的基本情况和实习生工作开展情况作了介绍。有关科所对实习生在中心的德勤能表现、学习生活等情况进行了反馈，对今后实习管理工作提出了建议。何山燕对中心给予实习生的教育和关心表示感谢，并表示日后会根据实习单位提出的建议继续完善实习机制，培养出更优秀的人才，希望双方在人才培养、文化交流方面多一些沟通和互动。

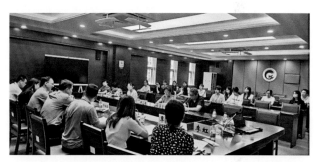

广西民族大学文学院和中心开展实习生管理工作交流

【自治区卫生健康委直属机关纪委督导组到中心督导】　9月3日，自治区卫生健康委直属机关纪委交叉督导组第三小组组长、驻委纪检监察组纪检监察室主任梁江成一行 4 人到中心开展督导工作。中心党委书记吕炜、纪委书记覃柯滔、副主任钟革及相关科室负责人陪同督导。

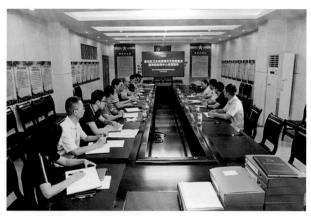

自治区卫生健康委直属机关纪委督导组到中心开展督导工作

座谈会上，梁江成介绍了本次督导的目的和意义，并就督查的重点内容进行细化明确。督导组认真查阅中心相关台账资料，实地访谈询问，听取意见建议，对中心党史学习教育、落实疫情防控、落实巡视巡查整改等9项重点工作进行督导检查，并对检查出的问题进行现场反馈。吕炜表示，中心将以此次督查为契机，以查促改，以改提质，进一步压实责任，促进中心各项工作高质量发展。

【自治区卫生健康委食品处处长庞清一行到中心调研】　9月6日，自治区卫生健康委员会食品安全标准与监测评估处处长庞清一行到中心调研指导食品安全与营养健康工作。中心主任林玫、副主任黄兆勇以及食品安全风险监测与评价所等相关科所负责人及业务骨干10人参加调研座谈会。

座谈会上，林玫介绍了中心食品安全、营养健康等情况。庞清听取中心业务工作开展、存在困难等情况汇报后，肯定了中心在食品安全与营养工作上取得的成绩，并对下一步工作提出要求：一是要继续加强监测体系的建设，联合多部门统筹组织工作；二是监测工作与地方产业相关联，强化监测结果的运用，通过加强信息化建设来辅助和完善监测工作体系建设。

【顺利完成"两会"各项服务保障工作】　9月10—13日，第18届中国－东盟博览会、中国－东盟商务与投资峰会在广西南宁市召开。根据上级部门的统一部署，中心组建保障工作领导小组，抽调多名技术专家和专业人员，保障"两会"期间各项疫情防控工作。

"两会"期间，中心成立由林玫主任担任组长的"两会"疾病防控保障工作领导小组，成立相关工作组和应急处置队伍。中心抽调9名技术骨干参与组建疫情防控工作专班，参与制定《两会疫情防控总体工作方案》和13个专项方案、3个应急处置预案和8个工作指引，组织参与相关工作培训和巡馆指导，指导设置11个现场临时留观点，指导开展新冠肺炎疫情防控、应急救治现场演练。中心对参与"两会"的重要嘉宾及相关保障人员进行核酸采样和检测，开展会议场馆环境消杀工作，强化培训演练，加强巡回指导，加强新冠病毒等传染病疫情和其他突发公共卫生事件的监测、报告与

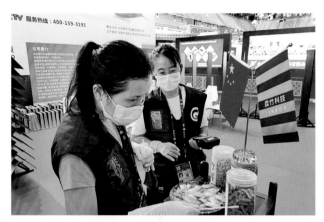

中心专业技术人员采集博览会展品新冠核酸检测样本

处置工作。

【中心领导带队赴龙胜开展乡村振兴工作调研】　9月14—15日，中心党委副书记、主任林玫带队，副主任赵鹏、副主任黄兆勇、纪委书记覃柯滔、各党支部委员及党员代表一行29人前往龙胜各族自治县马堤村开展乡村振兴工作调研及中秋国庆双节慰问活动。

林玫一行到马堤村委会参观了农产品展销中心，了解当地特色农产品的生产和销售情况，并与马堤乡党委、政府代表及马堤村两委班子成员、驻村工作队员进行座谈，深入了解全村发展情况、存在的困难和下一步乡村振兴工作方向。调研工作组在马堤乡长征驿站开展党史学习教育活动，学习红军长征过龙胜的历史事迹。在马堤村，各党支部分头进村入户看望慰问结对帮扶户，并送去慰问金。

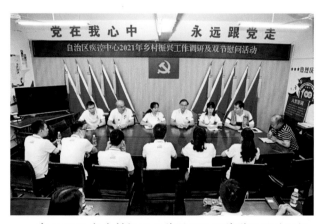

中心2021年乡村振兴工作调研及双节慰问活动现场

【开展迎中秋、国庆离退休人员健步走活动】　9月16日，中心组织离退休人员开展迎中秋、国庆

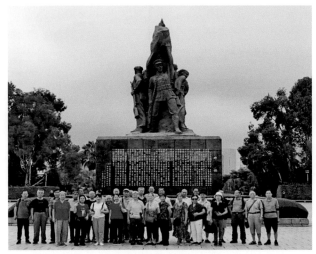

参与健步走活动的离退休人员合影

南湖公园健步走活动。本次活动有 260 多名离退休人员参加。

离退休人员从教育路南湖公园门口集中出发，途径九孔桥，再到烈士纪念馆，他们一路上话家常、聊时事，欢声笑语，健步而行。本次活动历时约 1 小时。

【南宁市人民政府党组成员刘宗晓率队到中心调研指导】　9 月 18 日，南宁市人民政府党组成员刘宗晓带队到中心调研指导。南宁市政府副秘书长刘桂发，南宁市发展改革委、南宁市统计局等部门负责人随行参加调研，中心党委书记吕炜、副主任黄兆勇及综合办公室、人事科等相关科室负责人参加调研座谈会。

吕炜介绍了中心人才队伍和能力建设、业务工作及经济运行情况。他指出，中心将根据属地及广西实际需求有针对性地加强能力建设，为保障首府南宁公共卫生安全、维护广西人民群众健康做出应有的贡献，希望南宁市人民政府帮助解决中心发展中存在的一些问题。刘宗晓充分肯定中心在重大疾病尤其是新冠肺炎疫情防控工作中取得的成绩，感谢中心在南宁市重大活动保障中做出的贡献。他表示，南宁市政府将一如既往地支持中心发展。

【自治区卫生健康委副主任庞军到中心调研】　9 月 18 日，自治区卫生健康委副主任庞军一行 7 人到中心调研座谈，了解中心在改革发展、重点建设项目建设、干部队伍建设、人才规划及公开招聘、党风廉政建设等方面的工作情况，探讨推进疾控工作发展思路和方向。自治区卫生健康委疾控处处长陆庆林、规信处处长吴小坤、人事处副处长唐小丽、财务处副处长邓军、机关党委纪委书记郑志大等随行参加调研。中心党委委员、领导班子成员及相关科所负责人参加调研座谈。

座谈会上，中心党委书记吕炜、主任林玫介绍了中心有关工作开展情况。庞军肯定了中心在党建引领业务发展方面取得的成绩，指出下一步中心工作的重点方向和工作要求：一是要继续做好新冠肺炎等重大疾病防控工作；二是要抓住二年行动计划契机加强执行能力，切实推动新大楼等自治区重点项目建设进展；三是要为疾控体系改革做好前期准备工作；四是要加强人才队伍建设；五是要强化廉政风险防范，进一步落实党委主体责任和纪委监督责任。

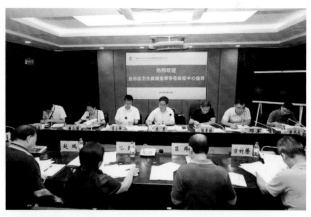

庞军副主任（正面中）一行到中心调研座谈

【开展重阳节走访慰问活动】　9 月 22 日，中心党委书记吕炜，中心党委副书记、主任林玫带领中心党政领导班子成员及部分科所负责人走访慰问离退休老干部，给他们送去节日的慰问与祝福。

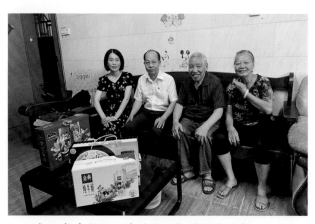

中心党委书记吕炜（左二）慰问老干部

吕炜一行走访慰问了高龄老人黄日秀、黎元吉和李全忠，给他们送去慰问品及节日的问候。林玫带队慰问高龄退役军人黄和友，对黄老写信表扬和肯定中心为防疫抗疫忘我工作而感到高兴，并表示今后会更好地为离退休老干部服务，争取得到更多的肯定和表扬。

【自治区卫生健康委党史学习教育巡回指导组到中心检查指导】　9月24日，自治区卫生健康委党史学习教育巡回指导组第一指导组组长、一级巡视员梁远，自治区卫生健康委规划处副处长李克逊、老龄处三级主任科员余昌榕一行3人到中心开展党史学习教育第二轮巡回指导。中心党委书记吕炜、副主任方钟燎、副主任钟革、纪委书记覃柯滔及相关科所负责人陪同检查。

在座谈会上，梁远传达自治区卫生健康委党组开展党史学习教育巡回指导工作的目的、意义和要求。吕炜汇报中心党史学习教育开展情况。指导组现场查阅中心党史学习教育相关台账资料，查看"我为群众办实事"实践活动开展情况，与部分支部、科所进行谈话交流，并针对加强材料归类整理和提炼总结等问题进行现场反馈。在检查总结会上，指导组对中心党史学习教育取得阶段性成效给予肯定。梁远就下阶段的党史学习教育提出相关要求。

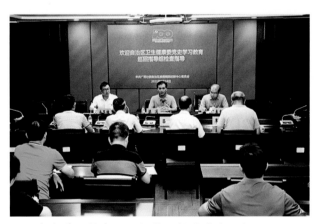

党史学习教育巡回指导汇报座谈会现场

【开展广西死因监测交叉督导】　9月24日，中心受自治区卫生健康委委托，派出专家组按照《死因监测督导检查标准》，在广西14个设区市分别选取1个县（市、区），每个县（市、区）选取该县疾病预防控制中心、1家县级医院、1家乡镇卫生院或社区卫生服务中心进行调研和督查。专家组通过座谈、

现场考察、查阅相关文件、数据报表及填写调查表等方式，了解各地死因监测工作的组织管理、工作开展、经费管理、数据管理及调研等相关情况。

【支援福建省疫情防控队凯旋】　9月29日，中心支援福建省疫情防控队3名队员完成抗击新冠肺炎疫情的阶段性任务，平安凯旋，中心主任林玫率队迎接。

9月10日以来，由福建省莆田市首先暴发的新冠肺炎疫情迅速扩散至泉州、厦门、漳州等地。9月20日，应国务院联防联控机制综合组调派，中心派出陆皓泉、刘银品、李春英3名专家支援厦门。抗疫期间，中心3名专家与其他专家组成员一起发扬连续奋战精神，每日研读阳性病例流调报告，梳理病例流调核心信息，指导一线流调队员认真排查相关密切接触者，定时推送疫情分析报告，分析疫情特点，研判疫情形势，提出防控重点，第一时间将研判结果推送至现场，阻断传播风险。9月29日，福建省首次实现本土病例0新增，疫情防控工作取得阶段性成效。

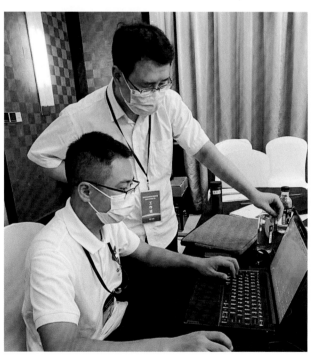

刘银品（左一）与同事在梳理病例流调核心信息

【开展全民健康生活方式宣传月活动】　9月，在自治区卫生健康委指导下，中心举办为期一个月的全民健康生活方式宣传活动。

活动通过线上宣传的方式，以"减油、减盐、减糖"

为主题，根据核心信息创作了《工作加油　生活减油——点击 get 职场减油秘籍》《"盐"多必失 食用盐的 5G 时代来啦》《再不减糖，你还要不要"脸"了？》3 篇微图文，以广西疾控微信公众号为载体在微信朋友圈进行投放，投放覆盖 14 个设区市，投放曝光量共 90 万人次。同时，宣传月活动期间，在广西新闻网、南宁新闻网等媒体推广 9 篇关于"三减三健"相关内容软文，加强公众对"三减三健"核心信息的了解及减盐减油减糖的技能。

【组织开展结核病防治服务行动】　9 月，按照自治区卫生健康委"万名医生进校园"服务行动工作方案，中心利用 9 月开学季组织结核病防制所和各地市结核病防治机构专业技术人员 22170 人次，深入 5092 所学校开展结核病防治进校园服务行动。

本次行动共开展授课及讲座 26743 场，主题班会宣传 2904 期，发放结核病防治宣传资料 297 万份，直接受益师生员工达 293 万人。2021 年广西报告的学校结核病例与 2020 年相比，下降 5.54%；报告的学校聚集性疫情与 2020 年相比，下降 8.33%。"万名医生进校园"服务行动有效推进了消除校园结核危害相关工作。

【开展南宁轨道 5 号线竣工验收卫生学评价工作】　10 月 8 日，中心对即将投入运营的南宁轨道交通 5 号线一期工程进行竣工验收卫生学评价工作。

南宁轨道交通 5 号线是广西首条采用全自动无人驾驶模式运行的地铁线路，一期工程全长 20.214 千米，共设 17 座车站，南起江南区国凯大道站，途经江南区、西乡塘区、兴宁区，东止于兴宁区金桥客运站。项目运营前，中心环境卫生与地方病防制所受南宁轨道交通集团有限责任公司委托，就车站公共区域和列车车厢空气质量、集中空调通风系统、生活饮用水等 12 个公共卫生内容进行全面的卫生学评价。

【举办"国际女童日"倡导关爱行动】　10 月 10 日，中心预防医学门诊部联合广西德乐儿童慈善帮扶中心、社区志愿者约 30 人在艾滋病健康基金会项目的支持下，共同举办"国际女童日"倡导关爱行动，呼吁社会各界更多地关注女童，特别是受疾病、贫困影响的特殊女童。

2021 年 10 月 11 日是第十个"国际女童日"，我国的宣传主题是"让她们的声音更响亮"。关爱活动通过大手拉小手的方式，增进女孩们的相互认识，树立自信，相互鼓励，在玩乐中学会成长和感恩。中心关爱门诊护士长陆春燕让参与活动的女孩们分享她们的成长故事，勇敢地表达自己的想法，写下自己的梦想和愿望，鼓励大家一起为目标努力奋斗。

【完成第三批国家慢性病综合防控示范区现场复审调研】　10 月 11—13 日，中心受自治区卫生健康委委托，派出专家组对第三批国家慢性病综合防控示范区桂林市叠彩区开展实地复审调研。

专家组通过查阅资料、现场考察和交流座谈的形式，对叠彩区慢性病综合防控示范区工作进行全面评估，并走访医疗卫生机构、健康学校、健康单位、健康社区、健康食堂和健康主题公园等。专家组肯定了叠彩区的慢性病综合防控工作，同时对存在的问题提出意见和建议。

【BSL-3 实验室接受生物安全飞行检查】　10 月 12 日，国家卫生健康委组织由广东省卫生健康委副主任、党组成员，省中医药局党组书记、局长徐庆锋担任组长的专家组一行 7 人对中心 BSL-3 实验室进行飞行检查。自治区卫生健康委党组成员、副主任李勇强，科教处副处长凌永平，中心主任、BSL-3 实验室主任林玫，BSL-3 实验室全体人员及相关科所负责人参加此次检查。

检查组通过听取汇报、直接提问、查阅资料、现场核查等方式，全面了解中心 BSL-3 实验室生物安全管理运行情况、新冠病毒实验活动开展情况、毒种和样本保存情况等，肯定了实验室的运行管理情况，提出了整改意见和建议。BSL-3 实验室严格按照检查组的意见及建议进行整改，不断提升实验室生物安全的管理水平。

【自治区卫生健康委巡查组到中心开展网络安全巡查】　10 月 15 日，自治区卫生健康委巡查组第二小组一行 7 人在自治区卫生健康统计信息中心副主任张杰的带领下，到中心开展网络安全巡查工作。

张杰介绍本次检查的目的、内容及相关要求。中心纪委书记覃柯滔汇报中心信息化建设和网络信息安全管理工作情况。巡查组听取了汇报，通过查阅台账材料、实地检查、技术检测等方式对中心网络安全工作制度落实情况、网络安全和系统管理情况等6项内容进行检查，并反馈结果。中心表示，会对检查中发现的问题作进一步完善管理制度和应急预案，提高防范技术能力，强化信息系统的网络安全抗风险能力。

【联合举办"世界乳腺癌宣传日"活动】　10月15日，由自治区疾病预防控制中心、广西医科大学附属肿瘤医院主办，北海市卫生健康委员会、北海市总工会、北海市妇女联合会承办的"世界乳腺癌宣传日"暨肿瘤防治下基层广西巾帼行动联合公益宣传活动在北海市举行。

2021年10月18日是"世界乳腺癌宣传日"。此次宣传活动主要通过现场宣传、专家咨询、乳腺癌和甲状腺癌筛查及专家讲座等多种形式，让大众对乳腺癌防治有更进一步的认识，以更好地防控乳腺癌。

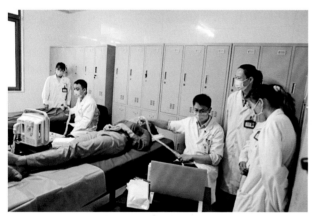

在"世界乳腺癌宣传日"活动中，中心专家为群众进行乳腺癌和甲状腺癌筛查

【参与向越南捐赠新冠疫苗工作】　10月21日，为深入贯彻落实习近平总书记关于加强疫情防控国际合作，构建人类健康命运共同体的重要指示精神，广西积极回应越南政府请求，以自治区人民政府的名义向越南捐赠一批新冠疫苗和抗疫医疗物资。中心委派免疫规划所副所长杜进发等2人参与此次新冠疫苗捐赠工作。杜进发一行在疫苗采购、管理和运输各个环节严把关、把好关，将合格的疫苗交给越南。

【开展内部质量体系审核与管理评审】　10月25日至11月1日，中心委托质量管理科对2020年度管理评审决议进行跟踪落实，并组织开展2021年度中心质量体系内部审核，对中心质量体系在21个科所的运行情况进行检查，共检出7个不符合项和基本符合项，对所发现的问题逐一进行汇总，抄送至各科所并要求各相关科所针对问题进行整改，内审组跟踪验证，举一反三，强化良好质量管理工作意识。各相关科所根据问题按时完成整改，内审员对整改情况进行跟踪验证。

【开展食品安全进企业宣讲活动】　10月26日，中心食品安全风险监测与评价所主任技师方志峰一行2人到防城港港务集团有限公司开展食品安全进企业宣讲活动。该公司领导班子、餐饮企业负责人、各部门职工80多人参加活动。

两位专家通过PPT形式，讲解了食品安全和合理膳食等方面的基本知识，解答了什么是食物中毒、食物中毒有哪些特点、什么样的食品能够引起中毒、如何预防食物中毒、发生食物中毒后应怎么处理等问题，并对食品安全及营养健康中常见的误区和热点话题进行了解释和澄清。

【开展边境地区重点场所消毒指导工作】　10月26日，中心按照自治区新冠肺炎疫情防控指挥部指示精神，组织消杀与媒介防制所所长唐小兰一行4名专家到边境地区开展重点场所消毒指导工作。

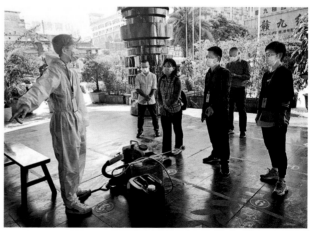

专家组指导隔离酒店开展消毒工作

专家组先后来到隔离酒店、口岸、入境冷链货场开展现场指导，并通过与当地疾病预防控制中心、各单位负责人及消毒工作人员进行交流，查看消毒记录、转运车辆和冷链食品消毒操作过程，指出各

单位在消毒过程中存在的问题，就如何采取科学精准的消毒措施，减少入境人员和进口冷链食品带来的输入风险提出意见，推动各单位进一步强化防范疫情防控风险隐患的相关措施。

【中心党委开展党建融合下基层活动】　10月28日，中心党委、北海市疾病预防控制中心党支部、海城区卫健党工委、东街街道党工委和东街茶亭路社区党委以党建联建模式举办五级党建联建引领慢性病综合防控示范区建设"三高共管"下基层启动活动。中心党委书记吕炜，北海市疾病预防控制中心党支部书记、主任刘青华，北海市海城区党委副书记程霞以及相关单位领导、党员、专家等100余人参加活动。

吕炜在活动启动会上强调发挥党建联建优势，共同提高国家慢性病防控示范区人群"三高"（高血压、高血糖、高血脂）管理水平的重要性。活动举办了健康知识讲座，专家讲解了高血压相关健康知识，并设置互动有奖问答。现场开展义诊活动，进行健康教育宣传。活动还组织观看了党课微视频，汲取历史营养，传承红色基因。

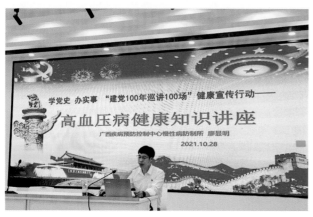

中心专家在"三高共管"活动中进行高血压知识宣讲

【举办"感党恩　跟党走"党史知识竞赛活动】10月29日，中心举办"感党恩　跟党走"党史知识竞赛活动。比赛邀请了自治区卫生健康委直属机关党委专职副书记陈彦和党委学史办的同志到现场进行指导，中心党委书记吕炜，中心党委副书记、主任林玫，中心领导班子其他成员和党委委员出席比赛，中心22个党支部组队参赛。

比赛分为初赛、复赛、决赛，题型有必答题、

抢答题、风险题。通过比拼，中心第七党支部获一等奖，第一党支部、第十九党支部获二等奖，第二党支部、第十二党支部、第二十二党支部获三等奖。陈彦、吕炜、林玫等为获奖队伍颁奖，并勉励全体党员干部要进一步深入学习党史，增强政治意识、使命意识和大局观念，充分发挥党员先锋模范作用。

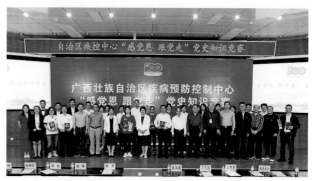

参与"感党恩　跟党走"党史知识竞赛人员合影

【开展慢性病前瞻性研究柳州项目点第三次重复调查】　10—12月，为做好中国慢性病前瞻性研究项目工作，根据项目工作进度及质量控制要求，中心组织慢性非传染性疾病防制所专家两次赴柳州项目点对项目进行第三次重复调查督导。

在柳州项目点，专家组通过座谈和走访的形式，对项目现场人员、经费、社区准备、新冠肺炎防控等内容进行调查，了解项目开展的情况和面临的困难与问题，提出相关意见和建议，并督促项目点对相关问题进行整改。截至2021年12月底，柳州项目点如期完成2700人的随访任务。

【开展广西重点人群口腔健康状况监测督导】　11月1日，广西重点人群口腔健康状况监测现场调查工作正式拉开序幕。调查期间，中心与广西医科大学附属口腔医院对每个监测点的工作开展进行多轮现场督导和质量控制检查，共计开展18次省级督导，所有调查人员现场标准一致性检验结果均合格，确保了调查工作质量和监测数据的准确性。

【参加"党史故事大家讲"比赛活动】　11月1日，自治区卫生健康委举办"党史故事大家讲"主题读书展演活动，中心党委书记吕炜带领中心参赛选手参加展演。其中，疫苗临床研究所黄腾展示的《迟到的诀别：赵一曼的"示儿书"》获一等奖，营养

与学校卫生所李晓鹏演绎的《春天的故事》获三等奖，后勤服务保障科梁羡篁讲述的《"两弹一星"精神永放光芒》获优秀奖。

中心自开展党史学习教育活动以来，坚决落实上级党委部署要求，做好"固定动作"，创新"自选动作"，召开专题研讨会议，举办专题讲座、党史知识竞赛等活动，打造中心党史学习阵地。中心更是以参加"党史故事大家讲"比赛为契机，持续深入地开展党史学习教育。

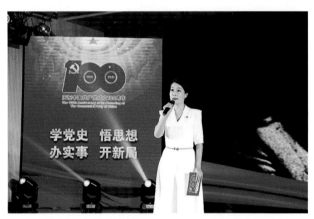

黄腾演讲《迟到的诀别：赵一曼的"示儿书"》

【自治区卫生监督所到中心开展传染病防治监督检查】　11月1日，自治区卫生监督所四级调研员卢华一行6人到中心开展传染病防治国家随机监督检查工作。中心副主任方钟燎及综合办公室、质量管理科、免疫规划所等相关科所工作人员陪同检查。

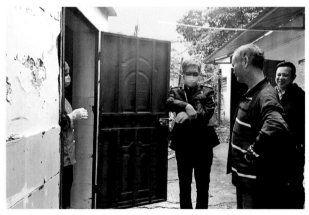

自治区卫生监督所检查组在中心开展监督检查工作

方钟燎汇报中心传染病防控工作情况。检查组先后到有关科所、医疗废物暂存间、污水处理站、冷库、生物安全防护实验室，通过现场查看、查阅资料、问询交流等方式，了解中心传染病防控综合管理、预防接种、疫情报告、疫情控制、医疗废弃物处置、生物安全管理等方面的工作情况。检查组肯定了中心传染病防控工作，并希望中心继续做好传染病防控工作，发挥中心在广西传染病防控的指导单位、标杆单位作用。

【自治区科技厅副厅长唐咸来率队到中心调研指导】　11月4日，自治区科技厅副厅长唐咸来、社会发展科技处处长张士军到中心进行实地调研考察，中心综合办公室、科研与培训科、急性传染性疾病防制所等相关科所负责人参加调研座谈。

调研组参观了中心生物安全三级实验室以及急性传染病防制所、结核病防制所和艾滋病防制所的实验室，了解中心科研工作、重点实验室建设、人才队伍建设及规划等方面情况，并就相关情况进行讨论。座谈会上，中心主任林玫介绍了中心科研工作、重点实验室建设情况和科研工作进展过程中遇到的困难和问题。唐咸来肯定了中心在承担政府赋予职责的基础上推进科研发展所取得的成绩，并就中心今后的科研工作提出意见和建议。

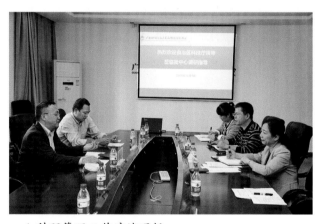

科研管理工作座谈现场

【组织离退休人员开展文艺作品展参观活动】　11月9日，中心组织离退休人员40余人到广西老年大学参观自治区第九届"多彩金秋"文化活动文艺作品展。

本次展览以"感党恩　跟党走"为主题，共征集到参展作品近1700幅（份）。经专家评选，共选出560幅书画作品、200幅摄影作品、160份手工作品及出版刊物进行展出。作品围绕主题，用不同艺术形式歌颂党恩，展现盛世伟大成就、时代风貌和幸福生活。中心的退休人员谭春梅、梁玉裕的作品当选并展出。

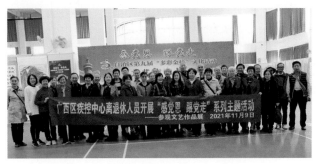

参加文艺作品展活动的离退休人员合影

【自治区预算执行督导组到中心调研督导】　11月10日，自治区财政厅社保处处长江庆深、副处长马丽联合自治区卫生健康委财务处处长韦加饰等一行7人到中心开展预算执行督导及调研工作。中心主任林玫、副主任赵鹏、副主任钟革及相关科所负责人参加座谈会。

会上，马丽介绍了本次督导的目的、要求及中心的预算执行情况。江庆深和韦加饰分别对中心前一阶段的预算执行情况表示肯定，并对下一阶段工作做出指导和部署，希望中心继续加强预算管理，推动各项目按时按质按量完成。林玫汇报中心预算执行情况，并表示中心将加大预算执行力度，加快推动广西公共卫生事业和中心各项工作的高质量发展。

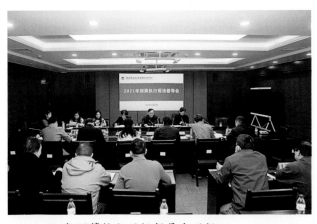

2021年预算执行现场督导会现场

【组织开展广西基本公共卫生服务项目调研】　11月12日，根据自治区卫生健康委部署，中心组织相关科所专家组成专家组，选取南宁、桂林、崇左、河池等市进行广西2021年基本公共卫生服务项目工作进展情况进行调研和督查。

专家组在南宁市、桂林市、崇左市、河池市分别抽选2个县，每个县选择2家乡镇卫生院或社区卫生服务中心进行调研和督查。专家组通过查阅资料、座谈、现场考察等形式，了解各地基本公共卫生服务管理、经费使用、服务质量、管理数量、工作人员收入、存在的困难与问题等情况，并形成督导报告，上报自治区卫生健康委。

【派出专家驰援大连抗疫】　11月15日，根据国务院应对新型冠状病毒联防联控机制综合组统一部署，中心选派急性传染病防制所所长李永红主任医师、何为涛副主任医师两名流行病学专家，赴辽宁省大连市开展疫情防控工作。

11月上旬，又一轮新冠肺炎疫情伴随2021年的寒潮降临大连。疫情面前显担当，恪尽职守践初心。在收到出发的通知后，两名专家迅速完成工作交接，火速踏上前往驰援大连的征途。

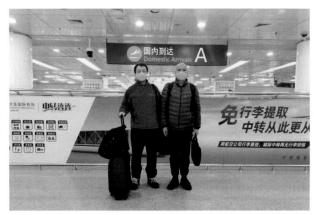

李永红（右一）、何为涛（左一）两名专家抵达大连市

【右江民族医学院到中心开展实习工作检查交流】　11月15日，右江民族医学院公共卫生与管理学院院长郭蕊一行5人到中心开展实习生实习工作检查交流。本次实习生检查交流以座谈会的形式开展。中心副主任黄兆勇，科研与培训科相关人员，健康教育与传媒科等科所负责人、实习生带教老师及右江民族医学院公共卫生与管理学院实习生参加座谈会。

2021年右江民族医学院公共卫生与管理学院安排两批次共16名实习生到中心健康教育与传媒科、结核病防制所等科所实习。座谈会上，黄兆勇介绍了中心基本情况、实习生带教工作开展情况等。各科所对实习生在中心的德勤能表现、学习工作表现

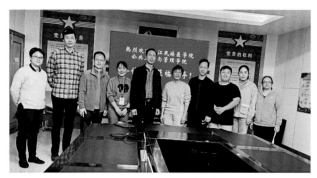

参与实习工作检查交流人员合影

等进行反馈。郭蕊表达了此行的目的，并希望双方今后能继续加强合作交流，互派人员开展进修学习。

【承接的23价肺炎疫苗接受现场核查】 11月15—19日，国家药品监督管理局食品药品审核查验中心组织有关专家赴广西柳州市，对中心承接的玉溪沃森生物技术有限公司的23价肺炎疫苗批间一致性临床研究进行数据现场核查。检查组对项目文件夹、原始资料等内容进行检查，检查结束后出具核查报告。临床试验负责机构针对核查报告中的不合格项作出书面说明澄清，与核查报告一并递交国家药品监督管理局。

【举行"万名医生进校园"结核病防治知识宣传活动】 11月16日，中心在广西交通职业技术学院举行"万名医生进校园"结核病防治知识宣传活动。

本次活动以结核病防治知识展板宣传、专家知识讲座、文艺汇演、结核病防治知识互动有奖问答和健康义诊咨询的方式开展。在活动中，结核病防制所所长梁大斌介绍了什么是结核病、结核病如何传播、结核病怎么预防、结核病能否治好以及确诊结核病该怎么办等相关知识，把结核病防治知识传播到广大师生的心里。

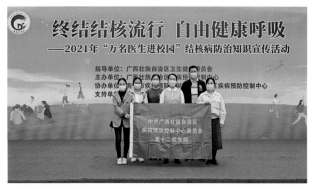

参与结核病防治知识宣传活动人员合影

【流调专家助力两地打赢"德尔塔"围歼战】 11月17日，中心副主任医师钟延旭、主管医师刘银品两名专家完成驰援贵州省、江西省疫情防控任务返回南宁。中心党委副书记李广山率队迎接。

10月中旬以来，全国多个省份暴发由境外德尔塔（Delta）变异毒株引起的新冠肺炎疫情。受国务院应对新型冠状病毒联防联控机制综合组指派，中心钟延旭、刘银品作为国家专家组成员，连续奔赴贵州省遵义市和江西省上饶市，全力投入两地疫情防控工作。两位专家同其他成员一道，通过传帮带的方式，进一步增强当地基层疾控人员应对疫情防控能力，并得到贵州省、遵义市、江西省、上饶市疫情防控指挥部主要领导的高度肯定和衷心感谢。

【开展过渡期监测对象和脱贫户帮扶联系工作】 11月23—24日，中心派出6名干部组成工作组前往龙胜马堤乡马堤村开展过渡期监测对象和脱贫户帮扶联系工作。

工作组一行在马堤村委会与马堤村村两委、驻村工作队员进行交流，了解全村的发展状况、有关惠农政策的落实情况、当地特色农产品的生产销售情况以及存在的困难和问题。工作组成员分别与23户结对帮扶户进行沟通和交流，了解他们近期的生活状况、相关补助政策的享受情况、家庭收支情况以及遇到的困难和问题等，协调和帮助他们解决问题，并做好后续跟踪及帮扶工作。

【中心农工党支部开展中共党史学习教育活动】 11月23—24日，中心农工党支部组织支部部分党员前往梧州开展中共党史学习教育活动。农工党广

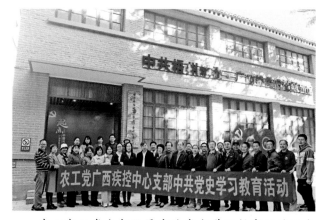

中心农工党支部开展中共党史学习教育活动同志合影

西区委专职副主委何玉庭、组织部部长闭胜，农工党梧州市委会专职副主委兼秘书长刘萍以及中心党委委员周昌明同志参加活动。

活动围绕"学党史　话初心　筑同心　谋发展"开展，各党员先后参观中共梧州地委、广西特委陈列馆，考察梧州市博物馆、英国驻梧州领事馆旧址和苍海新区项目，了解中共梧州地委、广西特委在广西革命史上发挥的关键作用，感受革命先辈鞠躬尽瘁、死而后已的伟大爱国精神和全心全意为人民服务的初心。

【2021年粤桂卫生应急演练在东莞市举行】　11月27日，粤桂卫生应急演练在广东省东莞市举行。广西南宁市、柳州市、桂林市等地的卫生应急队员会同广东省21个地市的210余名卫生应急队员参加演练。这是继2014年、2016年、2018年之后，粤桂两地第四次联合开展卫生应急演练，同时也是粤桂两地首次联合开展考核式卫生应急演练。自治区卫生健康委一级巡视员麦家志和广东省卫生健康委主任朱宏出席启动仪式。

本次演练充分拓展两省区人才、技术、设备的交流合作领域，检验两省区卫生应急队伍协作和实战水平，提升突发事件现场紧急医学救援能力和现场公共卫生事件应急处置能力，进一步深化了粤桂卫生应急合作。广西队伍努力拼搏，在应急装备配置、新冠病毒筛查、手术技能比武等科目中名列前茅。

【启动新型冠状病毒mRNA疫苗Ⅲb期临床试验】11月28日，中心承接的玉溪沃森生物技术有限公司、云南沃森生物技术股份有限公司的新型冠状病毒mRNA疫苗Ⅲb期临床试验在柳州市启动入组，并完成1400名受试者入组工作，免后14天采血访视完成率达99.9%。之后，现场开展受试者后续访视采血和安全性随访工作。

【开展BSL-3实验室生物安全内部审核】　12月1—2日，中心组织由实验室管理人员、生物安全委员会成员组成的内审组对BSL-3实验室进行生物安全内部审核。

内审组通过现场观察、资料审核、询问等方式，对BSL-3实验室安全管理体系运行的有效性、实验活动操作的规范性、实验室消毒、菌（毒）种管理、信息记录等进行审核，共发现3个不符合项。针对内审过程中发现的不符合项，BSL-3实验室负责人组织人员对不符合项进行原因分析，并提出整改计划，按整改计划逐项落实整改工作。各项改进措施均得到落实，内审员同步进行跟踪验证，形成闭环。

【完成扶绥和宁明两县全员核酸检测支援任务】12月5日，崇左市扶绥县报告一名新冠阳性患者，为遏制疫情蔓延，扶绥县在12月6日立即开展全员核酸检测。由于当地的检测能力有限，自治区疫情防控指挥部紧急调集广西移动检测车支援扶绥。中心接到任务后派出9名专业技术人员组成支援队和国家突发传染病防控队的移动检测车奔赴疫区。支援队与其他支援队通力合作，24小时内完成扶绥县第一轮全员核酸筛查，共检测约15万人，结果均为阴性。

12月7日，宁明县报告一例本土新冠阳性病例。中心支援队即刻赶赴宁明，和其他支援队一起完成宁明县两轮和扶绥县第二轮全员核酸筛查，共检测约30万人，结果均为阴性。

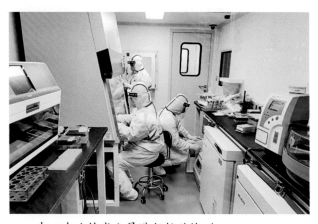

中心专业技术人员进行核酸检测

【广西民族大学文学院到中心开展实习交流座谈】12月7日，广西民族大学文学院副院长陆晓芹、教授陈爱中莅临中心开展实习交流座谈活动。中心副主任黄兆勇和科研与培训科、采购科等相关科所负责人及带教老师、广西民族大学文学院实习生参加座谈。

2021年广西民族大学文学院安排三批次共22名实习生到中心实习。座谈会上，科研与培训科副科长林康明介绍了中心概况及主要业务、既往实习工作开展情况等。相关科所负责人对实习情况给出较高的评价。陆晓芹希望今后能继续与中心加强合作。

【中心荣获自治区卫生健康委举办的党史知识竞赛二等奖】　12月7日，自治区卫生健康委举办"感党恩　跟党走"党史知识竞赛，中心选派廖敏、于洋、赵锦明、李科全组成疾控卫士梦之队参赛。中心党委书记吕炜、党委副书记李广山等现场观赛并为选手加油。

此次竞赛，委直属共22个单位参赛，分初赛、决赛两轮进行，比赛内容为党史知识和时事政治，全面检验参赛选手对党史知识的熟悉程度以及党史学习的深度。中心参赛选手通过必答、抢答、风险、时事政治环节的比拼，最终获得二等奖的好成绩。

【BSL-3实验室通过新型冠状病毒实验现场评估论证】　12月8—10日，国家卫生健康委科教司组织以中国科学院微生物研究所贾晓娟研究员为组长的评估专家组一行6人，对中心生物安全三级实验室（BSL-3实验室）开展新型冠状病毒实验活动现场评估论证。国家卫生健康委科教司监察专员刘登峰、生安处处长梁冰，自治区卫生健康委副主任李勇强、科教处处长王盛，以及中心主任林玫参加线上会议。自治区卫生健康委科教处副处长凌永平、中心党委书记吕炜及副主任钟革参加此次活动。

专家组通过现场观察、资料审核、询问、面试、模拟操作考核等方式，对BSL-3实验室安全管理体系运行的有效性、实验活动操作的规范性、意外事件处理、实验室消毒、菌（毒）种管理、记录信息的可追溯性等进行全方位考核，充分肯定了BSL-3实验室生物安全管理工作，同时就实验室运行管理中的不足提出改进意见。BSL-3实验室对整改工作高度重视，按计划逐项纠正，经内审员跟踪验证，所有整改措施有效，形成闭环，并顺利获得国家卫生健康委同意中心继续开展新型冠状病毒实验活动的批复。

【全球首个痢疾多糖结合疫苗Ⅲ期临床研究启动入组】　12月10—26日，以中心作为组长单位组织实施的全球首个痢疾多糖结合疫苗Ⅲ期临床研究，在广西贺州市、钟山县、三江侗族自治县和鹿寨县

陆续启动入组。该疫苗系北京智飞绿竹生物制药有限公司研制，是预防福氏2a志贺氏菌和宋内氏志贺氏菌引起的细菌性痢疾的新一代多糖结合疫苗，计划在广西、河北和四川三个省（自治区）开展Ⅲ期临床研究，共招募6月龄～5岁儿童21000名，是国内迄今为止规模最大的儿童疫苗临床研究。

【完成支援云南省疫情防控任务】　12月17日，中心环境与地方病防制所副主任医师陆皓泉完成驰援云南疫情防控工作任务返回南宁，中心党委副书记李广山率队迎接。

12月4日，应国务院应对新型冠状病毒联防联控机制综合组调派，中心派出陆皓泉加入陇川工作组驰援云南省陇川县，支援当地疫情防控工作。经过陇川工作组和当地同事的共同努力，陇川县本轮疫情未发生社区传播，疫情迅速得到控制。

【派出73名专业技术人员赴东兴市处置疫情】　12月20日，广西东兴市发生第一例本土新冠肺炎病例，中心高度重视，派出由中心主任林玫等领导带领的专家组赴现场处置疫情。中心先后派出73名专业人员紧急驰援。根据中心党委安排，驰援队伍迅速在疫情发生地江平镇抗疫一线成立临时党支部。临时党支部书记林玫、副书记钟革始终坚持在一线统筹指挥，组织党员同志充分发挥党支部战斗堡垒作用。

驰援队伍累计开展现场调查6000多人次，撰写个案报告1000余份、风险评估和疫情分析20余份，完成核酸筛查4万余人次，排查消杀风险点近100个，为东兴疫情防控阻击战取得阶段性胜利做出了突出贡献。

【中心代表队在自治区第二届营养职业技能大赛中喜获佳绩】　12月20—21日，自治区第二届营养职业大赛在南宁市举办。本次大赛共35个参赛队伍140名选手，分别来自广西各市和区直医疗卫生机构、学校、科研单位以及食品营养相关企业等共70多个单位。

中心代表队秦秋兰、姚雪婷、陆武镪、蒙浩洋4名队员分别参加公卫组公共营养师和配餐员2个项目的竞赛，并获得团队二等奖、个人二等奖1人、三等奖3人的佳绩。

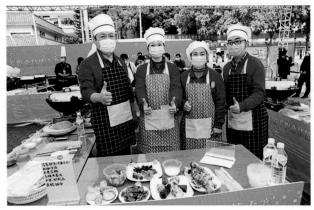

参与第二届营养职业技能大赛的中心代表队队员合影

【承接的腮腺炎减毒活疫苗Ⅳ期临床试验进行数据现场核查】　12月21—24日，国家药品监督管理局食品药品审核查验中心组织有关专家赴广西贺州市对中心承接的科兴（大连）疫苗技术有限公司的腮腺炎减毒活疫苗Ⅳ期临床试验进行数据现场核查。

核查组对项目文件夹、原始资料等内容进行检查。检查过程中专家组针对伦理委员会、临床试验负责机构和试验现场、项目实施等方面发现的问题与研究者进行沟通并给出指导意见，检查结束后出具核查报告。临床试验负责机构针对核查报告中的问题作出书面说明澄清，与核查报告一并递交国家药品监督管理局。

【举办2021年道德讲堂活动】　12月27日，中心举办2021年道德讲堂活动，中心党委书记吕炜、党委副书记李广山、党委委员及全体干部职工参加活动。

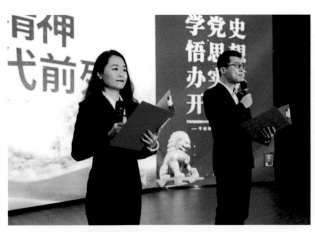

2021年道德讲堂进行诗歌朗诵

本次活动以"学习百年党史　汲取奋进力量"为主题，通过唱一首歌、看短片、讲故事、诵经典、谈感想、寄希望6个环节，号召中心干部职工一起向道德模范致敬，感悟道德力量，传承红色精神。李广山借本次道德讲堂活动向中心干部职工寄希望送祝福。

【组织专家对百色市右江区开展慢性病综合防控示范区复审调研】　12月27—29日，受自治区卫生健康委委托，中心组织专家对百色市右江区开展自治区级慢性病综合防控示范区实地复审调研。

专家组走访医疗卫生机构、健康单位、健康社区、健康主题公园、健康餐厅等，并通过专家小组会、工作座谈会等方式，了解百色市右江区慢性病综合防控示范区建设工作情况、经验与亮点等，并对示范区工作进行全面评估。专家组针对现场调研情况进行反馈，提出指导性建议，顺利完成现场复审工作。

【BSL-3实验室开展生物安全意外事件应急演练】　12月30日，中心组织BSL-3实验室开展生物安全意外事件应急演练。演练模拟在新冠病毒分离培养实验操作过程中，实验室排风机组故障，导致防护区内负压消失时的应急处置。

演练中，演练人员应急处置有条不紊、人员分工合理、职责明确，圆满地完成演练任务。演练结束后，演练人员进行讨论交流，对演练过程中存在的不足提出有针对性的意见和建议。

【驰援东兴疫情防控队伍联合开展党建活动】　12月30日，中心及全区疾控系统与防城港公安系统驰援东兴疫情防控队伍组织党员队员联合开展集体重温入党誓词活动。在防城港市副市长、公安局局长覃汇和自治区疾病预防控制中心党委副书记、中心主任林玫的带领下，党员们面对鲜红的党旗整齐列队，举起右手庄严地宣读誓词。

面对突如其来的疫情，全区疾控系统与防城港公安系统均在第一时间组织精干力量赶赴现场，组成联合流调队伍，并肩携手，共同开展流调工作。队伍中的党员同志总是主动承担最艰苦的任务，以实际行动诠释了党员干部发挥先锋模范作用的精神，将党旗插在疫情防控最前线。

【完成慢性病监测工作报告】 12月，中心完成慢性病监测工作报告，包括广西 2020 年常住居民年度死亡率及主要死因统计分析报告、广西 2018 年慢性病营养监测报告、广西 2019 年监测点慢性阻塞性肺疾病监测报告三部分内容，为"健康中国 2030"和"健康广西"行动的效果评估提供本底资料，同时为卫生行政部门政策制定、各科研院校以及其他部门行业研究提供参考数据。

【通过全国第十二轮抗结核药物敏感性试验熟练度测试考核】 2021 年，中国疾病预防控制中心组织开展全国第十二轮抗结核药物敏感性试验熟练度测试工作，包括中心在内的全国共 498 家实验室参加本次考核。

中心结核病参比实验室等广西 18 家实验室开展抗结核药物敏感性试验的结核病实验室均顺利通过此次考核，其中一线抗结核药物测试合格率为 100.00%（全国平均率 98.59%），优秀率为 95.00%（全国平均率 93.78%）；二线抗结核药物测试合格率为 100.00%（全国平均率 96.88%），优秀率为 85.00%（全国平均率 82.33%）。

重要会议

【广西迎接世界卫生组织消除疟疾认证筹备会】
1月21日，广西召开迎接世界卫生组织消除疟疾认证筹备会。2019年广西通过消除疟疾考核，2020年我国已正式向世界卫生组织申请国家消除疟疾认证。自治区卫生健康委、自治区疾病预防控制中心、广西边检总站、自治区发展改革委、自治区教育厅等16个单位有关负责人进行座谈。

会议指出，通过世界卫生组织国家消除疟疾认证，是我国政府履行对国际社会做出的消除疟疾的庄严承诺。会议认为，多部门合作是完成此项工作的重要前提。会上，自治区疾病预防控制中心相关人员介绍了各部门认证准备工作清单，与会单位针对任务清单进行梳理和广泛交流，明确各自的工作职责。

【南宁市城市轨道交通卫生学评价报告专家评审会】 2月5日，受南宁轨道交通集团有限责任公司委托，由中心承担对南宁市城市轨道交通4号线一期工程（体育中心东—楞塘村站）、2号线东延工程（东风路—坛泽站）竣工验收的卫生学评价工作，已完成相关卫生指标的检测，检测结果全部符合国家有关标准要求。根据现场卫生学调查和实验室检测检验结果，中心完成《南宁市城市轨道交通4号线一期工程、2号线东延工程（02标）竣工验收卫生学评价报告（送审稿）》（简称《评价报告》）的编撰工作，并邀请相关专家在南宁召开评审会，对《评价报告》进行评审。中心副主任赵鹏、环境卫生与地方病防制所相关负责人和技术骨干以及南宁轨道交通集团有限责任公司有关代表参加评审会。

会上，专家组认真听取项目实施情况汇报，审阅所提交的材料，并在相关质询、答疑和充分讨论后一致同意该卫生学评价报告通过评审。

【2020年度工作总结表彰大会】 2月8日，中心召开2020年度工作总结表彰大会。会议总结了中心2020年各项工作尤其是新冠肺炎疫情防控工作及成绩，提出2021年工作设想，并对业绩突出的科所和个人予以表彰。会议由中心党委书记吕炜主持，中心班子成员及全体干部职工参加会议。

会上，中心主任林玫作了2020年度工作总结报告。林玫指出，2020年，在自治区卫生健康委党组的正确领导下，面对突如其来的新冠肺炎疫情，中心以党建引领业务工作，党政领导班子带领全体干部职工，坚决贯彻落实习近平总书记指示精神，发挥专业技术优势，知难而进，迎难而上，精准实施国家和自治区有关疾病防控策略，为广西

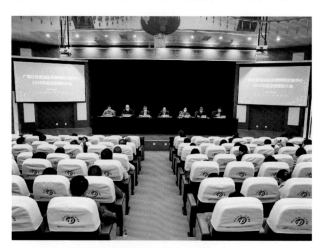

2020年度工作总结表彰大会现场

疫情防控做出了重要贡献。同时统筹推进其他重大疾病防控、健康危害因素监测等工作，各项工作取得很大成效。

中心副主任方钟燎宣读中心获得的厅级及以上荣誉名单。中心副主任黄兆勇、钟革分别主持颁奖环节，中心领导班子成员向荣获中心新冠肺炎疫情防控 13 个先进集体和 127 名先进工作者、2020 年度综合目标管理成效突出的 13 个优秀科所和 6 个表扬科所，以及 74 名"年度工作先进个人"颁发荣誉证书。

【广西新冠肺炎疫情防控工作视频会】 2 月 8 日，中心召开广西新冠肺炎疫情防控工作视频会，总结分析 2020 年广西新冠肺炎疫情防控工作开展情况，分析广西新冠肺炎疫情防控形势，部署广西新冠肺炎疫情防控工作，对新冠肺炎疫情防控工作进行再培训。中心主任林玫及班子成员、中心新冠肺炎疫情防控工作领导小组成员、中心流调消杀采样等相关技术人员和广西各设区市及部分县疾病预防控制中心相关人员参加会议，接受培训。

会上，吕炜强调，要加强作风建设，严格遵守疫情防控规定；要紧盯疫情防控主体责任落实，坚决克服麻痹思想、厌战情绪、侥幸心态；要结合实际，细化落实各项防控措施，全力以赴打赢常态化疫情防控持久战。

林玫通报了广西疫情形势及风险评估情况，并提出五点要求：一是密切关注疫情变化，切实开展风险评估，做好人员、物资和技术的准备；二是密切关注政策和措施的调整，了解新形势，掌握新要求，做好政府参谋和防控工作的技术支撑；三是加强自身能力建设，充分利用联防联控机制，提高疫情防控工作的质量和效率；四是及时发布疫情提示和社会公告，引导公众养成养好卫生习惯，自觉配合疫情防控工作；五是抓好当前的疫情防控工作，落实三年行动计划，推进疾控体制的改革。

【2020 年度党员领导干部民主生活会】 3 月 3 日，中心召开 2020 年度党员领导干部民主生活会。自治区卫生健康委党组成员、副主任庞军，驻自治区卫生健康委纪检组副组长全能，自治区卫生健康委人事处三级调研员唐小丽到会指导，中心领

导班子成员、党委委员参加会议，相关科所人员列席。

会议以认真学习贯彻习近平新时代中国特色社会主义思想，加强政治建设，提高政治能力，坚守人民情怀，夺取决胜全面建成小康社会、实现第一个百年奋斗目标的伟大胜利，开启全面建设社会主义现代化国家新征程为主题。会上，中心党委领导班子联系思想和工作实际，进行自我检视，严肃开展批评和自我批评，明确整改目标和努力方向。庞军作指导点评，他指出，中心作为广西疾病防控技术力量的主心骨，要进一步加强班子建设，把握、贯彻落实"十四五"规划建设内涵，编制好中心的"十四五"规划，谋划好中心的发展，助力广西构建强大的公共卫生体系。

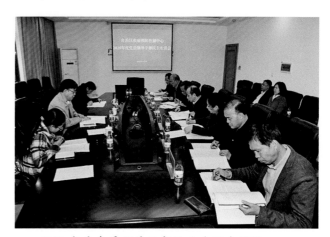

2020 年度党员领导干部民主生活会现场

【国家突发急性传染病防控队（广西）工作会议】 3 月 11 日，中心组织召开 2021 年国家突发急性传染病防控队（广西）（简称"队伍"）工作会议，中心各科所的 65 名队员参加会议。

会议总结了 2020 年队伍工作情况，队员就队伍培训演练、装备补充、应急值守与任务执行等方面进行讨论，最后形成 2021 年队伍工作要点。会上，队长、中心主任林玫肯定了队伍 2020 年的工作成绩，并就 2021 年队伍工作提出期望和要求。林玫指出，2021 年队伍面临新的挑战，希望队伍管理办公室统筹和组织好装备更新换代与维护、培训与演练等各项工作，进一步提升队伍应急处置和保障能力；希望全体队员进一步增强组织纪律性、使命感和责任担当意识，努力提高综合业务水平，在新冠肺炎疫情防控、突发事件处置和重大活动保障中发挥更大作用。副队长、中心副主任钟革要求全体队员把队

伍活动与本职工作有机结合，把专业知识和技能灵活运用到卫生应急的实战中。

【党史学习教育动员部署大会】　4月9日，中心召开党史学习教育动员部署大会，深入学习贯彻习近平总书记在党史学习教育动员大会上的重要讲话精神。中心党委书记吕炜作党史专题党课报告，中心党委副书记、主任林玫作学习动员讲话。会议由纪委书记覃柯滔主持，中心领导班子成员参加会议。

会上，林玫强调，开展党史学习教育是党的政治生活中的一件大事，也是当前的一项重大政治任务，中心党员干部要坚持以习近平新时代中国特色社会主义思想为指导，把学习党史同总结经验、观照现实、推动工作结合起来，抢抓公共卫生体系改革机遇，切实做好三项工作：一要提高政治站位，深刻认识党史学习教育的重大意义；二要明确目标，突出重点，增强学习教育实效性；三要确保学习教育组织到位、措施到位、落实到位。

吕炜作题为"学党史明真理—以贯之强化党建科学化管理——从湘江战役军事重大损失政治原因反思党建科学化的重要性"的党史学习专题报告，并对中心党员干部提出八点要求：全面增强基层党组织政治功能和组织力；党务工作与业务工作融合；注重创立创新党建品牌；建立健全监督制度，坚决用好巡视巡察成果；用好党务公开制度；打造学习型党组织；抓好党支部标准化规范化建设；用好"智慧党建"信息平台。

【网络信息安全工作会议】　4月20日，中心召开网络信息安全工作会议。中心各科所负责人和信息管理员参加会议。

自治区公安厅于4月23—29日开展广西"护网2021"网络攻防实战演练活动，中心被列入防守单位名单。会议部署中心广西"护网2021"网络攻防实战演练相关工作，强调增强网络安全意识的重要性，要求各科所要进一步加强网络安全知识和制度学习，熟悉网络安全事件应急处置的流程，提高应急处置能力；要做好网络安全日常防范工作，规范使用计算机。

【生物安全管理委员会会议】　4月21日和9月18日，中心两次召开生物安全管理委员会会议。中心生物安全管理委员会技术专家王鸣柳等27人参加会议。

会议主要审核申请承担大规模筛查新冠病毒核酸检测单位的相关材料并汇总改进意见及生物安全三级防护实验室新型冠状病毒培养实验活动相关材料，讨论中心新冠实验室检测专用设备、移动病原微生物检测车和移动多功能检测车验收方案，修订中心《菌（毒）种及生物样本资源利用、交流、合作管理规定》及《菌种、毒种（株）和阳性标本管理程序》，汇报2021年生物安全检查发现的问题及整改进度，学习生物安全实验室建设相关标准及规范。

【党的工作暨党风廉政建设和反腐败工作会议】　4月23日，中心党委召开2021年党的工作暨党风廉政建设和反腐败工作会议。会议由中心党委副书记、主任林玫主持。中心党委委员、中心领导班子成员、纪委委员、各党支部委员、全体中层干部参加会议。

会上，中心党委书记吕炜总结了2020年中心党的工作和党风廉政建设工作，肯定了中心2020年党的工作和党风廉政建设工作取得的成效。吕炜要求，要坚持以党的政治建设为统领，不断夯实全面从严治党思想根基；坚持以开展党史学习教育为重点，精心组织建党100周年系列庆祝活动；坚持以党的组织建设为着力点，推动基层党组织全面进步、全面过硬；坚持以作风建设为切入点，持续正风肃纪反腐，守住廉洁从政从业红线。

中心纪委书记覃柯滔传达了自治区十一届纪委七次全会及自治区卫生健康委2021年党的工作暨

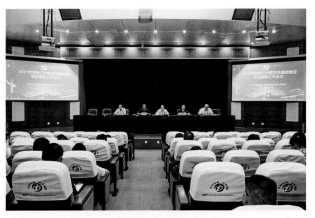

2021年党的工作暨党风廉政建设和反腐败工作会议现场

党风廉政建设和反腐败工作会议精神，总结了2020年中心党风廉政建设和反腐败工作，部署了2021年党风廉政建设和反腐败工作。

林玫在总结发言中提出三点要求：一是各支部、各科所要认真传达贯彻好会议精神，知行合一地促进落实；二是领导班子成员要落实好一岗双责，抓好分管部门的全面从严治党工作；三是全体党员干部要以案为鉴，警钟长鸣，始终牢记铁纪在前，守住清廉底线，筑牢防腐拒变思想防线。

【广西结核病疫情季度分析视频会】 4月25日和8月6日，中心协助自治区卫生健康委分别召开第一季度和第二季度广西结核病疫情分析视频会议。自治区卫生健康委疾控处、自治区疾病预防控制中心和结核病医疗质量控制中心，广西各市、县（市、区）卫生健康委（局）、疾病预防控制中心、结核病防治院（所）、定点医院的分管领导及业务人员参加会议。

自治区卫生健康委疾控处处长陆庆林对广西在应对新冠肺炎疫情常态化防控的同时开展结核病防控所取得的成绩予以肯定，并提出三点要求：一是进一步加强结核病防治质量控制，认真核查工作指标完成情况，发现问题及时整改；二是开展结核病主动筛查工作，特别是对自治区选定的20个重点地区，务必高质量完成筛查工作；三是继续加强学校结核病防控工作，持续开展"万名医生进校园"活动。自治区疾病预防控制中心结核病防制所所长梁大斌等就季度结核病疫情、结核病防控工作进展情况和规范化诊疗进行分析。

【广西食品安全风险监测分析报告会】 5月20日，中心召开广西食品安全风险监测分析报告会。会议邀请了国家食品安全风险评估中心研究员杨大进、张磊和付萍、广西中医药大学教授董柏青和广西医科大学教授郭松超和李习艺等6名专家共同探讨分析广西食品安全状况。

会议总结近年来食品安全风险监测工作情况并分析研判当前广西食品安全现状和主要风险隐患，评估食品安全面临的形势，探讨下一步工作重点。会议围绕2020年广西食品安全风险监测分析报告内容进行讨论。报告涵盖食品监测工作总体概况、监测结果分析与应用、重点食品安全风险隐患、

存在问题及下一步工作建议等4个内容。参会专家就报告的内容进行有针对性的分析，就食品安全风险监测计划的科学性、严谨性以及监测结果的应用进言献策。

【中心科所长及支部书记办公会】 6月7日，中心召开科所长及支部书记办公会。中心党委书记吕炜及领导班子成员、各科所长及党支部书记参加会议。会议由中心主任林玫主持。

会议传达了自治区纪委、自治区卫生健康委有关党风廉政建设文件精神、2021年度自治区卫生健康委信访工作和平安广西建设培训班、保密工作培训班有关要求。会议通报了中心层面重点工作以及相关重要文件、预算执行情况、党风廉政建设情况、防城港国际医学开发试验区食品安全重点实验室筹建情况、广西新冠疫苗接种及边境地区新冠肺炎疫情防控情况及中心党史学习教育工作情况。

林玫传达了全国新冠肺炎疫情和夏季重点传染病防控视频会、广西疫情防控与疫苗接种工作会议精神，要求各科所认真学习贯彻，扎实做好各项工作。吕炜就下一阶段党史学习教育工作进行部署，要求各支部在开展支部工作时要提高政治站位，抓好支部工作，不断推进支部工作。

【安全生产工作专题会议】 6月7日，中心召开安全生产专题会议。中心党委书记吕炜及领导班子成员、安全小组成员、各科所主要负责人参加会议。会议由中心主任林玫主持。

会议传达了2021年度自治区卫生健康委安全生产和消防安全培训班、节能减排培训班有关要求，并就中心安全专项整治工作开展情况进行了通报。会上，中心副主任钟革传达上级关于安全生产的有关文件精神，要求各科所深入贯彻党的十九届五中全会精神和习近平总书记关于安全生产重要论述，深入推进安全生产专项整治三年行动，加强节假日、重大活动安全生产检查工作，有效防范、化解重大安全风险，切实把确保人民生命安全放在第一位落到实处。

会上，林玫作安全生产工作部署。她指出，要狠抓安全生产专项整治三年行动，着力防范、化解重大风险，举一反三，全面深入开展安全风险隐患排查整治工作，有针对性地完善安全生产体制机制

和政策措施，确保专项整治行动全覆盖。吕炜强调，要以防范为主，提高安全管理水平，各科所要增强忧患意识，加强宣传教育，狠抓制度落实。

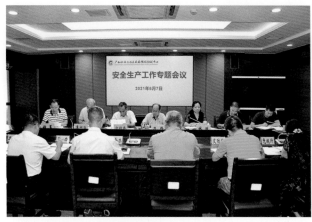

安全生产工作专题会议现场

【**第二季度党委理论学习中心组专题学习会**】　6月17日，中心党委组织召开2021年第二季度中心党委理论学习中心组专题学习会。中心党委委员、纪委委员、各党支部书记等党委理论学习中心组成员参加会议。会议由中心党委书记吕炜主持。

会上，中心党委委员、副主任方钟燎领学党史学习教育有关内容；中心纪委书记覃柯滔领学习近平总书记关于立足新发展阶段、贯彻新发展理念、构建新发展格局的重要论述；中心党委委员、副主任黄兆勇领学习近平新时代中国特色社会主义思想的科学思想方法和工作方法，阐述掌握科学思想方法和工作方法的时代意义；中心党委委员、副主任钟革领学《中国共产党宣传工作条例》和《论党的宣传思想工作》，强调要加强条例学习宣传，完善配套制度，做好督促落实；中心党委书记吕炜传达学习《中共中央关于加强对"一把手"和领导班子监督的意见》精神，在思想上、政治上、行动上始终同以习近平同志为核心的党中央保持高度一致，不断提高政治判断力、政治领悟力、政治执行力。会上，党委理论学习中心组成员结合实际工作畅谈学习体会与感受。

【**庆祝建党100周年暨"七一"表彰大会**】　6月27日，中心党委召开庆祝建党100周年暨"七一"表彰大会。中心党委书记吕炜，党委副书记、中心主任林玫，中心领导班子成员，全体党委委员，全体中层干部，在职全体中共党员以及"光荣在党50

年"老党员代表和离退休党员代表参加会议。会议由林玫主持。

吕炜对一直以来始终忠于使命和乐于奉献的中心全体党员干部致以节日的问候和崇高的敬意。他指出，在中国共产党建党100周年之际，回顾党的百年光辉历程，全体党员干部要以先进典型为榜样，不忘初心，砥砺前行。他希望广大党员干部要进一步解放思想，凝心聚力，攻坚克难，担当实干，以新的更大的成绩迎接建党100周年。

会上，林玫强调，中心全体党员干部要以庆祝建党100周年和表彰先进为契机，对标典型，向先进看齐，进一步坚定理想信念，时刻保持昂扬的斗志和饱满的精神，以更加开放的姿态、改革的决心，在健康广西建设和广西疾控事业高质量发展的新征程上努力奋进。

会议宣读了自治区党委区直机关工委和自治区卫生健康委直属机关党委关于"两优一先"表彰中心人员名单和中心党委关于表彰2020年度优秀共产党员、优秀党务工作者和先进党支部的决定。中心领导班子为"光荣在党50年"老党员代表王树声等9人颁发纪念章，为中心获奖的36名优秀共产党员、10名优秀党务工作者、4个先进党支部代表颁发证书和牌匾。

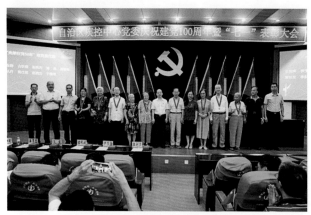

中心领导班子为"光荣在党50年"老党员代表颁发纪念章

【**学习贯彻习近平总书记在庆祝中国共产党成立100周年大会上的重要讲话精神专题会议**】　7月9日，中心党委召开学习贯彻习近平总书记在庆祝中国共产党成立100周年大会上的重要讲话精神专题会议。中心党委副书记、主任林玫，党政领导班子成员，中心党委委员，各党支部书记及全体中层干部参加会议。会议由中心党委书记吕炜主持。

吕炜传达了习近平总书记在庆祝中国共产党成立100周年大会上的重要讲话精神。会上，他提出五点要求：一要勇于担当历史重任，深刻领悟习近平总书记重要讲话精神；二要把学习宣传贯彻习近平总书记在庆祝中国共产党成立100周年大会的重要讲话精神作为当前的重要政治任务抓好抓实；三要提高政治站位，进一步加强中心党的建设；四要坚持党建引领，推进疾控事业高质量发展；五要坚持党建工作与业务工作同谋划、同部署、同推进、同考核，以当前疾控体系改革为契机，解放思想、担当作为、敢于创新。

会上，林玫传达了上级党组织有关党史学习教育工作部署，要求各党支部要认真学习习近平总书记在庆祝中国共产党成立100周年大会上的讲话，弘扬伟大建党精神，聚焦主题，开好党史学习教育专题组织生活会，把学习成果转化为政治能力，转化为推进工作的动力。

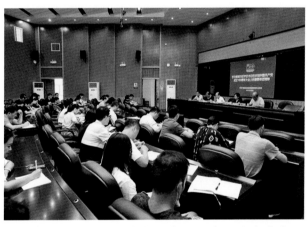

学习贯彻习近平总书记在庆祝中国共产党成立100周年大会上的重要讲话精神专题会议现场

【新型冠状病毒肺炎防控工作领导小组会议】　8月18日，中心召开新型冠状病毒肺炎防控工作领导小组会议。中心党委书记吕炜，中心主任林玫，副主任方钟燎、黄兆勇、钟革，纪委书记覃柯滔及各科所主要负责人参加会议。

会议通报了当前全球、国内及广西新冠肺炎疫情形势及疫情防控工作开展情况，并对疫情形势进行分析研判。中心分管领导及相关科所就新冠疫苗接种、重大会议和活动保障、科普宣传、生物安全、中心内部防控及纪律要求等进行情况通报和工作部署。

会上，林玫传达各级领导对疫情防控工作的指示批示精神，并提出五点要求：一是要高度重视当前疫情防控形势，扎实落实各项防控措施；二是要激活应急状态，做好人员、物资、设备等准备；三是要强化技能培训，认真组织学习上级最新疫情防控策略措施；四是要服从全国疫情防控大局，服从中心安排调度；五是要做好中心内部防控工作，落实生物安全、疫苗接种、人员排查等工作。吕炜强调，各科所要从讲政治的高度充分认识新冠肺炎疫情防控工作的重要性，不折不扣地落实防控职责。

【党风廉政建设和反腐败工作推进会】　8月27日，中心党委召开2021年党风廉政建设和反腐败工作推进会。中心党委书记吕炜及领导班子成员、全体职工参加会议。会议由中心党委副书记、主任林玫主持。

会上，吕炜总结回顾了2021年上半年党风廉政和反腐败工作，从三个方面对中心下一步党风廉政建设和反腐败工作进行部署：一是提高政治站位，强化思想认识；二是落实主体责任，强化责任担当，切实做好对中心"一把手"和领导班子、中层干部及重点岗位职工的监督；三是压实意识形态工作责任，自觉守牢意识形态的"主阵地"。

林玫传达自治区卫生健康委"学党史、强信念、守清廉"警示教育大会的讲话精神，并就落实大会精神作出相关要求。林玫强调，当前广西卫生健康系统反腐败斗争形势依然严峻，全体职工要从查处的违法案件中深刻吸取教训，以案为鉴，准确把握新发展阶段全面从严治党的新要求。中心纪委书记覃柯滔围绕腐败的危害、党的百年反腐历程、反腐败斗争需要"大众化"和紧紧依靠人民群众的支持、参与等方面进行廉政教育授课。

【第三季度党委理论学习中心组专题学习会】　9月17日，中心党委召开2021年第三季度中心党委理论学习中心组专题学习会。中心党委委员、纪委委员、各党支部书记等党委理论学习中心组成员参加会议。会议由中心党委书记吕炜主持。

会上，中心党委副书记、主任林玫领学习近平总书记关于意识形态工作的重要论述，并结合中心实际，对意识形态工作提出要求；中心党委委员、工会主席周昌明领学习近平总书记在庆祝中国共产党成立 100 周年大会上的重要讲话精神及习近平总书记在 2021 年秋季中央党校中青年干部培训班开班仪式上发表的重要讲话;中心党委委员、副主任钟革领学习近平总书记关于发扬斗争精神、防范风险挑战的重要论述,重点阐述斗争的意义、规律和方法;中心党委书记吕炜领学《中国共产党章程》部分章节内容,并强调党章就是党的根本大法,是全党必须遵循的总规矩,坚持用党章指导和规范党的建设的各项工作。党委理论学习中心组成员结合实际工作交流了学习体会与感受。

【免疫规划信息化专家论证会】　9 月 18 日,中心组织自治区公安厅、自治区财政厅预算编审中心、区医院信息网络管理中心、自治区民族医院、自治区卫生健康统计信息中心 5 个单位共计 5 名专家,对《广西疫苗接种指挥平台建设方案及经费测算》进行论证。

【学习贯彻习近平总书记关于生物安全重要讲话精神暨科所长及支部书记办公会】　10 月 9 日,中心召开学习贯彻习近平总书记关于生物安全重要讲话精神暨科所长及支部书记办公会,中心领导班子成员、各科所长及党支部书记参加会议。会议由中心主任林玫主持。

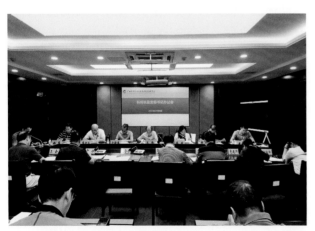

学习贯彻习近平总书记关于生物安全重要讲话精神暨科所长及支部书记办公会现场

会议传达学习贯彻习近平总书记在中共中央政治局第三十三次集体学习时关于加强我国生物安全的重要讲话精神,集体学习新颁布的《安全生产法》,落实国家及自治区新冠肺炎疫情防控工作要求。综合办公室、财务科、后勤服务保障科等科所分别通

报中心重点工作及近期重要文件、预算执行和广西公共卫生应急技术大楼建设等情况。中心分管领导分别就加强安全生产工作、医学科研诚信与作风学风建设、党风廉政建设、生物安全管理和学校卫生等工作进行部署。

林玫传达了广西疫情防控和疫苗接种工作视频会精神,并对重点行政业务工作进行部署。中心党委书记吕炜布置贯彻落实自治区卫生健康委巡查指导党史学习教育反馈意见的有关事宜。

【规范和加强政府采购管理三年专项行动工作领导小组会议】　11 月 5 日,中心召开规范和加强政府采购管理三年专项行动工作领导小组会议,领导小组全体成员参会。会议由领导小组组长、中心党委书记吕炜主持。

领导小组副组长、中心副主任黄兆勇传达自治区卫生健康委关于政府采购工作相关会议精神,领学相关采购政策文件,对中心 2022 年采购工作目标任务、进度安排及工作要求等进行解读。专项行动牵头部门、采购管理科科长李杰文向参会人员介绍中心政府采购管理三年专项行动工作开展情况。会议还就《中心采购管理办法(修订稿)》进行讨论和研究。

领导小组组长、中心主任林玫指出,中心要通过三年专项行动,落实政府采购主体责任,全面梳理中心在政府采购预算编制、内部控制及采购全流程、全链条、各环节的工作情况,查找问题、不留死角,切实将制度落实到位,进一步强化采购全过程的监督检查作用。

会上,吕炜向各科所提出三点要求:一是要认真学习近期下发的政策文件并按专项行动工作方案的要求,积极推进各阶段目标任务,及时向分管领导汇报工作情况;二是通过前期自查自纠发现的问题,进一步细化完善现有采购管理制度体系;三是对问题隐患和制度措施进行动态更新。

【宣布人事任免决定之中心全体中层干部大会】　11 月 12 日和 11 月 19 日,中心召开全体中层干部大会,宣布李广山、李红的人事任免决定。中心领导班子成员、全体中层干部参加会议。会议由中心主任林玫主持。中心新任职的党委副书记李广山、纪委书记李红作履新发言,中心党委书记吕炜发表讲话。

会上，林玫宣读了自治区卫生健康委关于中心领导干部任职决定的相关文件，其中李广山同志任自治区疾病预防控制中心党委副书记，免去其自治区卫生监督所党委副书记职务。李红同志任自治区疾病预防控制中心纪委书记。

李广山、李红在履新发言中表示，坚决服从自治区卫生健康委党组决定，将进一步加强中心思想政治建设、党组织建设、疾控文化建设、制度建设和作风建设等，尽快转变角色，熟悉相关工作。吕炜代表中心领导班子和中心职工对两人到中心任职表示热烈欢迎，并表示坚决拥护委党组的决定和安排。

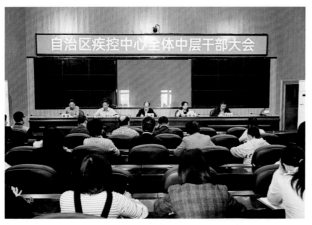

中心召开全体中层干部大会，宣布李广山等同志的人事任免决定

【纠治医疗卫生领域腐败和作风问题暨"以案促改"专项行动工作动员会】　12 月 31 日，中心召开纠治医疗卫生领域腐败和作风问题暨"以案促改"专项行动工作动员会。中心全体干部职工参加会议。会议由中心党委副书记李广山主持。

中心党委书记吕炜就中心纠治医疗卫生领域腐败和作风问题暨"以案促改"专项行动作动员部署并提出明确要求。他强调，各党支部、各科所要深入开展自查自纠，对重点领域、重点岗位、大额资金采购等突出问题，要深入排查并建立问题台账，剖析问题源头，确定整改措施；要强化权力制约，盯紧"一把手"和"关键少数"，严格规范权力运行，制定"权力清单"；要深入开展"以案促改"，把党史学习教育与警示教育融合，着力提高党员干部带头防腐拒变的能力；要强化监督检查，动态掌握存在的有关问题，做好纠治医疗卫生领域腐败和作风问题暨"以案促改"专项行动的各项工作。

中心纪委书记李红对《国家卫生健康委办公厅关于近期医药购销领域和医疗服务中不正之风典型案例》进行通报。

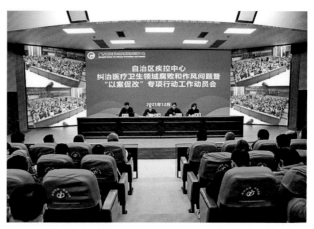

纠治医疗卫生领域腐败和作风问题暨"以案促改"专项行动工作动员会现场

【新冠疫苗 AEFI 调查诊断专家会】　2021 年，根据国家《新型冠状病毒疫苗疑似预防接种异常反应（AEFI）监测与处置方案》的要求，中心组织调查诊断怀疑与接种新型冠状病毒疫苗有关的受种者死亡、危及生命、持续的或显著的人体伤残或失能、先天性异常或出生缺陷（怀疑受种者母亲孕期接种疫苗所致）等严重 AEFI 病例。中心累计召开 13 次调查诊断专家会，对 28 例新冠疫苗严重 AEFI 病例进行因果关联评估，其中 2 例病例不排除预防接种异常反应，剩余 26 例病例不属于预防接种异常反应。

【AFP 病例分类诊断专家会】　2021 年，中心共组织召开 AFP 病例分类诊断专家会议 4 次，对2021 年监测系统报告的疑似 AFP 病例 265 例进行分类诊断，其中 241 例确诊为 AFP 病例，非 AFP 病例 22 例，其他疾病 2 例，未发现脊灰野病毒病例和疫苗衍生病毒病例。

防治艾滋病攻坚工程

2021年是"十四五"的开局之年，广西防治艾滋病攻坚工程经过两轮攻坚，在各级党委、政府对艾滋病防治工作保持高度重视下，艾滋病综合防治工作取得"两扩大、两控制、两平稳"的明显成效。中心充分发挥专业引领和技术指导作用，在广西创新开展防艾警示性宣传教育、艾滋病干预新模式探索和推广、加强源头管控、严厉打击故意传播艾滋病犯罪、加强基层防治艾滋病网络建设、加强艾滋病病例发现和治疗等方面取得实质性突破。2021年，中心全面总结评估了广西第二轮防艾攻坚工程进展情况，并启动了第三轮防艾攻坚工程，持续扎实推进广西防治艾滋病攻坚工程并取得明显成效。

工作进展

开展第二轮防治艾滋病攻坚工程总结。2021年完成第二轮广西防治艾滋病攻坚工程（2015—2020年）终期评估，防治艾滋病攻坚工程总体取得"两扩大、两控制、两平稳"的显著成效，即宣传教育和检测覆盖面明显扩大、经血液和母婴传播艾滋病得到有效控制、婚检孕检人群HIV感染率和抗病毒治疗成功率保持平稳。

启动第三轮广西防治艾滋病攻坚工程。2021年组织制订第三轮广西防治艾滋病攻坚工程（2021—2025年）实施方案。在巩固第二轮攻坚成果的基础上，提出防治艾滋病宣传教育、社会综合治理、综合干预、学校防治艾滋病教育、扩大检测和治疗、基层体系建设、社会救助、科学研究与技术推广等

"新八大工程"，针对传染源发现难和管控难、学校艾滋病疫情上升等突出问题，提出更有针对性的措施，对相关工作指标提出更高要求。实施方案经自治区党委书记、自治区主席签批，于2021年12月3日由自治区党委办公厅、自治区人民政府办公厅联合印发（厅发〔2021〕60号）。

加强学校防艾宣传教育。2015—2021年，自治区卫生健康委、自治区教育厅、共青团区委等多部门联合在学校开展微电影拍摄大赛、大学生防艾辩论赛、中等职业院校"防艾之星"大赛、高校"防艾青年团"选拔赛、防艾禁毒宣传月等系列防艾宣传主题活动，覆盖广西385所高职院校、77所大专院校以及10万高职院校学生和104万大专院校学生。在"世界艾滋病日"期间，中心联合多部门积极开展高校防艾宣传活动。持续推进学校防治艾滋病健康教育基地建设，安排专项经费推动在广西大学、广西艺术学院、广西中医药大学3所高校建设标准高、实用性强的艾滋病防治教育基地，并在高校推广安全套使用和自我检测。2021年已覆盖30个重点县区和示范区。

夯实农村防艾宣传网络。广西乡镇卫生院和社区卫生服务中心均设置独立防艾小组，并设有专门办公室，按要求配备专（兼）职工作人员1～2人，联合村医、社区医生、乡村教师、村干部、社区干部和计生专职干部等多方力量，夯实乡村两级基层艾滋病防治工作网络。广西每年足额拨付农村防艾专项补助经费，按每个行政村每月300元标准聘用2万多名农村防艾宣传员，开展入户面对面艾滋病危害警示教育和艾滋病防治知识宣传。广西各

市、县（市、区）因地制宜地开展富有本地特色、群众喜闻乐见的宣传活动。广西农村居民防治艾滋病知识知晓率从 2015 年的 89.8% 提高到 2021 年的 93.9%，群众的防艾意识不断增强。

防艾社会综合治理成效明显。广西卫生健康部门与公安、司法等部门加强信息互通和工作会商，在加强高危传染源管控、打击故意传播艾滋病犯罪、推进特殊监区建设等方面的工作走在全国前列。2015—2020 年，广西公安机关先后共出动警力 50.5 万人次，组织开展打击卖淫嫖娼专项行动约 6100 次，破获案件 17160 多起，对故意传播艾滋病的违法嫌疑人做到"抓得了、捕得下、诉得出"，对阻断商业性途径传播发挥重要作用。

进一步加强艾滋病检测监测体系建设。截至 2021 年底，广西共建有 513 个艾滋病筛查实验室、1379 个检测点、24 个确证实验室、74 个免疫功能（CD4）检测实验室、34 个病毒载量检测实验室。二级以上医疗机构设立筛查实验室覆盖率为 99.52%，乡镇卫生院设立检测点覆盖率为 99.84%。广西共有自愿咨询检测（VCT）门诊 373 家，覆盖所有设区市、县（市、区）；共设立艾滋病监测哨点 259 个，针对暗娼、嫖客、男男性行为者等目标人群开展持续监测调查；完善县—乡—村随访管理体系；覆盖广西的艾滋病检测监测网络已基本形成并有效运转。

不断完善艾滋病救治救助体系。完善以自治区胸科医院、南宁市第四人民医院等南、北两个区域治疗中心为核心，市级治疗点为主干，县级治疗点为延伸，乡（镇）级医疗机构为补充的艾滋病治疗体系。2021 年，建立广西中医药大学附属瑞康医院等覆盖 14 个设区市的 21 个中医治疗艾滋病项目点；完善性病艾滋病"协同防治"模式，广西共有规范化（合格）性病门诊 203 家；广西 14 个设区市、97 个县（市、区）开展社会救助"一站式"服务，卫生健康部门联合民政、教育等部门落实"四免一关怀"政策，每年符合条件的艾滋病感染者和患者救助覆盖率达到 100%。

重要活动

【广西艾滋病咨询检测工作培训班】　4 月 27—29 日，中心在南宁市举办 2021 年广西艾滋病咨询检

测工作培训班。广西 118 个市、县（市、区）疾病预防控制中心和医疗机构负责检测咨询的业务骨干 160 余人参加培训。

中心艾滋病防制所所长蓝光华介绍了广西艾滋病流行概况与防控措施进展情况及《国家遏制艾滋病传播实施方案（2019—2022 年）》等内容，并对咨询检测工作提出具体工作要求。培训班课程中安排了艾滋病阳性父母告知儿童干预项目的经验介绍，以及《全国艾滋病检测技术规范（2020 年修订版）》、艾滋病自我检测指导手册和《艾滋病病毒暴露后预防技术指南（试用）》等内容介绍。广西脑科医院心理咨询专家韦鑫副主任医师作题为"新冠肺炎疫情下心理危机干预"的讲座。

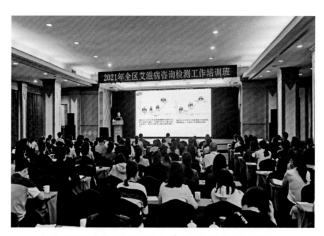

广西艾滋病咨询检测工作培训班授课现场

【举办广西娱乐场所高危人群干预技能培训班】5 月 19—21 日，中心在南宁市举办广西娱乐场所高危人群干预技能培训班，广西各市、县（区）疾病预防控制中心、社会组织的业务骨干（高危人群干预队员）共 170 人参加培训。

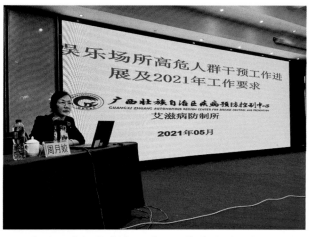

广西娱乐场所高危人群干预技能培训班授课现场

培训班介绍了广西艾滋病防控策略与措施、总结了 2020 年广西暗娼人群干预工作进展情况并提出 2021 年相关工作要求。培训班还邀请了湖南省邵东市疾病预防控制中心、广西艾滋病临床治疗中心、广西脑科医院等单位的相关专家分别介绍当地在暗娼人群中开展预防商业性传播艾滋病的干预模式、HIV 暴露前后预防启动流程和方案等。贺州市和桂林市以及武鸣区和恭城瑶族自治县的防艾业务骨干分享开展暗娼人群干预工作的经验，并进行交流和讨论。

【开展 2021 年上半年第四轮全国艾滋病综合防治示范区工作调研及技术指导】 5 月 20 日，自治区防艾委组织自治区专家分组赴南宁市、柳州市、钦州市、平南县和东兴市 5 个示范区开展第四轮全国艾滋病综合防治工作调研及技术指导。自治区疾病预防控制中心主任林玫、艾滋病防制所所长蓝光华等专家赴平南县示范区开展现场调研和督导工作。

调研和督导的内容包括示范区组织领导和管理、预防艾滋病宣传教育、艾滋病综合干预、艾滋病扩大检测和治疗、预防艾滋病社会综合治理、预防艾滋病母婴传播、学生预防艾滋病教育工程和创新模式实施进展等情况。6 月 2 日，自治区卫生健康委艾防处处长梁慧婷在自治区疾病预防控制中心主持召开艾滋病防治工作会议，听取示范区督导调研情况汇报，并就调研发现的问题作出部署和安排。

【举办广西 HIV 检测实验室管理技术培训班】 5 月 26—28 日，中心在南宁市举办广西艾滋病检测实验室管理技术培训班，广西 22 家确证实验室和 76 家筛查实验室的科长和技术骨干共 130 人参加培训。

培训班邀请了中国疾病预防控制中心研究员邢辉和军事医学研究院研究员李敬云分别就 HIV 分子生物学技术在我国艾滋病防治中的应用、HIV 整合酶抑制剂耐药研究进展进行授课。中心艾滋病防制所所长蓝光华等讲授了广西艾滋病疫情分析及防控对策和艾滋病检测进展与 2021 年工作重点，以及广西 HIV-1 病毒载量检测工作及 PT 结果分析、广西 CD4+T 淋巴细胞检测实验室质量管理、广西艾滋病检测实验室能力验证总结和工作要求等内容。

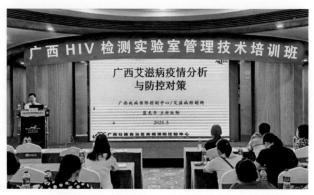

广西 HIV 检测实验室管理技术培训班授课现场

【"八桂学者—艾滋病防控关键技术岗位"研究团队在《AIDS》杂志发表论文】 中心"八桂学者—艾滋病防控关键技术岗位"研究团队在邵一鸣、阮玉华教授带领下，把握艾滋病科学防治重大问题，首次在真实世界中探索抗病毒治疗在社区人群水平减少 HIV 感染者二代传播的评价方法及其效果，撰写的论文《Using longitudinal genetic-network study to understand HIV treatment-as-prevention：a population-based observational study》在艾滋病领域最具影响力的杂志《AIDS》上发表。该论文研究结果的公共卫生意义在于最大限度发现感染者，治疗感染者，做到应检尽检，应治尽治，能最大限度降低病死率，最大限度减少二代传播；启动抗病毒治疗的艾滋病感染者，特别是治疗前 CD4 T 淋巴细胞计数高的感染者要进行强化的依从性教育，提高感染者的抗病毒治疗依从性，减少停药和失访的现象，保证抗病毒治疗的效果。

【第十九党支部开展艾滋病咨询检测月活动】 5 月，中心第十九党支部党员同志开展"我心向党，为艾行动"艾滋病咨询检测月活动。活动的主要内容为布置温馨的艾滋病自愿咨询门诊，让群众在接受咨询和检测服务的过程中更加舒适；支部安排 13 名党员值班，合理安排工作，确保最大限度地满足群众咨询检测需求。参加值班的党员有 65 人天，共提供咨询检测服务 1600 人次。

【在南宁市武鸣区开展防艾知识宣讲活动】 6 月 11 日起，中心第十九党支部共派出 7 名党员和入党积极分子，联合南宁市武鸣区卫生健康局、疾病预防控制中心及乡镇政府，对武鸣区所有乡镇开展"建党 100 年巡讲 100 场"健康宣讲活动——艾滋病防治知识专题讲座共13场，受众人群包括村民、乡镇干部、防保医生、村干部及村医1000余人。

防艾宣讲内容主要包括艾滋病防治基本知识及预防要求、艾滋病疫情概况和身边典型案例等。防艾技术骨干结合艾滋病理论知识和丰富的实践工作经验，通俗易懂地讲解艾滋病防治相关知识，提高当地干部和群众对艾滋病危害的认识，正视和积极地面对艾滋病有关问题，从而更好地保护自己和家人。

【举办广西艾滋病疫情监测管理培训班】 6月22—24日，中心在南宁市举办广西艾滋病疫情监测管理培训班，广西有关市、县疾病预防控制中心负责艾滋病疫情管理人员及自治区疾病预防控制中心艾滋病防制所技术骨干169人参加培训。

培训班由自治区疾病预防控制中心艾滋病防制所所长蓝光华、副所长朱秋映等专家和相关业务骨干进行授课，授课内容主要包括国内外艾滋病疫情现状、2021年防治艾滋病重点工作、遏制艾滋病传播实施方案、暴露后预防用药等，以及通报2020年全国及广西艾滋病防治数据质量核查情况，并对下一步提高广西艾滋病防治工作质量和数据质量提出建议和要求。

【举办广西吸毒人群高危干预技能培训班】 7月12—14日，中心在南宁市举办广西吸毒人群高危干预技能培训班，广西14个设区市疾病预防控制中心负责吸毒人群干预工作科科长、68家戒毒药物维持治疗门诊骨干以及自治区疾病预防控制中心艾滋病防制所人员共120人参加培训。

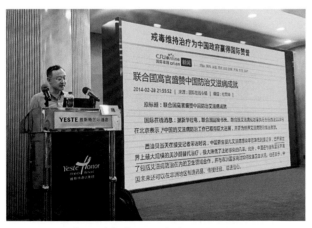

广西吸毒人群高危干预技能培训班授课现场

培训班邀请了国家工作组秘书处研究员罗巍博士、云南药物依赖防治研究所主任张博等介绍国家戒毒药物维持治疗工作最新进展和药物治疗的重要作用，讲解戒毒药物维持治疗方案和数据利用方法。自治区疾病预防控制中心艾滋病防制所所长蓝光华就广西吸毒人群干预工作提出四点要求：一是要建立与公安、社区禁毒、社区康复等部门协调机制，发挥多部门干预作用；二是各戒毒药物维持治疗门诊要加强服药病人管理；三是加强美沙酮药品安全管理，双人双锁，日清月结；四是提高工作质量，加强资料规范管理。

【召开广西2015—2020年防治艾滋病攻坚工程效果评估暨"十四五"防治策略专家会】 8月6日，中心组织召开广西2015—2020年防治艾滋病攻坚工程效果评估暨"十四五"防治策略专家会。本次会议采用视频会议的方式进行，来自中国军事科学院军事医学研究院、上海市疾病预防控制中心、中国医学科学研究院北京协和医学院等9位专家参加论证，广西"八桂学者—艾滋病防控关键技术岗位"中国疾病预防控制中心艾滋病首席专家邵一鸣及其团队成员、自治区卫生健康委和自治区疾病预防控制中心相关领导和专业技术骨干共21人参加会议。会议由自治区卫生健康委艾防处处长梁慧婷主持，自治区疾病预防控制中心主任林玫出席会议并讲话。

会议听取广西防治艾滋病攻坚工程工作及效果评估汇报后，评估专家组就攻坚工程终期评估报告以及效果评估报告内容逐一进行审议，一致认为广西2015—2020年防治艾滋病攻坚工程成效显著，达到预期目标。使用分类概率法估算广西实施防治艾滋病攻坚工程（2015—2020年）期间减少的艾滋病新发感染病例数、艾滋病死亡病例数以及所带来的经济效益，数据可靠，方法科学，统计处理恰当，评估结果可信。

【第二十党支部到艾滋病困难儿童家庭开展走访慰问活动】 8月7日，中心第二十党支部组织关爱门诊医护人员到艾滋病困难儿童家庭开展走访慰问活动。

在艾滋病儿童家中，党员们和家长亲切交谈，询问家庭现状及生产、生活情况以及患儿身体状况，鼓励他们勇敢与病魔抗争，并帮助他们树立信心，积极配合治疗。同时第二十党支部还送去相关生活营养物资以及图书和玩具。大家还用自发采购的食材和孩子们一起包饺子、玩游戏，真切地将无歧视和关爱的氛围融入他们的生活中，让他们感受到党和社会各界的关爱。

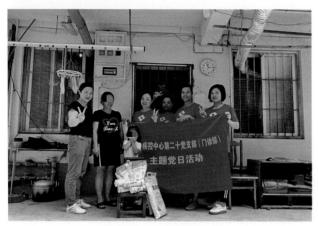

中心关爱门诊人员为艾滋病困难儿童送上慰问品

【参加广西艾滋病防治数据质量自治区级考评工作】 9月14—18日，中心艾滋病防制所和广西14个设区市疾病预防控制中心专业技术人员以及抗病毒治疗点专业技术人员组成10个工作组，分赴南宁市邕宁区、宾阳县等20个县（市、区）对相关医疗卫生机构的病例报告、哨点监测、检测咨询、高危人群行为干预、抗病毒治疗、随访管理和丙肝病例报告等工作数据质量进行自治区级考评。考评调查工作组抽调市、县人员采取交叉分组的形式开展工作，但相关人员不参与本市县的考评调查工作。通过数据质量核查工作，及时发现和解决相关工作问题，进一步提升广西艾滋病防治数据质量，为有针对性地制定艾滋病精准防治工作方案提供有效的科学依据。

【广西完成第四轮全国艾滋病综合防治示范区现场评估工作】 10月18—21日，由国家艾滋病综合防治示范区管理办公室李慧研究员和浙江省7名防艾专家组成的国家现场评估组，顺利完成广西第四轮全国艾滋病综合防治示范区现场评估工作。自治区卫生健康委艾防处处长梁慧婷、自治区疾病预防控制中心艾滋病防制所所长蓝光华等全程陪同。

评估组在南宁市和东兴市通过查阅佐证材料、座谈交流、实地走访、工作人员及目标人群访谈等方式，查看示范区预防艾滋病宣传教育、综合干预、扩大检测和治疗、社会综合治理、学校预防艾滋病教育领域等工作开展情况。10月21日，举办现场评估反馈会。自治区疾病预防控制中心副主任赵鹏参加反馈会。

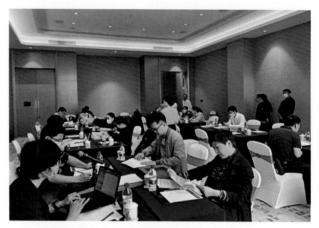

防艾专家组在示范区开展现场评估工作

【赴平南县看望慰问艾滋病患者】 11月18日，中心副主任钟革一行4人到平南县看望慰问艾滋病患者，送上党和社会的关怀和温暖。

在看望慰问活动中，钟革看到患者对生活充满希望和勇气，非常欣慰，并鼓励他们坚持按照医生的治疗方案按时服药，一样能过上正常的生活。钟革表示，患者如果碰到治疗或其他方面的困难，可与自治区疾病预防控制中心关爱门诊联系，中心关爱门诊会尽量给予帮助。中心关爱门诊长期以来，坚持把艾滋病救治护理服务延伸到艾滋病患者的家庭和社区，不仅为患者提供医疗服务，还从心理上、经济上给他们提供力所能及的帮助，常态化地对艾滋病患者开展家访活动，送去关爱和温暖。

【举办"世界艾滋病日"主题宣传活动】 11月26日，由自治区疾病预防控制中心、艾滋病健康基金会项目（AHF）联合南宁市良庆区卫生健康局、广西电视台等多个单位在南宁市流动人口密集地段大沙田三角地举办"世界艾滋病日"主题宣传活动。良庆区妇女联合会主席刘晓芳、良庆区卫生健康局宣传信息中心主任宣恩明、良庆区卫生计生监督所所长龚文华等出席活动。

2021年12月1日是第34个"世界艾滋病日"，我国宣传活动的主题是"生命至上　终结艾滋　健康平等"。自治区疾病预防控制中心预防医学门诊部副科长梁富雄为活动致辞,他希望通过此次活动,让广大民众掌握预防艾滋病的方法,不断增强自我保护意识,提高自我防护能力,承诺从我做起,拒绝艾滋病。活动现场共发放1500多份宣传资料和600个安全套,完成HIV快检87人,无阳性病例。广西广播电视台法制最前线、综艺旅游频道等多家媒体同步直播宣传活动。

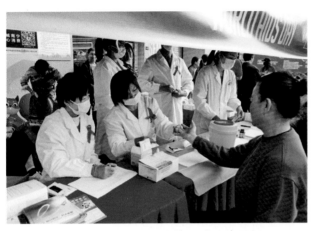

"世界艾滋病日"主题宣传活动义诊现场

【广西启动"世界艾滋病日"暨防艾禁毒宣传月活动】 11月30日,由自治区防艾委主办,自治区疾病预防控制中心和广西大学联合承办的广西2021年"世界艾滋病日"暨防艾禁毒宣传月活动启动仪式在广西大学举行,自治区副主席、自治区防艾委主任黄俊华一行出席活动,并为广西大学预防艾滋病健康教育基地揭牌。自治区政协副主席、广西大学党委书记王乃学出席活动,自治区人民政府副秘书长、自治区防艾委副主任唐宁,自治区卫生健康委主任、自治区防艾委副主任廖品琥,南宁市人民政府,自治区党委宣传部、政法委,自治区教育厅、科技厅、公安厅(禁毒委)、民政厅、司法厅、共

青团广西区委等自治区防艾委成员单位领导陪同参加活动。自治区疾病预防控制中心主任林玫等相关专家参加本次活动。本次活动旨在加强针对大学生的防艾和禁毒宣传教育工作,营造良好的宣传氛围,动员和倡导全社会积极参与防艾禁毒主题宣传活动。

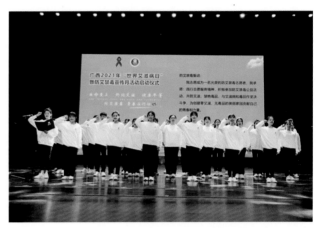

广西2021年"世界艾滋病日"暨防艾禁毒宣传月活动现场

【举办广西HIV分子流行病学及耐药监测检测技术视频培训班】 12月7日,中心通过视频方式举办广西HIV分子流行病学及耐药监测检测技术培训班,广西各市、县疾病预防控制中心和各有关医院艾滋病实验室技术人员共150人参加培训。

培训班上,自治区疾病预防控制中心艾滋病防制所副所长梁淑家等相关专业技术人员分别就艾滋病疫情形势及检测工作进展,HIV-1核酸检测意义、要求及应用,广西艾滋病耐药检测进展,艾滋病检测实验室信息管理系统填报要求,以及2021年HIV-1耐药样本的送检要求等进行培训。培训内容涵盖广西艾滋病流行情况总体介绍、最新的艾滋病防控知识以及最新的检测技术介绍。

突发公共卫生应急事件处置情况

【桂平市一起新冠病毒核酸检测呈阳性事件调查处置情况】 6月17日，贵港市疾病预防控制中心报告发现1例佛山市返桂的新冠病毒核酸检测呈阳性人员。接到报告后，中心派出急性传染病防制所副所长曾竣等人赶赴现场，协助当地开展调查处置工作。经流行病学调查，该患者有广东佛山市旅居史，6月4日从佛山市乘坐动车返回桂平市，无新冠疫苗接种史。经调查，患者在广西和广东期间感染的风险较低，除6月16日采集的咽拭子呈现阳性外，其余多次反复采样检测，结果均为阴性，且6月16日采样医生在采集咽拭子时因操作不当，存在标本污染风险。根据流行病学调查资料，并结合临床表现与实验室检测结果，经专家组讨论，初步认定本次事件为一起临床标本受污染造成检测结果呈阳性事件。

【桂林市两起涉新冠肺炎相关病例事件调查处置情况】 8月1日，中心接到上级部门指示，要求对桂林市两起涉及新冠肺炎相关病例事件的各项防控工作进行指导，两起事件分别为湖南旅行团事件、烟台市新冠肺炎确诊病例曾到桂林事件。7月31日，湖南省一旅行团共101人，其中有15人与7月30日湖南省发生的新冠病毒核酸检测呈阳性者同住一个小区；8月1日，烟台市通报该市某区一例确诊病例张某曾于7月15—19日到桂林市旅游。接到报告后，中心立即派出急性传染病防制所两名专家赶赴当地进行现场核实和指导。经流行病学调查，掌握涉疫人员在桂期间的行程轨迹和接触的人员，并采取各项防控措施，两起涉疫事件得到妥善

处置，未发生疫情扩散情况。

【阳朔县某乡一例新冠病毒核酸检测呈阳性事件调查处置情况】 8月7日，中心接到自治区新冠肺炎疫情防控指挥部指示，要求对阳朔县某乡卫生院一名医务人员新冠病毒核酸检测结果呈阳性事件开展调查处置工作。中心高度重视，由中心主任林玫带队组成的调查组一行9人第一时间赶赴阳朔县，与桂林市、阳朔县疾病预防控制中心相关专业技术人员一起开展流行病学调查、疫情风险评估以及指导实施人群大规模核酸筛查工作。截至8月10日，经过自治区、市、县三级疫情防控部门的共同努力，累计排查、管控接触人员615人，其中密切接触者47人、次密切接触者171人、一般接触人员397人；开展大规模人群核酸筛查72761人，检测结果均为阴性。调查组结合流行病学调查、实验室检测结果进行综合研判，确认本次事件为一起由于采样人员接种疫苗后采样污染引起的新冠病毒核酸检测呈阳性事件。

【凭祥市四例输入性新冠肺炎病例调查处置情况】 8月11日12时许，中心接到凭祥市疾病预防控制中心报告，8月10日在对越南入境人员开展新冠病毒核酸检测时发现3人的检测结果为阳性。中心高度重视，第一时间派出急性传染病防制所两名技术骨干赶赴现场开展调查。截至8月12日16时，此次事件共报告4例境外输入确诊病例（普通型）。经查，该4名人员核酸检测结果呈阳性前一直在越南工作，与当地人有密切接触史，且4个病例的核

酸检测结果和血清抗体结果符合在越南期间感染的特征。根据流行病学调查、病例临床表现及实验室检测结果研判，本次疫情为一起多名境外返桂人员在越期间受新冠病毒感染后集中回国被口岸检出核酸呈阳性的事件。经过各级各部门的共同努力，该起疫情得到及时控制，未发生本土病例。

【隆林县某中学一起疑似食物中毒事件调查处置情况】 9月2日，中心接到报告，隆林县某中学发生一起疑似食物中毒事件。中心派出食品安全风险监测与评价所、急性传染病防制所、信息管理科共5名专业技术人员赶赴隆林县开展调查。经自治区、市、县三级疾病预防控制中心联合调查，判断该事件为一起食用受沙门氏菌污染食物导致的食源性疾病暴发事件，符合病例定义者81人，无重症病例及死亡病例报告。

【柳江区某高中一起疑似食物中毒事件调查处置情况】 9月11日，中心接到报告，柳州市柳江区某高中发生一起疑似食物中毒事件。中心高度重视，派出食品安全风险监测与评价所、急性传染病防制所、信息管理科共3名专业技术人员，赶赴柳江区某高中开展调查。经自治区、市、区三级疾病预防控制中心联合调查，判断该事件为一起食用受肠聚集型大肠埃希菌（EAEC）污染食物导致的食源性疾病暴发事件。

【钦州市某外省来桂新冠确诊病例事件调查处置情况】 11月11日，吉林省通报新冠确诊病例韩某10月7—15日曾在广西钦州市活动。看到通报后中心高度重视，派出急性传染病防制所何为涛副主任医师一行2人赶赴现场开展风险排查、指导现场处置工作。经查，韩某在钦州市的活动轨迹无可疑暴露风险，来桂和返程的48小时核酸检测结果均为阴性，此后在北京的两次核酸检测结果也为阴性，根据北京市发布的通告及时间顺序，该病例在北京感染的可能性高。在钦州市期间，接触的风险人员核酸检测结果均为阴性，判断该病例在钦州市感染暴露的风险较小，在钦州市造

成传播的风险较低。

【宁明县某"三非"确诊病例密切接触者新冠病毒核酸检测呈阳性感染事件调查处置情况】 12月7日，宁明县在对桂林市报告的"三非"确诊病例黄某密切接触者的核酸筛查中发现1例初筛阳性者李某，12月8日李某被诊断为无症状感染者。中心高度重视，迅速组建流调队伍，赶赴现场进行疫情核实和调查，并派出检测车、组建检测队伍赶赴现场支援当地开展全员核酸检测。经查，非法入境人员黄某12月4日入境至12月5日离开宁明县，本地病例李某12月5日接触黄某至12月6日被集中隔离，2名病例能够造成本地疫情传播的时间较短，疫情波及范围相对有限。基因测序结果显示，李某与黄某感染的均为德尔塔（Delta）变异株，基因序列高度同源。结合流行病学调查、实验室检测、人群规模核酸筛查等结果综合研判，宁明县本次疫情由"三非"阳性感染者导致，在管控人员外出现阳性感染者的可能性已较低，只要密切接触者排查和管控到位，此轮疫情风险基本可控。

【东兴市新冠肺炎疫情事件调查处置情况】 12月20日，在东兴市发生第一例本土新冠肺炎病例后，中心高度重视，中心主任林玫带领专家组奔赴现场处置疫情。至2022年1月6日，该起疫情共报告病例20例，其中指示病例是自行就医时发现，11例是经大规模核酸筛查发现，8例在集中隔离场所发现。根据流行病学调查判断，此次疫情是边民因接触越南籍人员引起新冠病毒感染导致的社区传播疫情，病例均在同一传播链上，传播链条基本清晰。对19例病例新冠病毒的基因组进行测序，结果显示共16例获得病毒基因组有效序列，均属于德尔塔（Delta）变异株，其中15例病例基因组的变异位点完全相同。经对密切接触者和次密切接触者筛查、大规模核酸检测筛查、疫情外溢排查、环境采样检测等情况的综合分析，疫情传播链条比较清晰，风险人群管控到位，人群感染情况较清晰，外环境未发现阳性样本，疫情平稳可控，如期实现全域低风险的防控目标。

培训工作

【政府采购工作业务及实务操作培训班】 2月26日，中心邀请了自治区财政厅政府采购监督管理处副处长许慧、云之龙教育培训学校特聘高级讲师於璇来中心作政府采购工作业务及实务操作培训。中心党政领导班子、中层干部及各科所负责预算编制、采购工作及物资专管人员等120余人参加培训，培训班由中心副主任黄兆勇主持。

许慧以《中华人民共和国政府采购法》《中华人民共和国政府采购实施条例》和《促进政府采购公平竞争优化营商环境的通知》等法律法规和规范文件为核心，从政府采购制度的改革与发展、预算单位如何做好政府采购等方面对政府采购工作进行讲解。於璇介绍采购流程，包括单一来源采购、公开招标和竞争性谈判等，指出明细条件要求或条件等，旨在强调减少腐败的目的，避免暗箱操作。

【广西现场流行病学培训项目师资培训班】 2月28日至3月2日，广西现场流行病学培训项目（FETP）办公室举办广西FETP师资培训班，广西FETP第一期学员带教导师和广西FETP办公室部分成员共35人参加培训。培训班由中心副主任黄兆勇主持。中心主任林玫出席开班仪式并讲话

林玫指出，广西FETP于2020年12月正式启动，为做好广西FETP学员的培训带教工作，项目办充分利用中心资源，安排一批资深专家作为带教导师。她希望各位带教导师充分掌握FETP培训内容和技巧，协调好业务工作和实践带教之间的关系，以高度的责任感高质量完成培训带教任务。培训班邀请了国家级FETP师资张萍副主任医师授课。张萍介绍了FETP的培训模式，就如何指导学员进行科学汇报、毕业产出汇报以及学员在图表运用中容易犯的错误等进行了讲解。

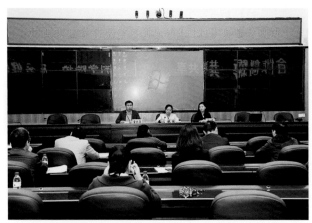

广西现场流行病学培训项目师资培训班现场

【广西现场流行病学培训项目第一期第二阶段核心理论培训班】 3月14—24日，广西现场流行病学培训项目（FETP）办公室在南宁市举办广西FETP第一期第二阶段核心理论培训班。广西FETP第一期学员、带教导师和广西FETP办公室部分成员共48人参加培训。广西FETP项目办公室主任、自治区疾病预防控制中心副主任黄兆勇出席开班仪式并讲话。

黄兆勇指出，本次培训是广西FETP第一期第二阶段核心理论培训，既是对学员第一阶段理论学习和现场实践情况的总结，又是学员学习第二阶段课程内容和开展下一步现场实践的基础。黄兆勇提出三点希望：一是希望各位学员统筹广西FETP课程学习和单位业务工作的关系；二是希望学员在责

任导师的指导下，多撰写各类专题调查方案、各类专题调查报告、工作简讯、新闻稿等；三是希望中心各科所给予广西 FETP 培训工作更多的支持。培训班邀请了四川省疾病预防控制中心刘伦光主任医师等 4 位国家级 FETP 师资授课，授课内容包括调查报告撰写、实验室样本收集与运输、暴发调查案例分析、公共卫生问题分析等。

【举办新进人员岗前培训班】　3 月 25—26 日，中心举办新进人员岗前培训班。中心 2020 年 46 名新进人员参加培训。中心主任林玫出席开班仪式并讲话。

　　开班仪式上，林玫代表中心领导班子和全体干部职工对新进职工表示热烈欢迎，并对新进职工提出四点要求：一是提高政治站位，认识到岗前培训的重要性；二是牢记初心使命，发挥专业优势；三是规划好自己的职业生涯，与中心的发展同步；四是加强学习管理，注重理论联系实际，在岗位上实现最大的人生价值。中心纪委书记覃柯滔作题为"守住底线　不越红线　远离高压线　行稳致远"的报告，用案例说明学法、懂法、用法的重要性。中心副主任钟革从如何做好岗位安全生产工作等方面强调安全生产对工作的重要性，希望新进职工要不断学习安全生产知识，增强安全意识，提高操作技能。各科所专家就中心相关规章制度、传染病疫情与防控等内容进行授课。

【广西疫苗临床试验质量控制培训班】　3 月 31 日至 4 月 1 日，中心疫苗临床研究所在桂林市召开广西疫苗临床试验质量控制培训班，广西 20 家疫苗临床试验相关单位的主要负责人及业务骨干约 200

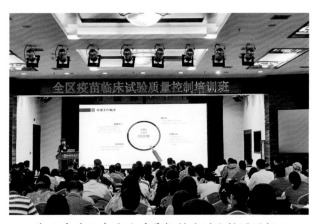

广西疫苗临床试验质量控制培训班授课现场

人参加培训。

　　培训班上，中心疫苗临床研究所所长莫兆军全面分析了我国及广西的疫苗临床研究工作现状，并指出广西疫苗临床研究工作面临的挑战，勉励大家从政策及人员管理等方面积极奋进，共同创造广西疫苗临床研究工作新局面。培训班还对广西近三年疫苗临床试验现场质量问题进行了系统分析。

【广西疾控基层疫情防控能力提升项目信息技术骨干人才培训提高班】　4 月 7—26 日，中心在南宁市举办广西疾控基层疫情防控能力提升项目信息技术骨干人才培训提高班。广西开放大学党委书记周鸿、自治区疾病预防控制中心主任林玫出席本次培训班开班仪式并讲话，广西各市、县（区）疾病预防控制中心信息技术业务骨干 230 余人参加培训。

　　开班仪式上，林玫阐述了信息技术对于提升重大传染病信息服务水平和科学决策能力、突发公共卫生事件快速反应与应急处置能力等具有重要的作用。她对参训学员提出三点要求：一是要端正思想，悉心领会培训内容；二是做好汇报，提高对信息化建设的认识；三是要注重沟通交流，提升信息化整体水平。培训班邀请了多名疾控信息化专家，在信息技术、网络安全、统计分析等方面进行专题培训。

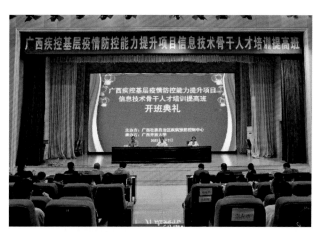

广西疾控基层疫情防控能力提升项目信息技术骨干人才培训提高班开班典礼现场

【中心党支部委员培训班】　4 月 19—20 日，中心党委举办 2021 年度党支部委员培训班，中心 23 个在职党支部委员 60 余人参加培训。培训班由中心党委书记吕炜主持，中心纪委书记覃柯滔、中心副主任钟革分别主持相关培训专题。

吕炜指出，2020年底中心党委进行新一届党支部换届工作，此次培训既有利于新任支部委员尽快熟悉党务工作，又能进一步提高党支部委员的政治理论水平和党建工作能力。培训班邀请了广西区委党校党史党建部教研部副教授赵晓刚博士、自治区卫生健康委直属机关党委专职副书记陈彦、自治区南溪山医院党委副书记张超群、广西行动学习研究会秘书长许康平教授，以"从百年党史中汲取奋进新征程的智慧力量""浅谈党支部建设工作"等为主题，分别就党史学习教育、党建工作能力建设、党建新闻宣传技能、行动学习进支部之党建品牌建设等四个方面内容开展专题培训。

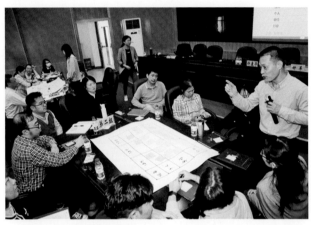

中心各支部委员分小组围绕"共建党建品牌"主题进行交流研讨

【广西免疫规划网络实验室技术培训班】　4月19—22日，中心在北海市举办广西免疫规划网络实验室技术培训班，广西14个设区市疾病预防控制中心检验科科长、免疫规划实验室检测人员共42人参加培训。

培训班上，北海市疾病预防控制中心副主任白海涛代表北海市疾病预防控制中心致欢迎辞。中心免疫规划所副所长邓丽丽总结了2019—2020年广西免疫规划网络实验室的工作情况及存在问题，并部署2021年相关工作。其他专家分别就生物安全柜原理、病原微生物实验室暖通设计、核酸检测实验室的质量控制、乙脑、百日咳以及麻疹风疹网络实验室监测情况和问题等进行专题培训。

【广西疾病预防中心办公室业务培训班】　4月22—24日，中心在南宁市举办广西疾病预防控制中心办公室业务培训班。广西14个设区市及部分县

（市、区）疾病预防控制中心办公室主任、副主任、业务骨干等共69人参加培训。培训班由中心办公室主任朱金辉主持，中心副主任钟革出席开班仪式并讲话。

钟革指出，2021年是疾控改革至关重要的一年，各级疾控办公室要以学促干，着力加强办公室能力建设，提升政治能力、谋划能力、落实能力，加强业务学习，强化沟通交流，相互学习借鉴，加快加大全面提升的步伐。钟革强调，做好疾控体系改革的准备工作是我们当前工作的重中之重，要提前部署，把握好这次难得的机遇。培训班邀请了福建省疾病预防控制中心办公室主任谢剑锋和山东省疾病预防控制中心办公室主任李仁鹏两位嘉宾分别介绍改革经验，并就疾控体系改革有关问题现场与学员展开交流。

【广西免疫规划工作培训班】　4月25—28日，中心在百色市举办广西免疫规划工作培训班。广西14个设区市疾病预防控制中心分管领导及各市、县（市、区）疾病预防控制中心免疫规划科科长150余人参加培训。自治区卫生健康委疾控处副处长蓝文展、自治区疾病预防控制中心副主任黄兆勇和百色市卫生健康委副主任李小杰出席培训班开班仪式并讲话。

培训班上，黄兆勇回顾了广西免疫规划工作所取得的成绩和存在的问题及困难。他提出，各级疾病预防控制中心要从专业的角度在各级政府部门部署新冠疫苗接种和免疫规划工作方面发挥技术参谋作用，统筹做好新冠疫苗接种与常规免疫规划疫苗接种工作。蓝文展肯定了广西免疫规划及新冠疫苗接种工作所取得的成绩，对大规模人群新冠疫苗的接种工作提出加强人员组织工作，提升接种服务能力等相关要求。中心有关专家和业务人员就新冠疫苗接种及免疫规划工作进行专题总结和培训。

【广西食源性病原菌检测技术培训班】　4月25—28日，中心在南宁市举办广西食源性病原菌检测技术培训班。广西14个设区市疾病预防控制中心从事食品微生物检验的技术骨干以及自治区疾病预防控制中心微生物检验所共42人参加培训。

培训班邀请了中国疾病预防控制中心传染病所

研究员张茂俊、玉林市疾病预防控制中心主任技师罗铭授课，以理论培训、实验操作及经验分享相结合的方式，主要围绕食源性病原体（如空肠弯曲菌、小肠结肠炎耶尔森菌、产气荚膜梭菌、诺如病毒、戊肝病毒等）开展技术能力培训。

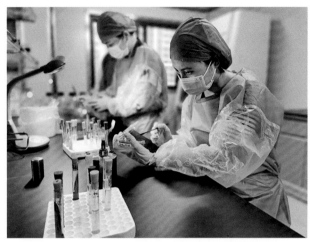

广西食源性病原菌检测技术培训班学员进行实验操作

【广西重点地方病防治技术培训班】　4月25—28日，中心在南宁市举办广西重点地方病防治技术培训班。广西各市、县（市、区）疾病预防控制中心170余名业务骨干参加培训。培训班由中心环境卫生与地方病防制所副所长廖敏主持，自治区卫生健康委疾控处一级主任科员李润泉出席培训班开班仪式并讲话。

培训内容包括广西地方病专项"三年攻坚"行动及"十三五"规划防治工作情况、碘缺乏病监测、饮水型氟中毒监测、燃煤污染型氟中毒监测、全民健康保障信息化工程地方病信息系统、地方病样品采集注意事项、碘缺乏病病区划分、水源性高碘地区和高碘病区划定、碘缺乏地区和适碘地区的划定、甲状腺超声检查等。培训班邀请了广西医科大学肖德强讲师就膳食营养调查方法进行授课，并进行膳食调查现场模拟操作。

【A群C群脑膜炎球菌多糖结合疫苗Ⅲ期临床试验研究者培训班】　4月26日，中心在宾阳县疾病预防控制中心举办由北京智飞绿竹生物制药有限公司申报的A群C群脑膜炎球菌多糖结合疫苗（3—5月龄）Ⅲ期临床试验启动会暨研究者培训班。中心疫苗临床研究所、申办方、项目协调员、质量控制员等相关项目人员参加培训。

试验主要研究者莫兆军等相关人员就药物临床试验指导管理规范、临床试验方案、现场标准操作规程、临床试验质量控制等进行培训。同时，在现场功能区开展流程演练，并对参会人员进行考核，考核结果达到预期目标和培训要求。

【广西疾控系统生物安全法宣传贯彻培训班】　4月28日，中心在南宁市举办广西疾控系统生物安全法宣传贯彻培训班。自治区疾病预防控制中心及广西各市、县（市、区）疾病预防控制中心的主要领导、生物安全工作分管领导、生物安全部门负责人及从事病原微生物实验活动人员近200人参加培训。培训班由中心副主任黄兆勇主持，中心副主任钟革对培训进行了总结。中心主任林玫出席开班仪式并讲话。

2021年4月15日，《中华人民共和国生物安全法》正式施行。林玫指出，《中华人民共和国生物安全法》是我国生物安全领域一部基础性、综合性、系统性、统领性的法律。这部法律在我国新冠肺炎疫情防控取得举世瞩目成就而全球新冠肺炎疫情仍然大流行的背景下出台，更显得意义非凡，广西各级疾病预防控制中心要结合自身工作，建立和完善实验室生物安全管理体系、加强菌（毒）种和阳性样本的管理、加强环境与设施设备管理、重视实验活动废弃物的安全处理、增强生物安全事件应急能力。培训班邀请了中国疾病预防控制中心实验室管理处处长、国内资深实验室生物安全管理专家赵赤鸿研究员，就生物安全法的立法背景、立法过程和条文内容等进行授课。

【人用狂犬病疫苗Ⅰ期临床试验研究者培训班】　5月7—9日，中心在融安县疾病预防控制中心召开广州瑞贝斯人用狂犬病疫苗Ⅰ期临床试验研究者培训班暨启动会。项目负责机构主要研究者及协调员、质控员、融安现场研究者及乡镇卫生院相关工作人员、广州瑞贝斯药业有限公司代表、重庆美莱德生物医药有限公司代表100余人参加培训。培训班由中心疫苗临床研究所副所长黄腾主持。

培训内容涉及药物临床试验指导管理规范、质量控制、试验方案、操作流程等。理论培训后，全体研究者开展入组流程演练，通过演练熟悉流程操作和各类表卡填写。

【广西现场流行病学培训项目第二期培训班】　5月11日，中心在南宁市举办广西现场流行病学培训项目（FETP）第二期培训班。广西各县（市、区）疾病预防控制中心学员以及自治区疾病预防控制中心现场导师和新进人员近40人参加培训。中心科研与培训科副科长李艳主持开班仪式。中心副主任黄兆勇出席开班仪式并讲话。

在开班仪式上，黄兆勇提出三点要求：一是要统筹规划，做好培训项目各项组织工作；二是要有责任担当，各位带教导师要充分做好学员现场实践带教任务；三是各位学员要好好学习，做到学有所获、学以致用。广西FETP项目培训班每期的培训周期为6个月，包括1个月的核心理论培训和5个月的现场实践学习。开班仪式后，学员将在南宁市进行一周的核心理论学习。培训班邀请了广东省疾病预防控制中心李剑森主任医师、大连金普新区疾病预防控制中心蒋希宏副主任医师授课。培训内容包括病例定义和一览表数据质量、解释数据及采取行动、现场流行病学调查的原理、思路与案例分享、现场流行病学调查报告的撰写等。

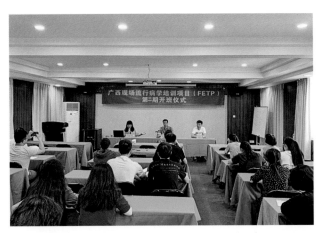

广西现场流行病学培训项目（FETP）第二期培训班开班仪式

【合成b型流感嗜血杆菌结合疫苗Ⅲ期临床研究者培训班】　5月13—22日，中心在广西三江侗族自治县、河池市宜州区、南宁市武鸣区陆续召开长春海伯尔生物技术有限责任公司的合成b型流感嗜血杆菌结合疫苗Ⅲ期临床研究启动会暨研究者培训班。中心疫苗临床研究所、申办方、监察方及研究现场项目人员100余人参加培训。

培训内容涉及药物临床试验质量管理规范、疫苗介绍、临床研究方案、项目操作规程、不良反应

处理及报告等。培训班还设置了现场模拟演练和考试等环节。

【广西传染病疫情报告管理工作培训班】　5月18—19日，中心在南宁市举办广西传染病报告管理工作培训班。广西各市、县（区）疾病预防控制中心传染病疫情管理工作业务骨干共120余人参加培训。中心主任林玫出席培训班开班仪式并讲话。

培训班上，林玫提出四点要求：一是提高责任心，执行好疫情监测审核制度；二是保证新冠肺炎疫情相关信息网络填报数据的准确性，提高工作效率；三是要对医疗机构防疫人员开展多种形式的培训指导，对新入职人员做好传帮带工作；四是按时完成传染病报告质量调查工作，有计划地开展传染病诊断符合率调查工作，并针对存在问题适时开展二次督导。培训内容包括传染病报告信息管理要求、传染病报告常见问题及质量评价规则、突发公共卫生事件报告管理要求、机构编码维护和用户授权管理、VPN使用常见问题及权限管理等。

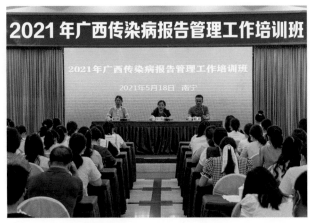

2021年广西传染病报告管理工作培训班现场

【中心控烟现场培训班】　5月18日，中心举办控烟现场培训班，并对中心公共区域开展第一次集中巡查。中心相关科所共12人参加培训，控烟巡查队伍主要由中心物业、安保及保洁人员组成。

2021年5月1日，《广西壮族自治区爱国卫生条例》开始实施，无烟环境的法律给了大家维护自身健康的权利。培训班上，健康教育与传媒科副科长欧阳颐强调了无烟党政机关建设的急迫性和重要性。梁绍伶主任医师就控烟巡查员职责及工作制度，劝阻吸烟的规范用语，巡查公共区域、重点区域，

控烟巡查员工作记录表填写等内容进行技术培训。培训班要求控烟巡查员每天两次对中心公共区域和3个室外吸烟区违规吸烟行为展开巡查，发现吸烟者，应及时劝阻。控烟巡查将作为中心后勤服务常态化的工作持续开展。

【广西食品安全风险监测技术培训班】 5月18—21日，中心在全州县举办广西食品安全风险监测技术培训班。广西各市、县（市、区）疾病预防控制中心、南宁铁路疾病预防控制中心从事食品安全风险监测采样和评价工作的部门负责人及技术骨干230余人参加培训。中心副主任赵鹏出席培训班开班仪式并讲话。

培训班上，赵鹏简要回顾了2020年广西食品安全风险监测工作，并对2021年工作提出相关要求。中心食品安全风险监测与评价所所长蒋玉艳总结了2020年广西食品安全风险监测工作，分析面临的形势和任务，对2021年广西食品安全风险监测工作总体要求进行了详细解读。培训班还邀请了国家食品安全风险评估中心研究员杨大进、付萍、张磊3位专家就食源性疾病、化学和微生物污染物监测等内容进行授课。

【广西疟原虫镜检技术培训班】 5月24—29日，中心在南宁市举办广西疟原虫镜检技术培训班，广西各市、县（区）疾病预防控制中心寄生虫专业技术人员125人参加培训。中心副主任赵鹏出席开班仪式并讲话。

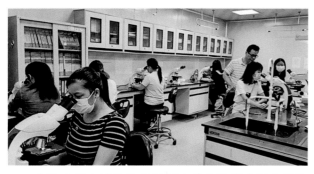
广西疟原虫镜检技术培训班学员进行疟原虫镜检实操

赵鹏首先肯定了广西消除疟疾的成绩。他指出，经过几代人的艰辛防控，2019年11月，广西通过国家消除疟疾考核，实现疟疾消除。他希望大家要

认识到新形势下巩固疟疾消除成果依然面临挑战。中心寄生虫病防制所所长孟军对参训人员提出两点要求：一是要认真学习，把收获的知识带到基层中去；二要加强病例管理，发现可疑病例及时上报。培训内容包括广西疟疾流行现状及防治措施、疟疾病原学及其诊断与治疗、疟原虫生活史及形态学、传疟媒介的鉴定及监测等。

【广西伤害监测工作培训班】 6月10—11日，中心在桂林市举办2021年广西伤害监测工作培训班，南宁市武鸣区、桂林市全州县、桂林市城区承担伤害监测工作的分管领导、职能科室负责人、业务骨干共41人参加培训。

培训班上，中心慢性非传染性疾病防制所有关专家分别介绍了伤害监测概述、广西伤害监测报告卡的填写等内容，桂林市妇女儿童医院伤害监测工作负责人作网络报告经验交流。培训班学员还赴桂林市妇女儿童医院进行实地参观和学习。

【广西食品安全事故流行病学调查技术培训班】 6月15—17日和7月27—29日，中心分别在南宁市和桂林市举办广西食品安全事故流行病学调查技术培训班。广西各市及辖区县（市、区）疾病预防控制中心从事食品安全事故流行病学调查工作的200余名专业技术人员参加培训。中心副主任赵鹏出席开班仪式并讲话。

赵鹏回顾分析2021年上半年食源性疾病发生情况，总结广西食品安全事故流行病学调查处置工作存在的主要问题，并对食品安全事故流行病学调查处置的工作定位和工作思路提出三点要求：一是提高认识，依法履行法律法规赋予疾控机构的食源性疾病事件调查职责；二是强化责任，提升专业技术人员食源性疾病暴发事件的应急处理能力；三是认真学习，取得实效。培训专家对食品安全事故流行病学调查方法进行讲解，并就在大型活动期间发生的食物中毒案例分析、一起沙门氏菌污染引起的食源性疾病暴发事件调查处置、辖区食物中毒事件处置情况等进行经验交流。

【广西重点寄生虫病防治技术培训班】 6月15—18日，中心在南宁市举办广西重点寄生虫病防治技术培训班。所有承担监测任务的设区市、县（市、区）

疾病预防控制中心分管科长、专业技术人员和检验人员共80人参加培训。中心副主任方钟燎出席开班仪式并讲话。

方钟燎指出，广西重点寄生虫病防治工作虽然取得了较好成效，但肝吸虫病防制工作形势依然严峻，希望各地认真做好监测工作，充分发挥技术参谋作用。培训班按照全国棘球蚴病等重点寄生虫病防治规划、广西实施方案的要求，主要培训监测所采用的调查技术和检测方法等，切实满足学员今后的实际工作需要。中心寄生虫病防制所所长孟军等专家分别就广西2016—2020年重点寄生虫病监测情况、广西重点寄生虫病监测方案、肝吸虫病原学知识及防治方法等进行授课，并对改良加藤厚涂片法、钩蚴培养、加藤片镜检等相关实验室检测技术进行现场实训。

【广西公共卫生医师资格实践技能考试考务人员考前培训班】　6月16日，为保障广西公共卫生医师资格实践技能考试工作的顺利开展，中心举办广西公共卫生医师资格实践技能考试考官和考务人员考前培训班，对考官和考务工作人员进行考前培训及现场演练。中心纪委书记覃柯滔、中心副主任钟革参加培训及现场演练。

培训班上，中心主任、广西公共卫生医师资格实践技能考试基地主任林玫指出，公共卫生医师资格实践技能考试是广西公共卫生人才队伍建设的一项重要工作，中心作为广西公共卫生医师资格实践技能考试基地，要严格按照国家考试中心有关标准和要求做好考试准备工作，确保考试顺利进行。林玫强调，各考官及考务工作人员要有高度的责任感，做好安全保密管理工作，依法执考，规范执考，公正评分，确保医师资格实践技能考试工作顺利开展。总考官杨仁聪介绍往年监考经验，对执考工作中常见的、可能出现的问题提出预防措施和具体的处理意见。

【广西农村环境卫生监测项目培训班】　6月22—24日，中心在北海市举办广西农村环境卫生监测项目技术培训班。有关项目县（市、区）疾病预防控制中心分管领导和技术骨干共105人参加培训。培训班由中心环境卫生与地方病防制所所长钟格梅主持，中心副主任赵鹏出席开班仪式并讲话，北海市

疾病预防控制中心副主任杨国然在开班仪式上致辞。

赵鹏指出，多年的监测结果显示，广西农村饮用水和环境卫生设施得到很大改善，同时肠道传染病发病率显著下降，但仍存在一些问题。希望29个执行监测任务的项目县（市、区）疾病预防控制中心要积极做好监测项目的各项工作。培训班上，相关专家对2021年农村环境卫生监测技术进行详细解读，重点对土壤蛔虫卵检测技术、粪便无害化效果监测技术进行培训。

【2021年"安全生产月"消防安全培训班】　6月24日，中心举办"安全生产月"消防安全培训班及实操演练活动。中心党委书记吕炜、中心主任林玫及中心全体干部职工参加培训。培训班由中心副主任钟革主持。

2021年6月是第20个全国"安全生产月"，宣传主题是"落实安全责任，推动安全发展"。培训班上，钟革指出，各科所要提高政治站位，贯彻落实习近平总书记关于安全生产的重要论述，学习传达相关文件精神，认真做好夏季火灾防控工作，组织开展安全生产自查工作，及时发现消防安全隐患，坚决预防和遏制"小火亡人"事故发生。培训班老师通过列举火灾案例，分析发生火灾的原因和消防安全管理存在的问题，讲解了消防安全检查及整改要点、消防设施配置要求、火场逃生自救方法等。中心全体干部职工参与了消防实操演练。

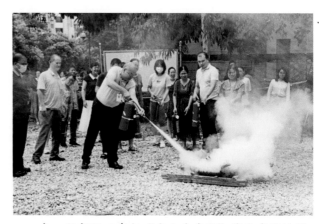

中心干部职工参与"安全生产月"消防实操演练

【广西疾控基层疫情防控能力提升项目信息化建设管理高级研修班】　7月11—17日，中心在南宁市举办广西疾控基层疫情防控能力提升项目信息化建

设管理高级研修班，广西各市、县（区）疾病预防控制中心主任、信息化分管领导、信息部门负责人、自治区疾病预防控制中心各科所负责人、信息管理员等300余人参加培训。中国疾病预防控制中心信息中心副主任苏雪梅，广西开放大学党委书记周鸿、副校长董塔健，自治区卫生健康委规划信息处副处长李克逊，自治区疾病预防控制中心党委书记吕炜、主任林玫、纪委书记覃柯滔、副主任钟革等领导出席研修班开班仪式。

在开班仪式上，林玫强调了加快开展疾控信息化建设的重要性，并对推进疾控信息化建设工作提出三点要求：一是要深刻认识疾控工作信息化建设的重要性和紧迫性；二是要紧紧抓住难得的历史性机遇，解放思想，转变观念；三是要学以致用，真抓实干，开创广西疾控工作信息化新局面。苏雪梅和李克逊分别从国家疾控信息化发展及平台建设、广西"十四五"卫生健康信息化建设两个维度进行授课。研修班内容涵盖大数据、云计算、5G网络、网络安全等信息技术前沿知识。

【广西全人群死因监测培训班】　7月19—23日，中心在南宁市举办广西全人群死因监测技术培训班，广西各市、县（区）疾病预防控制中心业务骨干共131人参加培训。自治区卫生健康委疾控处处长陆庆林、自治区疾病预防控制中心副主任方钟燎出席开班仪式并讲话。

方钟燎总结了2020年广西慢性病防控工作，部署2021年重点工作任务。陆庆林对死因监测和肿瘤登记工作提出要求。培训班邀请了中国疾病预防控制中心慢性病中心齐金蕾副研究员介绍2021年国家死因监测工作要求以及2020年死因监测质量反馈、漏报调查工作流程等。有关专家分别对"死亡医学证明书"填写规范、ICD-10简介及使用和死因链填写、根本死因的确定规则、死因监测红黑榜文件解读及数据分析、年报的撰写等具体业务内容进行培训。

【广西饮用水卫生监测技术培训班】　7月27—29日，中心在南宁市举办2021年广西饮用水卫生监测技术培训班。广西各市、县（市、区）疾病预防控制中心具体从事饮用水卫生监测工作的技术骨干以及自治区疾病预防控制中心环境卫生与地方病防

制所等有关负责人和技术骨干210余人参加培训。培训班由中心环境卫生与地方病防制所所长钟格梅主持。中心副主任赵鹏出席开班仪式并讲话。

赵鹏强调，饮用水和环境卫生监测工作非常重要，要求与会代表要深刻认识农村环境卫生改善是预防和控制肠道传染病和寄生虫病的治本之策。授课专家对2021年广西饮用水卫生监测技术方案、健康危害因素（饮用水水质）监测信息系统操作方法、饮用水卫生监测检验技术及其质量控制方法等内容进行详细解读，并就2021年监测工作进展情况及存在问题进行通报。

【四价诺如疫苗Ⅱa期临床试验研究者培训班】　8月5—6日，中心在融安县举办由安徽智飞龙科马生物制药有限公司申报的四价诺如疫苗Ⅱa期临床试验项目启动会暨研究者培训班。项目研究者、项目协调员、质量控制员等参加培训。

培训班分别就药物临床试验指导管理规范、临床试验方案、现场标准操作规程、临床试验质量控制以及相关表格填写进行了培训。同时，在现场功能区开展流程演练，并对现场研究者进行考核，考核成绩均达到合格及以上。

【重组九价人乳头瘤病毒疫苗在男性中的Ⅰ期临床试验研究者培训班】　8月5—6日，中心在兴安县召开由北京康乐卫士生物技术股份有限公司申办的重组九价人乳头瘤病毒疫苗（大肠埃希菌）在男性中的Ⅰ期临床试验启动会暨研究者培训班。北京康乐卫士生物技术股份有限公司、自治区疾病预防控制中心疫苗临床研究所、兴安县疾病预防控制中心相关负责研究者及上海斯丹姆医药开发有限责任公司60余人参加培训。

培训班上，自治区疾病预防控制中心疫苗临床研究所所长莫兆军主要围绕药物临床试验质量管理规范进行培训，现场研究者在项目实施过程应严格按照现场标准操作规程与方案要求，依法保障受试者权益与安全，落实研究者的责任与分工。培训内容还包括研究方案、现场操作规程流程及要点介绍、质量控制、疫苗管理和样本管理、研究用表卡和表格填写等。

【广西新冠肺炎防控专项技术视频培训班】　8月

10日，中心举办广西新冠肺炎防控专项技术视频培训班，培训班主会场设在自治区疾病预防控制中心，各市疾病预防控制中心设分会场，各市、县（市、区）疾病预防控制中心分管领导及负责新冠肺炎流行病学调查、样品采集、环境消杀、实验室检测等工作的人员参加培训。中心主任林玫出席培训班开班仪式并讲话。

林玫分析了当前疫情防控形势和面临的挑战，梳理总结了防控工作中存在的主要问题，并就广西下一步防控工作进行部署：一是思想认识再强化，绷紧疫情防控的弦不松懈；二是弱项短板再培训，加强个人防护、实验室生物安全等的培训；三是应对措施要更有力，流调工作要充分迅速，加强实验室检测能力建设，加强生物安全管理，做好物资储备等。培训内容包括疫情快速报告小程序和逢阳必报模块、规范样品的采集及转运、实验室生物安全管理、个人防护的标准及相关要求等。

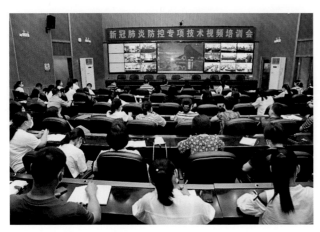

广西新冠肺炎防控专项技术视频培训班现场

【广西公共场所健康危害因素监测和空气污染对人群健康影响监测项目技术培训班】　9月1—3日，中心在南宁市召开广西公共场所健康危害因素监测和空气污染对人群健康影响监测项目技术培训班。自治区疾病预防控制中心相关业务科所、广西各设区市疾病预防控制中心、相关医疗机构及青秀区、西乡塘区疾病预防控制中心的有关领导和技术骨干等60余人参加培训。培训班由中心环境卫生与地方病防制所所长钟格梅主持，自治区疾病预防控制中心副主任赵鹏出席开班仪式并讲话。

赵鹏对近年来监测工作取得的成绩给予充分肯定，对相关工作的开展提出具体要求。相关专家总结了2020年广西公共场所健康危害因素监测项目的实施情况，报告主要监测结果，同时对2021年广西空气污染对人群健康影响监测项目和公共场所健康危害因素监测项目的工作方案及数据资料审核等进行详细解读，并对公共场所健康危害因素监测有关理化和微生物指标检验检测技术进行专题培训。

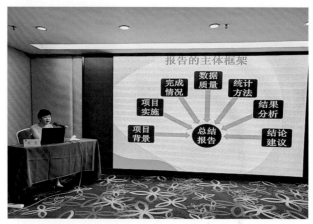

广西公共场所健康危害因素监测和空气污染对人群健康影响监测项目技术培训班现场

【广西农村义务教育学生营养改善计划监测工作培训班】　9月6—8日，中心在南宁市举办广西农村义务教育学生营养改善计划监测工作培训班。广西开展学生营养监测的10个市及44个监测区县疾病预防控制中心的相关工作人员80余人参加培训。培训班由中心营养与学校卫生所副所长周为文主持。

周为文肯定了各监测点取得的工作成绩，并对今后的工作提出了要求，希望各地工作保质保量地开展。培训班邀请了中国疾病预防控制中心营养与健康所副研究员徐培培、助理研究员甘倩及济南圣力科技有限公司工程师李冲进行网络视频授课。授课内容包括学生"电子营养师"软件应用、重点监测县的生化检测解析、学生营养监测数据直报系统说明等。广西医科大学公共卫生学院少儿卫生与妇幼保健学教研室主任李春灵教授就"儿童营养与肥胖"专题进行授课。

【广西疾控机构新型冠状病毒核酸检测能力提升培训班】　9月13—15日、9月16—18日、9月27—29日，中心在南宁市举办三期广西疾控机构新型冠状病毒核酸检测能力提升培训班。自治区疾病预防控制中心、广西14个设区市及81个县（市、区）疾病预防控制中心180余名技术骨干参加培训。中心副主任赵鹏出席第一期开班仪式并讲话，中心副主任钟革出席第二期、第三期开班仪式并讲话。

赵鹏对各单位为新冠肺炎疫情防控工作做出的重大贡献予以肯定，并提出下一步工作要求。钟革指出2021年工作存在的问题并提出工作要求，他希望所有检测人员加强学习，重视质量控制工作，充分认识核酸检测对新冠肺炎疫情防控的重要性，共同努力继续为新冠肺炎疫情防控工作提供强有力的保障。培训班对学员在日常工作中碰到的各种问题进行了原因分析并提出解决方案。

【广西地方性氟中毒及甲状腺超声检查技术培训班】9月14—17日，中心在钦州市举办广西地方性氟中毒及甲状腺超声检查技术培训班，广西14个设区市、18个地方性氟中毒县（市、区）疾病预防控制中心90余名业务骨干、甲状腺超声检查人员参加培训。培训班由中心环境卫生与地方病防制所副所长廖敏主持，中心环境卫生与地方病防制所所长钟格梅、钦州市疾病预防控制中心副主任劳其平出席培训班。

培训内容包括地方病预防控制工作规范、甲状腺超声检查实际操作指导、地方性氟骨症管理和治疗规范、氟斑牙诊断与鉴别诊断、地方病及其危险因素监测信息管理工作规范、全民健康保障信息化工程地方病信息系统等。培训班还组织学员前往钦州市钦南区永福社区进行甲状腺超声检查现场实习，前往钦州市钦南区康熙岭镇中心小学现场查看儿童氟斑牙情况。

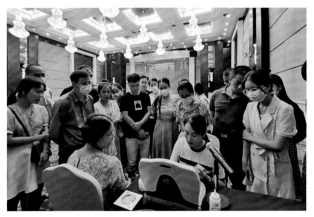

培训班学员在钦州市钦南区永福社区进行甲状腺超声检查现场实习

【广西放射卫生检测技术与评价培训班】9月16—18日，中心在南宁市举办广西放射卫生检测与评价技术培训班。自治区疾病预防控制中心、广西职业病防治院及广西14个设区市疾病预防控制中心放射卫生分管领导、科室负责人和专业技术人员共92人参加培训。培训班由中心副主任方钟燎主持，自治区卫生健康委职业健康处处长莫国乾出席开班仪式并讲话。

莫国乾肯定了广西放射卫生工作取得的成绩，剖析了广西放射卫生工作存在的突出问题，要求各级疾病预防控制中心切实增强责任感和紧迫感，进一步提高放射卫生技术能力和水平。培训班邀请了中国疾病预防控制中心辐射安全所研究员岳保荣、广东省职业病防治院耿继武主任医师、广西环境辐射监测站高级工程师许明发分别就放射诊断放射防护要求、X射线诊断设备质量控制检测、工业放射检测与评价、建设项目放射性职业病危害评价等进行培训。

【广西学生常见病监测暨学校卫生工作技能培训班】9月16—18日，中心在北海市举办广西学生常见病监测暨学校卫生工作技能培训班，广西14个设区市卫生健康委疾控科负责人，31个学生常见病监测县（市、区）卫生健康局分管负责人、疾病预防控制中心从事学校卫生工作的技术骨干100余人参加培训。北海市卫生健康委副主任谈正昭、自治区疾病预防控制中心副主任方钟燎出席开班仪式并讲话。

方钟燎指出，普及学校卫生工作知识与技能是提高学校卫生工作人员业务水平、保障学校卫生工作顺利开展的前提，希望全体学员熟悉掌握学校卫生知识、技能，能够在今后的工作中学有所用、学以致用。谈正昭建议各市、县（区），各单位提高政治站位，各部门相互配合，保障学校卫生工作得以顺利开展。培训班邀请了广西卫生监督所学校卫生科科长卢华等专家分别就学校卫生监督相关内容、学生脊柱弯曲筛查要点、儿童青少年近视防治措施及策略等进行授课。

【广西结核病实验室检测技术及质量管理培训班】9月22—24日，中心在南宁市举办广西结核病实验室检测技术及质量管理培训班。广西各市疾病预防控制中心及结核病防治所（院）实验室负责人，各县疾病预防控制中心结核病防治科科长，以及广西各结核病定点医院结核病实验室骨干共24人参加培训。中心纪委书记覃柯滔出席开班仪式并讲话。

覃柯滔对"十三五"期间广西结核病防治工作取得的成效予以肯定，同时指出广西结核病防治工作存在的不足，希望大家能认真学习，充分沟通，相互借鉴。相关专家介绍了2021年广西结核病实验室工作进展及下一步重点工作、分子诊断、涂片培养检测技术、菌株运输管理、实验室生物安全、样本溯源及基因测序等内容。

【广西疾控系统技术骨干能力提升专题培训班（第一期）】 9月23—29日，中心在浙江大学举办广西疾控系统技术骨干能力提升专题培训班（第一期）。中心主任林玫、副主任赵鹏、副主任黄兆勇及部分中层干部，广西南宁市、梧州市等市、县（市、区）疾病预防控制中心主要领导100余人参加培训。自治区卫生健康委副主任庞军受邀参加培训班开班仪式并作专题讲座。林玫、赵鹏分别主持开班仪式和结业仪式。

庞军希望学员们抓住难得的学习机会，认真学习先进地区的发展理念和经验，为广西疾控事业发展出谋献策。培训班邀请了国家卫生健康委疾控局副局长沈洪兵院士、北京大学公共健康与重大疫情防控战略研究中心主任李立明教授、中国疾病预防控制中心副主任冯子健教授等国内知名专家就学习贯彻习近平总书记"七一"重要讲话精神、疾控体系改革和建设、新冠肺炎疫情等重大疾病防控内容进行授课。林玫对本次培训进行小结，5个学习小组分别汇报学习收获。

【ACYW135群脑膜炎球菌多糖结合疫苗Ⅲ期临床试验研究者培训班】 10月8日、15日和23日，中心分别在在全州县、岑溪市、灵川县召开由云南沃森生物技术股份有限公司、玉溪沃森生物技术有限公司申报的ACYW135群脑膜炎球菌多糖结合疫苗Ⅲ期临床试验启动会暨研究者培训班。云南沃森生物技术股份有限公司、玉溪沃森生物技术有限公司，自治区疾病预防控制中心疫苗临床研究所，全州县、岑溪市、灵川县疾病预防控制中心相关项目研究者及北京思睦瑞科医药信息咨询有限公司监察

员等200余人参加培训。

培训班主要围绕药物临床试验质量管理规范进行培训，要求现场研究者在项目实施过程中严格按照现场标准操作规程与方案要求，依法保障受试者权益与安全，落实研究者的责任与分工。培训内容还包括研究方案、现场操作规程流程及要点介绍、质量控制、疫苗管理和样本管理等。

【广西疾控系统技术骨干能力提升专题培训班（第二期）】 10月10—16日，中心在浙江大学举办广西疾控系统技术骨干能力提升专题培训班（第二期）。中心党委书记吕炜、副主任钟革和部分中层干部，广西柳州市、桂林市等市、县（市、区）疾病预防控制中心主要领导共108人参加培训。自治区卫生健康委二级巡视员王建政受邀参加培训班开班仪式并作专题讲座。吕炜作总结发言，钟革主持开班仪式和结业仪式。

王建政在开班动员讲话中肯定了疾控工作者在新冠肺炎疫情防控工作中取得的成绩，希望学员们要认识疾控体系改革尤其人才队伍建设的重要性，要抓住机遇、解放思想、与时俱进。培训班邀请了浙江大学传染病诊治国家重点实验室副主任吴南屏博士、武汉大学健康学院博士生导师谭晓东教授、医院感染控制专家汤灵玲教授、浙江省疾病预防控制中心党委书记胡崇高主任医师等9名专家学者，就学习习近平新时代中国特色社会主义思想、疾控体系改革和建设等内容进行授课。吕炜对此次培训进行总结，强调真学、真信、真用，理论联系实际，将培训学到的知识应用到具体的疾控工作中。

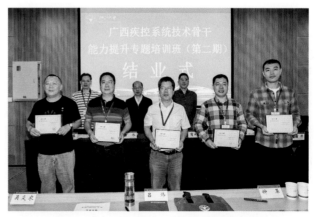

广西疾控系统技术骨干能力提升专题培训班（第二期）结业式现场

【广西现场流行病学培训项目第三期培训班】　10月13—18日，中心举办第三期广西现场流行病学培训项目（FETP）培训班。中心副主任黄兆勇、广西FETP第三期学员、带教导师及广西FETP办公室部分成员共45人参加培训。

在开班仪式上，黄兆勇指出广西FETP培训的目的，并对培训工作提出四点要求：一是希望学员珍惜学习机会，做到学有所获、学以致用；二是希望学员善于思考总结，做到不断提炼、不断提升；三是希望工作人员做好培训的组织协调工作；四是希望各科所及各带教导师强化责任担当，给予广西FETP培训工作更多的支持。培训班邀请了国家疾病预防控制中心教育处中国现场流行病学培训项目（CFETP）副主任裴迎新、国家疾病预防控制中心王多全研究员等专家给学员授课，授课内容包括调查报告的撰写、数据质量核查、监测数据的分析和利用、暴发调查案例分析、公共卫生数据整理、流行曲线制作和解读函数实例及其在公共卫生领域中的作用等。

【广西免疫规划综合业务技能培训班】　10月16—19日、10月27—31日，中心分别在贵港市、桂林市举办免疫规划综合业务技能培训班，广西各市、县（市、区）疾病预防控制中心免疫规划科科长和业务骨干300余人参加培训。中心副主任黄兆勇出席开班仪式并讲话。

黄兆勇肯定了广西40多年来免疫规划工作取得的成绩，指出免疫规划工作是一项长期的系统工程，并提出五点意见：一是规范管理，确保预防接种安全有效；二是继续做好预防接种工作，杜绝虚假接种；三是抓好监测，做好疫苗针对传染病的防控工作；四是加强免疫规划工作业务培训和检查指导工作；五是进一步推进预防接种门诊信息化建设。相关专家就广西免疫规划工作进展、广西各项免疫规划业务工作作专题培训。

【广西结核病防治规划培训班】　10月18—20日，中心在南宁市举办广西结核病防治规划培训班。广西各市卫生健康委、疾病预防控制中心分管领导，各市、县（市、区）疾病预防控制中心及结核病定点医院结核病防治科相关负责人等250余人参加培训。自治区卫生健康委疾控处处长陆庆林和自治区疾病预防控制中心主任林玫出席开班仪式并讲话。

林玫充分肯定了"十三五"规划实施以来广西结核病防控工作取得的成绩，并就防控技术方面提出四点工作要求：一是保成绩，补短板，全面落实各项结核病防控策略，积极推进老年人等重点人群主动筛查工作；二是强化学校结核病防治工作；三是加强实验室能力建设和治疗控制；四是保证结核病统计监测信息及时、准确和完整。陆庆林指出，各单位应落实各项措施，加快重点人群筛查进度，强化学校等结核病疫情防控。相关专家就广西结核病防治工作进展、结核病诊疗质量解读、结核病健康促进工作要求、结核病实验室质量控制、TB/HIV双重感染手工报表、学校结核病桌面推演等进行培训。

【广西疫情防控技术骨干高级研修班】　10月19—22日，中心在南宁市举办广西疫情防控技术骨干高级研修班。广西14个设区市及各县（市、区）疾病预防控制中心从事流行病学相关工作的专业技术骨干及自治区疾病预防控制中心流行病调查人员，国家卫生应急队（广西）队员等260余人参加培训。培训班由中心副主任钟革主持，中心主任林玫出席开班仪式并讲话。

林玫指出，在过去一年多的疫情防控工作中，广西疾控队伍在开展疾病监测、专题调查和疫情调查处置等工作中，凸显出流行病学理论知识不全面、应用能力不强等问题。林玫就培训工作提出三点要求：一是要适应形势，提高疾病防控的能力和水平；二是要善于总结，提高自身知识素养和水平；三是要集中精力，提高学习效果。培训班邀请了华中科技大学同济医学院公共卫生学院流行病与卫生统计

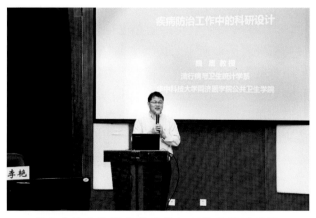

广西疫情防控技术骨干高级研修班授课现场

学系主任魏晟和王齐教授以及中国疾病预防控制中心中国现场流行病学培训项目（CFETP）副主任张丽杰研究员等前来授课。授课内容包括流行病学调查的研究、卫生统计学在疾控工作中的应用、突发公共卫生事件的现场流行病学调查、英文论文和中文论文写作技巧等。

【学校结核病疫情处置桌面推演互动培训班】　10月20日，中心举办学校结核病疫情处置桌面推演互动培训班。中心结核病防制所技术人员、各市卫生健康委疾控科及各市、县（市、区）疾病预防控制中心和结核病定点医疗机构的技术人员约250人参加推演培训。

桌面推演以某学校结核病聚集性疫情真实案例为脚本，学员代表扮演疫情处置中涉及的关键单位和人物，模拟真实环境下疫情监测、报告、患者转诊、个案调查、密切接触者筛查、信息沟通、宣传教育、舆论应对和多部门协作等相关工作，其他学员作为观察员对每个环节进行观察和点评。主持人带领患病学生、家长以及疾病预防控制中心、涉疫学校、卫生健康委和新闻媒体等相关角色，模拟学校结核病疫情处置。参与者和观察员在现场进行多种情景假设，把真实环境里疫情处置所遇到的问题和场景表现出来，并进行讨论分析，寻求更好的解决方案。

【新《安全生产法》专题宣传贯彻培训班】　10月22日，中心举办新《安全生产法》专题宣传贯彻培训班。中心领导班子和全体职工参加培训。

2021年9月1日，《中华人民共和国安全生产法》（2021修订版）正式实施。为认真学习贯彻好新《安全生产法》，更好地促进中心安全生产工作，

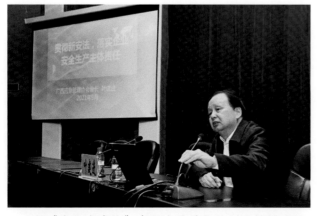

新《安全生产法》专题宣传贯彻培训班授课现场

中心制定了宣传贯彻活动方案，从各个层面进行专题宣传贯彻活动。培训班邀请了广西应急管理协会会长、自治区新《安全生产法》宣讲专家叶建进老师进行授课，重点解读安全生产工作原则要求、完善安全监管体制、强化企业主体责任、加强监督管理制度建设、强化政府监督管理职责、加大违法处罚力度等内容。

【广西血吸虫病检测技术培训班】　10月26—29日，中心在靖西市举办广西血吸虫病监测技术培训班。广西27个相关市、县（市、区）疾病预防控制中心，血（寄）防站分管领导、业务骨干等100余人参加培训。中心副主任方钟燎出席开班仪式并讲话。

方钟燎分析了2021年广西血防工作面临的挑战，强调广西各地要执行国家血防有关工作部署，落实各项防治措施，努力完成各项工作任务。培训班总结了2020年及2021年上半年血防工作成绩和经验，部署2021年下半年工作任务，并对网络直报、全民健康系统以及血吸虫病监测技术进行培训。

【广西重点场所消毒技术视频培训班】　10月28日，中心采用视频会议的方式举办广西重点场所消毒技术培训班。广西各市、县（市、区）疾病预防控制中心负责消杀及疫情处置、重大活动保障等工作的相关技术人员200余人参加培训。中心副主任钟革出席培训班并讲话。

钟革强调，当前疫情防控形势严峻复杂，防控工作不容松懈。他要求，各级疾病预防控制中心要进一步提高思想认识，全力做好消毒工作；要加强广西疾控机构消杀专业队伍建设，提高专业人员技术水平；强化对隔离酒店、口岸、机场、车站、商场等重点场所消毒工作的指导，督促各行业单位严格落实消毒工作；加强对第三方消毒机构的监管指导，做好消毒质量控制，确保消毒效果。中心消杀与媒介防制所所长唐小兰等专家分别就重点场所消毒技术要点、疫情防控消毒效果评价、重大活动疫情防控保障预防性消毒技术要点等进行授课。

【广西疾控系统健康教育材料制作与新媒体运用技能培训班】　11月5日，中心在南宁市举办广西疾控系统健康教育材料制作与新媒体运用技能培训

班。广西各市疾病预防控制中心及各健康促进县（市、区）疾病预防控制单位的健康教育骨干参加培训。中心副主任方钟燎出席培训班开班仪式并讲话。

方钟燎肯定了广西疾控系统在抗击新冠肺炎疫情的健康教育宣传工作中运用新媒体手段取得的成绩，指出本次培训对增强广西疾控系统健康教育宣传能力、提升健康素养水平起到的促进作用。培训班邀请了上海健康促进中心二级导演唐云龙、广西新闻网总编辑宋春风进行授课，授课内容包括健康教育政策、融媒体政策和特点解读、微信公众号推文创作和运维、疾控新闻宣传与健康科普策划、健康科普宣传短视频及平面宣传材料策划制作等。

【广西疾控机构理化检验技术培训班】 11月8—11日，中心在桂林市举办广西疾控机构理化检验技术培训班。广西14家市级、78家县级疾控机构共108名相关专业技术人员参加培训。培训班由中心理化检验所所长雷宁生主持，桂林市疾病预防控制中心副主任唐国荣出席开班仪式并讲话。

培训班针对2021年两次盲样考核中的重点和难点进行了理论和现场的培训。在理论培训中，各授课老师分别对食品中铝的仪器法和化学法检测、食品中二氧化硫检测等方法和技术进行了阐述。在现场培训中，学员们在桂林市疾病预防控制中心实验室对留存的含铝米粉进行检测，并对比不同的处理方法和不同的检测方法对于实验结果的影响。桂林市疾病预防控制中心的各位老师进行了实验带教、样品上机和数据汇总的培训。

【广西饮用水及环境卫生监测数据录入审核暨人体生物监测项目培训班】 11月8—10日，中心在桂林市举办广西饮用水及环境卫生监测数据录入审核暨人体生物监测项目培训班。广西各有关市、县（市、区）疾病预防控制中心从事饮用水水质及农村环境卫生、人体生物监测数据审核及统计分析工作的技术人员等160余人参加培训。培训班由中心环境卫生与地方病防制所所长钟格梅主持。

培训班采用线上和线下相结合的方式进行，线上邀请中国疾病预防控制中心农村改水技术指导中心主任、研究员张荣作关于全国农村饮用水水质监测情况的报告。培训班上，钟格梅通报了2021年广西饮用水和环境卫生监测工作进展情况。开展人体生物监测的几个项目县对上阶段的工作进行汇报和交流。

【乙肝监测项目培训班】 11月8—10日，中心在兴安县举办广西乙肝监测项目工作培训班，广西兴安县等6个项目县（区）疾病预防控制中心和综合医疗机构乙肝监测项目负责人共48人参加培训。

培训班上，中心免疫规划所副所长邓秋云、桂林市第三人民医院主任医师冼永超等4人分别就乙肝监测工作防控的进展及成效、乙肝监测要求等进行专题授课。

【广西疾控机构卫生检验检测质量管理培训班】 11月8—10日，中心在南宁市举办广西疾控机构卫生检验检测质量管理培训班。广西90多个市、县（市、区）疾病预防控制中心质量管理和实验室检测人员等200余人参加培训。中心副主任赵鹏出席开班仪式并讲话。

赵鹏指出，2021年广西实验室质量管理工作取得良好成绩，食品安全风险监测和新冠考核工作按计划实施完成。赵鹏就广西各级疾控工作提出四点要求：一是要大力推进实验室资质认定工作；二是加强食品安全检验检测能力验证考核工作；三是重视新冠病毒核酸室间质评工作；四是在做好实验室质量管理的同时要抓好实验室生物安全和生产安全工作。培训班邀请了中国疾病预防控制中心实验室管理处处长赵赤鸿就实验室生物安全规范化管理进行线上授课。

【广西居民食物消费量调查工作培训班】 11月15—17日，中心在钦州市举办广西食物消费量调查技术培训班。广西钦州市、贵港市疾病预防控制中心食品安全风险监测与评价所的技术骨干共30人参加培训。

培训班总结了2020年全国居民食物消费量调查（广西调查点）工作情况，分析了面临的形势和任务，对2021年广西食物消费量调查方案及要求进行详细解读。

【广西结核病监测数据分析应用培训班】 11月16—17日，中心在南宁市举办广西结核病监测数据分析应用培训班。广西各市、县（市、区）疾病预防控制中心、结核病防治院（所）、结核病定点医院结核科统计监测工作人员以及 24 个结核病防治重点地区技术骨干等 250 余人参加培训。

培训班上，中心结核病防制所所长梁大斌总结了广西"十三五"结核病防治规划实施以来结核病防控和统计监测工作取得的成绩，指出 2021 年统计监测工作存在的主要问题，部署下一阶段重点工作。相关专家介绍了 TB/HIV 双重感染工作报表的填报要求、结核病统计监测操作规范、学校结核病监测与报告、广西"十三五"结核病防治规划终期评估肺结核漏报漏登调查等内容。

【广西流感等重点传染病实验室检测技术培训班】
11 月 22—25 日，中心在南宁市举办广西流感等重点传染病实验室检测技术培训班。广西 14 个市级疾病预防控制中心负责流感等监测网络实验室工作的专业人员参加培训。中心副主任钟革出席培训班开班仪式并讲话。

培训内容涉及流感、新冠肺炎、病毒性腹泻等重点急性传染病领域，相关专家分别对新冠肺炎疫情形势下流感等重点传染病监测方案工作要求、广西 2020—2021 年度流感监测病原学监测总结和初评估、流感病毒鸡胚分离鉴定方法和广西禽流感研究方法及基因分析进行系统讲解；中国疾病预防控制中心测序专家赵翔针对 SARS-Cov-2 变异株特性作专题报告。培训班采用线上线下相结合的方式进行，中国疾病预防控制中心专家对学员及广西 102 家新冠网络实验室进行新冠监测网络数据录入在线培训。

【广西国家致病菌识别网实验室技术强化培训班】
11 月 22—27 日，由中心承办、桂林市疾病预防控制中心协办的广西 2021 年国家致病菌识别网启动会暨国家致病菌识别网实验室技术强化培训班在桂林市举办，广西 14 个设区市疾病预防控制中心的分管领导以及实验室、流行病调查骨干人员和 21 家监测哨点医院临床、检验、医务部门专业人员等 120 余人参加培训。

培训班采取理论授课和实验操作相结合的方式，14 个设区市的单位分组对讲授内容和即将实施的监测方案进行讨论，并提出相关意见和建议。

【广西健康教育与健康促进技能培训班】　11 月 24—25 日，中心在南宁市举办广西健康教育与健康促进技能培训班。广西各市疾病预防控制中心分管领导及业务骨干近 200 人参加培训。培训班由中心健康教育与传媒科科长蒙晓宇主持，中心党委书记吕炜出席开班仪式并讲话。

吕炜指出，居民健康素养提升和健康促进县（区）建设工作是一项重要的工作，广西居民健康素养水平逐年稳步上升，我们要大力推进健康促进县（区）创建民生工程，努力开创广西健康促进与健康素养提升工作新局面。吕炜为全体参训人员上了第一课《疾控新闻写作》。

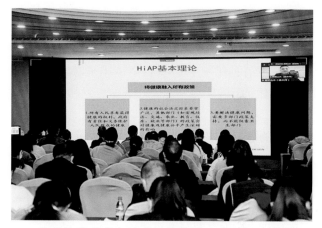

广西健康教育与健康促进技能培训班授课现场

【广西老年人等重点人群结核病主动筛查培训班】
11 月 25—27 日，中心在南宁市举办广西老年人等重点人群结核病主动筛查培训班。广西 20 个开展老年人等重点人群结核病主动筛查工作的重点县（市、区）的疾病预防控制中心、结核病定点医院结核科负责人，20 个县（市、区）全部的乡镇筛查工作负责人等 230 余人参加培训。

培训班上，中心结核病防制所所长梁大斌介绍广西老年人等重点人群结核病主动筛查工作的背景、阶段开展情况，并对下一步工作进行了部署。相关专家介绍了老年人等重点人群结核病主动筛查工作的实施方案、工作进展及存在的问题，广西主动筛查工作质量控制等内容。南宁市上林县等 3 个县、南宁市江南区延安镇等 10 个乡镇项目负责人分别就开展主动筛查工作以来的经验、亮点及碰到的问题等内容进行汇报。

【网络信息安全知识培训班】　11 月 25 日至 12 月

2日，中心举办网络信息安全知识培训班。中心党委书记吕炜、副主任黄兆勇、各科所分管信息安全工作的科所长、信息管理员60余人参加培训。

培训班上，吕炜强调了网络信息安全的重要性，并提出四点工作要求：一是要深入贯彻习近平总书记关于网络安全工作的重要指示精神，增强网络安全意识；二是要进一步加强网络安全知识和制度学习，熟悉网络安全事件应急处置的流程，提高应急处置能力；三是要做好网络安全日常防范工作，规范使用计算机；四是要提高网络安全运维管理能力，坚决防范网络安全重大风险。培训内容涵盖网络信息安全知识及案例分析、电子信息设备常见故障维护、中心网络信息安全制度解读及应急演练内容介绍等。培训班邀请了网络安全咨询顾问、绿盟认证网络安全高级工程师郭建民进行授课。培训结束后，中心全体职工参加突发网络信息安全事件应急演练。

【广西消毒与病媒生物防制技术培训班】 12月1—3日，中心在南宁市举办广西消毒与病媒生物防制技术培训班。广西各市、县（市、区）疾病预防控制中心消媒专业技术人员150余人参加培训。中心副主任钟革出席开班仪式并讲话。

钟革肯定了2021年广西各级疾病预防控制中心在消毒与病媒生物防制工作方面取得的成效，在广西成功防控新冠肺炎疫情和登革热等媒介传染病中发挥了重要作用。他指出，当前新冠肺炎疫情防控工作不容松懈，各级疾病预防控制中心要加强消杀专业队伍和能力工作的建设，加大对重点场所消毒工作的指导力度及对第三方消杀服务机构的培训指导，完善媒介监测网络，提前部署病媒生物防制工作。培训班上，中心消杀与媒介防制所所长唐小兰等专家就新冠肺炎疫情重点场所消毒、新冠肺炎疫情现场消毒效果评价、广西常见蚊媒种类鉴定及生态学监测方法、登革热蚊媒防制技术等专题进行授课。

【痢疾双价结合疫苗Ⅲ期临床试验启动会暨研究者培训班】 12月10—26日，由自治区疾病预防控制中心作为组长单位组织实施的全球首个痢疾多糖结合疫苗Ⅲ期临床研究，在广西贺州市、钟山县、三江侗族自治县和鹿寨县陆续启动入组。该疫苗是北京智飞绿竹生物制药有限公司研制的用于预防福氏2a志贺氏菌和宋内氏志贺氏菌引起的细菌性痢疾的新一代多糖结合疫苗，计划在广西、河北和四川三个省（自治区）开展Ⅲ期临床研究，共招募6月龄～5岁儿童21000名，是国内迄今为止规模最大的儿童疫苗临床研究。培训班分别就药物临床试验指导管理规范、临床试验方案、现场标准操作规程、临床试验质量控制以及相关表格填写进行培训。

【ACYW135群脑膜炎球菌多糖结合疫苗Ⅲ期临床试验研究者培训班】 12月15—16日，中心在柳州市举办北京智飞绿竹ACYW135群脑膜炎球菌多糖结合疫苗Ⅲ期临床试验研究者培训班。项目负责机构主要研究者及协调员、质控员，柳州市柳江区现场研究者及乡镇卫生院相关工作人员，北京智飞绿竹生物制药有限公司代表（线上），北京思睦瑞科医药信息咨询有限公司代表100余人参加培训。培训班由中心疫苗临床研究所所长莫兆军主持。

培训内容涉及药物临床试验指导管理规范、疫苗介绍、质量控制、试验方案、操作流程等。

【广西新冠肺炎疫情流行病学调查视频培训班】 12月27日，受自治区新型冠状病毒感染的肺炎疫情防控工作领导小组指挥部办公室委托，中心举办广西新冠肺炎疫情流行病学调查视频培训班，广西各级疾病预防控制中心、公安系统流调人员参加培训。中心主任林玫在东兴市主持本次培训班。

林玫简要介绍了当前东兴市疫情形势、防控工作进展及存在困难，希望广西各流调人员，特别是在东兴现场参与疫情防控的流调人员认真学习，结合实际问题进行思考。培训班邀请了中国疾病预防控制中心传染病管理处秦颖研究员结合《国家新冠肺炎疫情防控方案（第八版）》及亲身参与国内多起疫情现场流调积累的丰富经验作专题授课。防城港市副市长、公安局局长覃汇参加本次培训并作总结讲话。

【新冠肺炎疫情防控现场人员技术培训班】 12月28日，中心举办新冠肺炎疫情防控现场人员技术培训班。中心党委书记吕炜、党委副书记李广山、纪委书记李红以及中心预防、临床、检验等医学专业

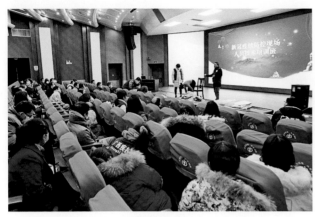

参训人员对穿、脱防护服等进行操作演示

的现场人员参加培训。

培训班上，吕炜作开班动员讲话，指出此次培训的目的和意义：一是落实全员防控的需要；二是强化技能、确保安全的需要；三是激励斗志、随时出征的需要。中心应急办公室副主任董爱虎分析了当前国际、国内以及广西的新冠肺炎疫情，解读了《新型冠状病毒肺炎防控方案（第八版）》；免疫规划所主任医师刘巍就新冠流调的生物安全管控及样本采集注意事项等内容进行授课。参训人员还对穿、脱防护服等进行操作演示，现场专家答疑解惑，帮助参训人员准确掌握流程环节和操作方法。

【冬春火灾防控消防安全知识培训班】　12月29日，中心举办冬春火灾防控消防安全知识培训班。中心全体职工参加培训。

培训班围绕2022年北京冬奥会和冬残奥会，全国、全区"两会"等重大活动以及元旦、春节、元宵等重要节点，传达安全生产相关会议和文件精神，贯彻落实党的十九届六中全会精神和习近平总书记关于安全生产和消防工作的重要指示精神，坚决预防和遏制较大及以上火灾事故发生。授课教官按照"防消结合，预防为主"的原则，分别从单位、家庭用电、用火、发生火灾的处置办法、灭火器的使用方法等进行讲解。在实操演练中，授课教官现场讲解了干粉灭火器的使用方法及注意事项，并教给大家一个简单易懂的灭火器使用口诀，即"一摇二拔三对准四喷"。

科学研究

2021年度自治区疾病预防控制中心获广西医药卫生适宜技术推广奖一等奖1项、二等奖1项、三等奖1项。

【诺如病毒核酸检测技术的建立及在传染病防控中的推广应用】　成果内容摘要：筛选广谱的诺如病毒实时荧光 RT-PCR 引物及探针，建立敏感检测方法；建立去除粪便中 RT-PCR 抑制物、成本低廉、获得率高的二氧化硅核酸提取技术；优化诺如病毒核酸测序和基因分型方法；优化牡蛎中诺如病毒浓缩条件和检测方法；优化水中诺如病毒富集条件和检测方法，编制地方标准；所建方法及时应用和推广到传染病防控、食品安全风险监测和食源性疾病监测工作中。

主要成果：首次证实广西存在诺如病毒感染；首次报道广西诺如病毒暴发疫情；率先报道广西 GI 组和 GII 组诺如病毒及其疫情；率先报道广西诺如病毒各种基因型，国内首次报道 GII.12 和 GII.16 基因型；制定国内首个水中诺如病毒实时荧光 RT-PCR 检测地标；广西率先开展食物链水产品诺如病毒污染调查；广西率先开展诺如病毒污水监测；拓展研究中首次报道广西存在星状病毒和札幌病毒感染。

推广应用：举办食源性疾病监测、食品安全风险监测和实验室技术培训班，推广诺如病毒核酸检测技术和推介广西地标；广西疾病预防控制中心、广西14个市和14个县疾病预防控制中心开展诺如病毒核酸检测，共检测335起疫情，病例样本3893份，环境样本29份，水产品样本1535份，在11家哨点医院监测10480份样本；制定广西地标《水体中诺如病毒的核酸检测方法实时荧光 RT-PCR 法》，该方法在广西疾病预防控制中心以及6个市和3个县疾病预防控制中心得到推广应用；拓展到脊灰病毒污水监测和甲肝疫情水污染溯源调查；在广西分析测试中心、南宁市食品药品检验所和凭祥海关综合技术服务中心得到应用；牡蛎中诺如病毒浓缩技术在天津市疾病预防控制中心得到应用，并获北京市疾病预防控制中心课题专项研究推荐；立项5个卫生健康委课题，获10项实用新型专利证书；发表论文24篇，其中 SCI 2篇、核心期刊17篇。

本项目的研发及推广不但建立、提高和普及了诺如病毒检测技术，而且掌握了广西诺如病毒的流行状况和特征，在诺如病毒所致急性胃肠炎疫情处置和防控工作中发挥了积极的作用。

【铀矿山周围环境辐射放射卫生学评价及应用】成果内容摘要：铀矿山在开采、产品提炼及退役处理的过程中，矿山周围环境放射性水平高于一般地区，而摄入过量放射性物质或接受过量照射可能对机体产生危害。至今未见有系统研究分析铀矿山与非铀矿山周围环境辐射水平对比及其放射卫生学评价，因而有必要全面开展铀矿山周围环境辐射监测及放射卫生学评价，以确保周围环境与居民的安全。

主要成果：本研究拟通过辐射环境监测、放射化学实验及人群流行病学调查相结合的方法，选择在退役铀矿区及非铀矿区分别监测环境 γ 辐射剂量率,检测土壤、水体及食品的放射性水平及放射性核素含量,分析退役铀矿区及非铀矿区不同人群外周血淋巴细胞微核变化情况,从而评估退役铀矿区周围居民成年男子膳食摄入放射性核素所致的年待积有效剂量,并作出合理放射卫生学评价,为人群的辐射防护和铀矿山的后续治理决策提供有效依据。

在项目研究过程中,以快速计算样品放射水平及放射性核素含量为目的,基于实验数据的处理流程,本研究设计出适用于伽马能谱仪的自动化数据分析软件"γ 谱(ORTEC)报告处理系统 v1.0",其中集成有仪器基本数据导出、测量曲线拟合及当目标样与标准源质量存在差异的修正,直接导出测量样品结果报告。此外,还针对关注人群累计剂量与癌症相关性的研究应用,参照《职业性放射性肿瘤判断规范》(GBZ97—2017)标准要求、不同人群类型及受到照射的剂量结果,以计算出该人 30 年内各年份的癌症风险概率,设计出"职业性放射性肿瘤判断规范软件 v1.0",为不同受照人群的快速放射危害评价提供了快速便捷的工具。

【龟苓膏特色食品安全质量指标体系创新与应用】

成果内容摘要:本项目以建立和应用龟苓膏粉等食品安全质量监控为核心,开展小鼠毒理学实验检测其安全性,发现仙草水提物对 CCl_4 所致小鼠肝损伤具有一定的保护作用。

主要成果:通过对广西梧州市、灵山县、桂平市等不同产地的龟苓膏生产厂家开展现场调研,全面了解有关龟苓膏产品的原料、种植基地、生产加工过程、供销、贮存等环节,广泛征求生产者的意见。采集龟苓膏样品进行了感官、理化、微生物等指标的分析检测,依据科学数据,开展相关风险分析评价。龟苓膏的健康影响风险评估结果提示人群一般膳食摄入量健康影响风险处于可接受水平。制定了强制性执行标准《食品安全地方标准龟苓膏粉》(DBS 45/025—2016),创建了龟苓膏产品安全质量指标新体系,创新性地对龟苓膏产品本底所含苯甲酸和强富集铅的特性融入质量安全指标内,解决了长期困扰龟苓膏质量监管和销售、出口的"苯甲酸"和"铅"常被误认为"非法添加"或超标带来的监管问题,为产品监管提供了技术和管理依据。

本项目填补了国家和广西龟苓膏粉无食品安全标准的空白,为龟苓膏在食品安全质量指标体系的建立和创新方面提供了监管依据和技术保障。

2021 年中心获科研成果奖励一览表

序号	获奖项目	奖励名称	获奖等次	授奖单位	完成人员
1	诺如病毒核酸检测技术的建立及在传染病防控中的推广应用	广西医药卫生适宜技术推广奖	一等奖	广西科教卫生管理学会	刘巍、谭冬梅、邓丽丽、吕素玲、马宇燕、钟革、李秀桂、钟延旭、曾献莹、梁亮、瞿聪、韦敬航
2	铀矿山周围环境辐射放射卫生学评价及应用	广西医药卫生适宜技术推广奖	二等奖	广西科教卫生管理学会	覃志英、吴应宇、谢萍、周艳、梁桂强、赵新春、唐孟俭、陈掌凡、韦宏旷
3	龟苓膏特色食品安全质量指标体系创新与应用	广西医药卫生适宜技术推广奖	三等奖	广西科教卫生管理学会	甘宾宾、刘展华、李秀桂、覃辉艳、谭冬梅、蒙浩洋、诸葛石养

知识产权

2021 年,中心提交专利申请 21 项,其中实用新型专利 9 项、外观设计专利 12 项;获得各种类型专利授权 15 项,其中实用新型专利 4 项,外观设计专利 11 项。

【一种规则放置样品的试管箱】 本实用新型发明

公开了一种规则放置样品的试管存样箱,其中箱盖右后方设有开盖;箱体内有隔板,隔板上为两列均匀放置若干个试管架的空间,隔板的左后方和右前方分别设有呈中心对称的滑槽Ⅰ,隔板的左右两侧分别设有左挡板和右挡板,并且左挡板的后侧和右挡板的前侧分别设有缺口;箱体底部的左后方和右前方分别设有滑槽Ⅱ,箱体的中部设有滑槽Ⅲ;摇杆的转动齿轮安装在滑槽Ⅲ中部,转动杆的下端与转动齿轮连接,转动杆的上端依次穿过隔板中部和箱盖的中部，与位于箱盖外部的转盘连接，转盘上设有手柄，推动装置呈中心对称安装在箱体的左后方和右前方，并与转动齿轮啮合。该试管存样箱能按照先后采样的顺序装填，样品不易形成组间混淆，提升了采样和检测的工作效率。

【一种新型洗板机用洗液瓶】　本实用新型发明公开了一种新型洗板机用洗液瓶，包括洗液瓶本体和软吸管，还包括磁吸头和陷阱，所述的洗液瓶本体的底部设置成圆锥形，洗液瓶本体的圆锥形底的中心位置设置有陷阱；所述的软吸管的前端通过磁吸头与陷阱连接。本实用新型设计的洗液瓶通过圆锥形底部的沉积作用，能够把少量的洗液汇聚起来使用，即使少量配制的洗液也能适用于容量较大的洗液瓶，而不浪费洗液；正负磁性的互吸作用使得软吸管能轻易地落入位于底端的陷阱里并固定，解决了软吸管容易发生偏位和翘起的问题。

【一种带保温功能的琼脂定量分液杯】　本实用新型发明公开了一种带保温功能的琼脂定量分液杯，包括杯体、手柄、圆弧形底座、L型拉杆、漏嘴、挡片、弹簧和保温护套，所述的杯体底部的外边缘通过圆弧形底座支撑，杯体的底部呈漏斗形；所述的杯体的下端设置有漏嘴，漏嘴内设置有活动挡片；所述的手柄设置在杯体上，所述的L型拉杆竖直部的顶端铰链连接在手柄的水平部，L型拉杆水平部的前端与挡片固定连接；所述的弹簧的一端固定在L型拉杆下端的外侧，弹簧的另一端固定在手柄内侧；所述的杯体上可拆卸的设置有保温护套。本实用新型发明的创新点在于为实验室内在使用琼脂时提供一种能够定量添加琼脂的装置，并在使用过程中为琼脂加热保温，避免其凝结。

【一种诱蚊灯专用捕蚊网】　本实用新型发明公开了一种诱蚊灯专用捕蚊网，包括网笼弹性扎口、上层捕蚊过滤笼、中层捕蚊过滤笼、下层捕蚊过滤笼、拉链和飞蛾逃逸口，所述的上层捕蚊过滤笼的上端设置有网笼弹性扎口，上层捕蚊过滤笼的下端通过拉链依次可拆卸地连接有中层捕蚊过滤笼和下层捕蚊过滤笼；所述的上层捕蚊过滤笼的上部环绕设置有一圈飞蛾逃逸口。本实用新型发明的创新点在于

设计了一个多层的捕蚊网，捕蚊网直接套在诱蚊灯上使用，诱捕进来的各种昆虫会被分层截留，上层笼截留住体型较大的飞蛾，并让其通过逃逸口爬出而不堵塞上层捕蚊过滤网，中层笼截留体型较小的蚊虫，而透过体型最小的蠓类昆虫，可实现选择性地分层捕获蚊虫，大大减轻蚊虫筛选的工作量。

【分散球】　本外观设计产品用于在涡旋混匀管内打散样本，其设计要点为产品形状，最能表明设计要点的图片为立体图，指定结构为基本设计。

【封口膜裁剪装置】　本外观设计产品用于根据需要对封口膜进行特定尺寸的裁剪，其设计要点为产品形状，最能表明设计要点的图片为立体图，指定结构为基本设计。

【鸡胚操作台】　本外观设计产品用于鸡胚接种的安全操作平台，其设计要点为产品形状，最能表明设计要点的图片为立体图，指定结构为基本设计。

【鸡胚观察器】　本外观设计产品用于鸡胚的观察和接种，其设计要点为产品形状，最能表明设计要点的图片为立体图，指定结构为基本设计。

【加样槽孵育架】　本外观设计产品用于为一次性加样槽提供温度可控的孵育架，其设计要点为产品形状，最能表明设计要点的图片为立体图，指定结构为基本设计。

【冷柜散热罩】　本外观设计产品用于安装在低温或超低温冷柜的散热口上把热空气抽离到室外，其设计要点为产品形状，最能表明设计要点的图片为立体图，指定结构为基本设计。

【琼脂分液杯】　本外观设计产品用于根据实验需要定量获取琼脂放入培养皿或烧杯内，其设计要点为产品形状，最能表明设计要点的图片为立体图，指定结构为基本设计。

【生物安全操作屏风】　本外观设计产品用于为实验或检验人员提供移动的、安全的生物实验环境，其设计要点为产品形状，最能表明设计要点的图片

为立体图，指定结构为基本设计。

【实验记录仪】　本外观设计产品用于多组不同类型的生物实验的时间记录，其设计要点为产品形状，最能表明设计要点的图片为立体图，指定结构为基本设计。

【试管联盖操作工具】　本外观设计产品用于PCR

联排管或PCR联排板的封盖，其设计要点为产品形状，最能表明设计要点的图片为立体图，指定结构为基本设计。

【PCR管支架】　本外观设计产品用于把PCR管正放或倾斜放置操作的支架，其设计要点为产品形状，最能表明设计要点的图片为立体图，指定结构为基本设计。

2021年中心知识产权一览表

序号	专利号/申请号	专利名称	专利类型	申请日	授权日	专利权人	发明人
1	ZL 2020 2 2565512.6	一种规则放置样品的试管箱	实用新型	2020年10月1日	2021年10月22日	广西壮族自治区疾病预防控制中心	张梦玲、吴应宇、梁江明、梁富雄、梁桂荣、梁挺、张丽芳、莫天森、韦蓓蓓、谭静
2	ZL 2020 2 1967453.9	一种新型洗板机用洗液瓶	实用新型	2020年9月10日	2021年6月11日	广西壮族自治区疾病预防控制中心	刘巍、谭冬梅、沈智勇、崔辰、韦敬航
3	ZL 2020 2 1723869.6	一种带保温功能的琼脂定量分液杯	实用新型	2020年8月18日	2021年6月11日	广西壮族自治区疾病预防控制中心	刘巍、李彩锦、谭冬梅、韦敬航、秦月
4	ZL 2020 2 1728556.X	一种诱蚊灯专用捕蚊网	实用新型	2020年8月19日	2021年6月11日	广西壮族自治区疾病预防控制中心	刘巍、王环宇、梁亮、付士红、韦一知
5	ZL 2021 3 0098318.9	分散球	外观设计专利	2021年2月19日	2021年8月10日	广西壮族自治区疾病预防控制中心	刘巍、梁亮、邓丽丽、秦月、韦敬航
6	ZL 2021 3 0098316.X	封口膜裁剪装置	外观设计专利	2021年2月19日	2021年8月10日	广西壮族自治区疾病预防控制中心	秦月、刘巍、邓丽丽、韦敬航、马宇燕
7	ZL 2021 3 0098361.5	鸡胚操作台	外观设计专利	2021年2月19日	2021年6月11日	广西壮族自治区疾病预防控制中心	刘巍、朱华晨、管轶、韦敬航、马宇燕、段炼
8	ZL 2021 3 0098321.0	鸡胚观察器	外观设计专利	2021年2月19日	2021年8月10日	广西壮族自治区疾病预防控制中心	刘巍、管轶、朱华晨、邓丽丽、梁亮、段炼
9	ZL 2021 3 0098366.8	加样槽孵育架	外观设计专利	2021年2月19日	2021年8月10日	广西壮族自治区疾病预防控制中心	刘巍、杜进发、陈世毅、秦月、韦一知
10	ZL 2021 3 0098317.4	冷柜散热罩	外观设计专利	2021年2月19日	2021年8月6日	广西壮族自治区疾病预防控制中心	刘巍、秦月、马宇燕、韦一知、杨仁聪
11	ZL 2021 3 0098329.7	琼脂分液杯	外观设计专利	2021年2月19日	2021年8月10日	广西壮族自治区疾病预防控制中心	刘巍、李彩锦、谭冬梅、韦敬航、秦月
12	ZL 2021 3 0098350.7	生物安全操作屏风	外观设计专利	2021年2月19日	2021年8月10日	广西壮族自治区疾病预防控制中心	刘巍、管轶、朱华晨、邓丽丽、梁亮、段炼
13	ZL 2021 3 0098331.4	实验记录仪	外观设计专利	2021年2月19日	2021年8月6日	广西壮族自治区疾病预防控制中心	刘巍、王江伟、陈世毅、韦敬航、韦一知
14	ZL 2021 3 0098328.2	试管联盖操作工具	外观设计专利	2021年2月19日	2021年8月10日	广西壮族自治区疾病预防控制中心	邓丽丽、刘巍、马宇燕、秦月、韦敬航
15	ZL 2021 3 0170569.3	PCR管支架	外观设计专利	2021年3月30日	2021年8月10日	广西壮族自治区疾病预防控制中心	韦敬航、邓丽丽、梁亮、马宇燕、秦月

科研立项

2021年，中心继续执行"科技兴中心"方针策略，积极推动科学研究开展，进一步加强和规范科研立项管理工作，科研立项取得较好的成绩。2021年，中心科研课题立项 12 项，其中国家自然科学基金课题 1 项，广西医疗卫生适宜技术研究与开发项目 5 项，自治区卫生健康委自筹经费计划课题 6 项。

2021 年中心获科研课题立项一览表

序号	课题名称	课题来源	课题类别	课题负责人
1	广西 MSM 人群 HIV 二代传播风险识别及精准防控策略研究	国家自然科学基金委员会	国家自然科学基金地区科学基金项目	蓝光华
2	脓毒症相关急性呼吸窘迫综合征患者免疫功能及预后研究	自治区卫生健康委	广西医疗卫生适宜技术研究与开发项目	曾小良
3	基于全基因组测序的广西禽流感病毒分子流行病学研究	自治区卫生健康委	广西医疗卫生适宜技术研究与开发项目	闭福银
4	广西农村地区营养宣教及效果评估研究	自治区卫生健康委	广西医疗卫生适宜技术研究与开发项目	李艳
5	2013—2021 年广西死因生态学研究	自治区卫生健康委	广西医疗卫生适宜技术研究与开发项目	杨进
6	广西疾控体系能力建设现状及改革思路研究	自治区卫生健康委	广西医疗卫生适宜技术研究与开发项目	许洪波
7	广西沿海地区孕妇碘营养状况及甲状腺激素水平研究	自治区卫生健康委	自筹经费计划课题	王芬芬
8	公共场所健康危害因素监测与评价技术应用研究	自治区卫生健康委	自筹经费计划课题	黎智
9	广西农村心脑血管疾病与饮水总硬度关系研究	自治区卫生健康委	自筹经费计划课题	韦日荣
10	南宁市城区大气 PM2.5 中多环芳烃污染特征及健康风险评估	自治区卫生健康委	自筹经费计划课题	于洋
11	广西农村厕所粪便无害化处理和资源化利用研究	自治区卫生健康委	自筹经费计划课题	黎勇
12	新冠疫苗接种人群不良反应的流行病学调查研究	自治区卫生健康委	自筹经费计划课题	张梦玲

论文选粹

2021 年，中心发表学术论文 81 篇，其中 SCI 收录 13 篇，北大中文核心期刊 18 篇，科技核心期刊 25 篇，非核心期刊 25 篇。SCI 文章影响因子总计达 48.164，单篇最高影响因子 7.163。论文主要发表在《Chemical Communications》《Scientific Reports》《中国预防医学杂志》《现代预防医学》《中国公共卫生》和《中国艾滋病性病》等国内外知名杂志上。

【Patterns and risk of HIV-1 transmission network among men who have sex with men in Guangxi, China】 第一作者：庞贤武，通讯作者：林玫，

SCI, IF=4.379，《Scientific Reports》第 11 卷，第 1 期，第 513 页。

Abstract The prevalence of HIV-1 in Guangxi is very high, and the rate of HIV-1 infection among men who have sex with men（MSM）has been increasing. Therefore, it is necessary to explore the patterns and risk factors of HIV transmission in Guangxi. For this purpose, individuals diagnosed with HIV-1 during 2013–2018 in Guangxi were recruited. Phylogenetic relationship, transmission clusters, and genotypic drug resistance analyses were performed based on HIV-1 pol sequences. Related factors were analysed to assess for their association with HIV-1 transmission. CRF07_BC（50.4%）and CRF01_AE（33.4%）were found to be the predominant subtypes. The analysed 1633 sequences

（50.15%，Guangxi；49.85%，other provinces）were segregated into 80 clusters（size per cluster，2–704）. We found that 75.3% of the individuals were in three clusters（size> 100），and 73.8% were high-risk spreaders（links ≥ 4）. Infection time，marital status，and subtype were significantly associated with HIV-1 transmission. Additionally，80.2% of recent infections were linked to long-term infections，and 46.2% were linked to other provinces. A low level of transmitted drug resistance was detected（4.8%）. Our findings indicated superclusters and high-risk HIV-1 spreaders among the MSM in Guangxi. Effective strategies blocking the route of transmission should be developed.

【Immune reconstruction effectiveness of combination antiretroviral therapy for HIV-1 CRF01_AE cluster 1 and 2 infected individuals】

第一作者：陈欢欢、李剑军等 3 位，通讯作者：沈智勇等 2 位，SCI，IF=7.163，《Emerging Microbes & Infections》第 11 卷，第 1 期，第 158–167 页。

Abstract There are great disparities of the results in immune reconstruction（IR）of the HIV-1 infected patients during combined antiretroviral therapy（cART），due to both host polymorphisms and viral genetic subtypes. Identifying these factors and elucidating their impact on the IR could help to improve the efficacy. To study the factors influencing the IR，we conducted a 15-year retrospective cohort study of HIV-1 infected individuals under cART. The trend of $CD4^+$ count changes was evaluated by the generalized estimating equations. Cox proportional model and propensity score matching were used to identify variables that affect the possibility of achieving IR. The tropism characteristics of virus were compared using the coreceptor binding model. In addition to baseline $CD4^+$ counts and age implications，CRF01_AE cluster 1 was associated with a poorer probability of achieving IR than infection with cluster 2（aHR，1.39；95%CI，1.02–1.90）and other subtypes（aHR，1.83；95%CI，1.31–2.56）. The mean time from cART initiation to achieve IR was much longer in patients infected by CRF01_

AE cluster 1 than other subtypes/sub-clusters（P &lt；0.001）. In-depth analysis indicated that a higher proportion of CXCR4 viruses were found in CRF01_AE clusters 1 and 2（P &lt；0.05），and showed tendency to favour CXCR4 binding to V3 signatures. This study indicated the immune restoration impairment found in patients were associated with HIV-1 CRF01_AE cluster 1，which was attributed to the high proportion of CXCR4-tropic viruses. To improve the effectiveness of cART，more efforts should be made in the early identification of HIV-1 subtype/sub-cluster and monitoring of virus phenotypes.

【HIV drug resistance and HIV transmission risk factors among newly diagnosed individuals in Southwest China】

第一作者：庞贤武，通讯作者：沈智勇，SCI，IF=3.09，《BMC infectious disease》第 21 卷，第 1 期，第 160 页。

Abstract Background：The widespread use of antiretroviral therapy（ART）has resulted in the development of transmitted drug resistance（TDR），which reduces ART efficacy. We explored TDR prevalence and its associated risk factors in newly diagnosed individuals in Guangxi. Methods：We enrolled 1324 participants who were newly diagnosed with HIV-1 and had not received ART at voluntary counselling and testing centres（VCT）in Guangxi，China，who had not received ART. Phylogenetic relationship，transmission cluster，and genotypic drug resistance analyses were performed using HIV-1 pol sequences. We analysed the association of demographic and virological factors with TDR. Results：In total，1151 sequences were sequenced successfully，of which 83（7.21%）showed evidence of TDR. Multivariate logistic regression analysis revealed that there was significant difference between the prevalence of TDR and unmarried status（adjusted odds ratio（aOR）= 2.41，95% CI：1.23–4.71），and CRF08_BC subtype（aOR=2.03，95% CI：1.13–3.64）. Most cases of TDR were related to resistance to non-nucleoside reverse transcriptase inhibitors（4.87%）and V179E was the most common mutation detected. We identified a total of 119 HIV transmission clusters（n=585，50.8%），of which 18（15.1%）clusters showed evidence of TDR（36，41.86%）. Three clusters were identified that included drug-resistant individuals having a transmission relationship with each other. The following parameters were associated with TDR transmission risk：Unmarried status，educational level of junior high school or below，and CRF08_BC subtype may be a risk of the transmission of TDR. Conclusion：Our findings indicated that moderate TDR prevalence and highlighted the importance of continuous TDR monitoring and designing of strategies for TDR mitigation.

【A genome epidemiological study of Mycobacterium tuberculosis in subpopulations with high and low incidence rate in Guangxi, South China】 通讯作者:崔哲哲，SCI，IF=3.09，《BMC Infectious Diseases》第 21 卷，第 1 期，第 840 页。

Abstract Background：Tuberculosis（TB）is caused by a bacterium called Mycobacterium tuberculosis（Mtb）. China is the third in top 8 high TB burden countries and Guangxi is one of the high incidence areas in South China. Determine bacterial factors that affected TB incidence rate is a step toward Ending the TB epidemic. Results：Genomes of M. tuberculosis cultures from a relatively high and low incidence region in Guangxi have been sequenced. 347 of 358（96.9%）were identified as M. tuberculosis. All the strains belong to Lineage 2 and Lineage 4，except for one in Lineage 1. We found that the genetic structure of the M. tuberculosis population in each county varies enormously. Low incidence rate regions have a lower prevalence of Beijing genotypes than other regions. Four isolates which harbored mutT4-48 also had mutT2-58 mutations. It is suggested that strains from the ancestors of modern Beijing lineage is circulating in Guangxi. Strains of modern Beijing lineage（OR=2.04）were more likely to acquire drug resistances than Lineage 4. Most of the lineage differentiation SNPs are related to cell wall biosynthetic pathways. Conclusion：These results provided a higher resolution to better understand the history of transmission of M. tuberculosis from/ to South China. And the incidence rate of tuberculosis might be affected by bacterial population structure shaped by demographic history. Our findings also support the hypothesis that Modern Beijing lineage originated in South China.

【New variational analysis on the sharp interface of multiscale implicit solvation：general expressions and applications】 通讯作者:陈展，SCI，IF=6.222，《Chemical Communications》第 21 卷，第 1 期，第 37-64 页。

Abstract The interface definition between regions of different scales becomesa key component of a multiscale model in mathematical biologyand other fields. Differential geometry based surface models havebeen proposed to apply the theory of differential geometry as anatural means to couple polar-nonpolar and solute-solvent inter-actions.As a consequence，the variational analysis of such modelsheavily relies on the variation of the interface. In this work，we pro-vide a new variational approach to conduct the variational analysison the sharp interface of multiscale implicit solvation modlels. Itlargely simplifies the computations of variations of the area andvolume functionals. Moreover，general expressions of the secondvariation formulas of the solvation energy functional are obtainedand used for the stability analysis of the equilibrium interface. Finally，we establish a reasonable concept of stability which gen-eralizes the well-known results in minimal surfaces with constantvolume and then the necessary and sufficient condition for stabil-ity. Our work paves the way to conducting stability analysis for ageneral energy functional especially with constant volume.

【Effects of cotrimoxazole prophylaxis initiation and discontinuation on mortality and attrition rates among HIV patients who initiate ART in southwest China：an observational cohort study】 第一作者:朱金辉，SCI，IF=3.118，《Biomed Environ Sci》第 34 卷，第 8 期，第 646-659 页。

Abstract Combination antiretroviral therapy（ART）reduced AIDS-related mortality and increased survival among patients living with HIV by interrupting HIV replication, enhancing immune recovery, and preventing the onset of opportunistic infections [1]. In China, ART has rapidly been scaled up since the beginning of the National Free Antiretroviral Treatment Program (NFATP) in 2003 [2]. By the end of 2016, 489, 411 individuals diagnosed with HIV were receiving free antiretroviral treatment in China. China is firmly committed to reducing overall AIDS-related mortality and HIV incidence within the country. However, similar to other low-and middle-income countries, the NFATP is challenged by high mortality and attrition shortly after patients initiate ART [3].

【Propensity score matching evaluation of psychological stress and hair cortisol among people living with HIV in China】 第一作者：刘帅凤等2位，通讯作者：沈智勇，SCI，IF=3.998，《Scientific Reports》第11卷，第6期，第1-9页。

Abstract To compare the psychological stress level and hair cortisol level of people living with HIV (PLWH) with those without HIV in China, a total of 220 participants were initially enrolled in the study, including 200 PLWH and 20 people living without HIV. Psychological stress level, including quality of life, anxiety, perceived stress and psychological resilience, was self-reported in both groups with related scales. The cortisol in hair was extracted and assessed by LC-APCI-MS/MS method. Propensity score matching analysis was performed to balance the baseline covariates of the two groups, whereas the difference in psychological stress level and hair cortisol level between the two groups was compared. Furthermore, the associations between psychological stress level and cortisol level were examined. Two comparison groups were matched by 1：3 propensity score matching, which yielding 20 people living without HIV and 60 PLWH. Ultimately, in regarding to the psychological stress, the levels of the anxiety (34 vs. 26, $P < 0.001$), perceived stress (38.5 vs. 33, $P=0.001$) and psychological resilience (31 vs. 26, $P=0.004$) were higher among PLWH than those living without HIV, but the people without HIV showed higher quality of life (109 vs.116, $P < 0.001$). The hair cortisol level (34.66 vs. 21.61, $P=0.002$) in PLWH was higher than those living without HIV. However, there were no significant associations between psychological stress level and cortisol level ($P > 0.05$). The PLWH showed higher level of psychological stress and cortisol than those without HIV. No relationship was seen between psychological stress level and cortisol level in PLWH.

【Using longitudinal genetic-network study to understand HIV treatment-as-prevention】 第一作者：沈智勇、李剑军、陈欢欢等4位，SCI，IF=4.511，《AIDS》第35卷，第6期，第947-955页。

Abstract Objective：The WHO has recommended that antiretroviral therapy be provided to all HIV patients to reduce future HIV transmission rates. However, few studies have examined this public health strategy at the population level in a real-world setting. Methods：In this longitudinal genetic-network study in Guangxi, China, the baseline and follow-up data were collected from HIV patients in 2014 and newly diagnosed HIV patients from 2015 to 2018, respectively. The prevention efficacy was used to estimate the effect of treatment-as-prevention in reducing HIV secondary transmission. Results：Among 804 newly diagnosed HIV patients during 2015-2018, 399 (49.6%) of them genetically linked to HIV patients at baseline during 2014-2017. The overall proportion of genetic linkage between newly diagnosed HIV patients during 2015-2018 with untreated and treated HIV patients at baseline during 2014-2017 was 6.2 and 2.9%, respectively. The prevention efficacy in HIV transmission for treated HIV patients was 53.6% [95% confidence interval (95% CI)：42.1-65.1]. Subgroup analyses indicated an 80.3% (95% CI：74.8-85.8) reduction in HIV transmission among HIV patients who were treated for 4 years or more and had viral loads less than 50 copies/ml. There was no significant reduction in HIV transmission among treated HIV patients who dropped out or who had missing viral load measures. Conclusion：Our study results support the feasibility of treating all HIV patients for future reductions in HIV transmission at the population level in real-world settings. Comprehensive intervention prevention programmes are urgently needed.

【 Interaction analysis of Mycobacterium tuberculosis between the host environment and highly mutated genes from population genetic structure comparison 】 第一作者：崔哲哲，SCI，IF=1.889，《Medicine》第 100 卷，第 35 期。

Abstract　We aimed to investigate the genetic and demographic differences and interactions between areas where observed genomic variations in Mycobacterium tuberculosis（ M. tb ）were distributed uniformly in cold and hot spots. The cold and hot spot areas were identified using the reported incidence of TB over the previous 5 years. Whole genome sequencing was performed on 291M. tb isolates between January and June 2018. Analysis of molecular variance and a multifactor dimensionality reduction（ MDR ）model was applied to test gene-gene-environment interactions. Adjusted odds ratios（ OR ）and 95% confididence intervals（ CI ）were computed to test the extent to which genetic mutation affects the TB epidemic using a multivariate logistic regression model. The percentage of the Beijing family strain in hot spots was significifically higher than that in cold spots（ 64.63% vs 50.69%, P=0.022 ）, among the elderly, people with a low BMI, and those having a history of contact with a TB patient（ all P<0.05 ）. Individuals from cold spot areas had a higher frequency of out-of-town traveling（ P<0.05 ）. The mutation of Rv1186c, Rv3900c, Rv1508c, Rv0210, and an Intergenic Region（ SNP site：3847237 ）showed a significifical difference between cold and hot spots.（ P<0.001 ）. The MDR model displayed a clear negative interaction effect of age groups with BMI（ interaction entropy：3.55% ）and mutation of Rv0210（ interaction entropy：2.39% ）. Through the mutations of Rv0210 and BMI had a low independent effect（ interaction entropy：1.46% ）. Our data suggests a statistically significifical role of age, BMI and the polymorphisms of Rv0210 genes in the transmission and development of M. tb. The results provide clues for the study of susceptibility genes of M. tb in different populations. The characteristic strains showed a local epidemic. Strengthening genotype monitoring of strains in various regions can be used as an early warning signal of epidemic spillover.

【 Infection with Hepatitis B Virus May Increase the Serum Concentrations of Osteopontin 】　通讯作者：方钟燎，SCI，IF=1.763，《Intervirology》第 64 卷，第 3 期，第 126–134 页。

Abstract　Background：Serum osteopontin（ OPN ）concentrations were found to be significantly increased in patients infected with hepatitis B virus（ HBV ）and patients with hepatocellular carcinoma（ HCC ）. Objective：The aim of this study was to determine the association among HCC, OPN, and HBV. Methods：Two hundred and forty-one subjects were recruited and divided into 6 groups：healthy controls, asymptomatic HBsAg carriers, HBsAg（ － ）patients with other tumors, HBsAg（ ＋ ）chronic liver disease patients, HBsAg（ ＋ ）patients with HCC, and HBsAg（ － ）patients with HCC or liver cirrhosis（ LC ）. Serum concentrations of OPN and HBsAg were measured and analyzed. Results：OPN concentrations in the HBsAg（ ＋ ）HCC group were significantly higher than the healthy control group and the HBsAg（ － ）patients with other cancers（ both P=0.0001 ）. The OPN concentrations of the HBsAg（ － ）patients with HCC or LC also did not differ significantly from those of the healthy control group（ P=0.075 ）. There is a cor relation between the titer of HBsAg and concentrations of OPN in all 3 HBsAg（ ＋ ）groups（ all P values <0.05 ）. Conclusion：Infection with HBV may increase the serum concentrations of OPN. The association of OPN and HCC may be not attributable to tumor development per se but, rather, to HBV infection.

【 Implementation of HIV non-occupational post-exposure prophylaxis for men who have sex with men in 2 cities of Southwestern China 】　第一作者：吴雨霏，通讯作者：蓝光华，SCI，IF=1.889，《Medicine》第 100 卷，第 43 期。

Abstract Non-occupational post-exposure prophylaxis（nPEP）has often relied on the joint work of emergency physicians and infectious disease specialists in busy emergency departments and human immunodeficiency virus（HIV）/sexually transmitted infections clinics abroad, where adherence education and follow-up are invariably reactive. In our pilot study, community-based organizations（CBOs）were invited to together implement the nPEP tailored to men who have sex with men（MSM）in 2 cities of Guangxi in Southwestern China, of which experiences and lessons drawn from would be provided to the promotion of nPEP in China.The study population enrolled MSM individuals prescribed nPEP from September 2017 to December 2019. One-to-one follow-ups by CBOs were applied through the treatment. Predictors of treatment completion were assessed by logistic regression.Of 271 individuals presented for nPEP, 266 MSM with documented treatment completion or non-completion, 93.6% completed the 28-day course of medication. Completion was associated with reporting side effects（aOR=.10; 95% CI: 0.02–0.38; P=0.001）. The follow-up rate of 91.9% was achieved based on the definition of loss to follow-up. No documented nPEP failures were found, although 1 MSM subsequently seroconverted to HIV due to ongoing high-risk behavior.CBOs' engagement in HIV nPEP, especially the "one-to-one" follow-up supports by peer educators partly ensure adherence and retention to nPEP. Tailored interventions are needed to address the subsequent high-risk behaviors among the MSM population.

【Mortality and Attrition Rates within the First Year of Antiretroviral Therapy Initiation among People Living with HIV in Guangxi, China: An Observational Cohort Study】

第一作者：朱金辉，SCI, IF=3.411,《BioMed Research International》第 2021 卷，第 1 期，第 1–10 页。

Abstract Objective: To assess the mortality and attrition rates within the fifirst year of antiretroviral therapy（ART）initiation among people living with human immunodeficiency virus（PLHIV）in rural Guangxi, China. Design: Observational cohort study. Setting: The core treatment indicators and data were collected with standard and essential procedures as per the Free ART Manual guidelines across all the rural health care centers of Guangxi. Participants: 58, 115 PLHIV who were under ART were included in the study. Interventions: The data collected included sociodemographic characteristics that consist of age, sex, marital status, route of HIV transmission, CD4 cell count before ART, initial ART regimen, level of ART site, and year of ART initiation. Primary and Secondary Outcome Measures. Mortality and attrition rate following ART initiation. Results: The average mortality rate was 5.94 deaths, and 17.52 attritions per 100 person-years within the fifirst year of ART initiation among PLHIV. The mortality rate was higher among intravenous drug users（Adjusted Hazard Ratio（AHR）1.27, 95% Confidence Interval（CI）1.14–1.43）, prefecture as a level of ART site（AHR 1.14, 95% CI 1.02–1.28）, and county as the level of ART site（AHR 2.12, 95% CI 1.90–2.37）. Attrition was higher among intravenous drug users（AHR 1.87, 95% CI 1.75–2.00）, the fifirst-line ART containing AZT（AHR 1.09, 95% CI 1.03–1.16）, and fifirst-line ART containing LVP/r（AHR 1.34, 95% CI 1.23–1.46）. Conclusion. The mortality and attrition rates were both at the highest level in the fifirst year of post-ART; continued improvement in the quality of HIV treatment and care is needed.

【The changes in the epidemiology of Hand, Foot, and Mouth Disease after the introduction of the EV-A71 vaccine】

第一作者：王晶，通讯作者：谭毅，SCI, IF=3.641,《Vaccine》第 39 卷，第 25 期，第 3319–3323 页。

Abstract Three inactive monovalent EV-A71 vaccines have been launched in China since 2016, which may change the HFMD pathogen spectrum and epidemiological trend. Using notifications from the national surveillance system, we analyzed the epidemiological character profiles and the possible pathogen replacement. The proportion of HFMD cases aged 0–12 months decreased from 23.0% to 15.3%

between 2013–2015 and 2017–2019（p&lt；0.01）. EV-A71 among laboratory-confirmed severe cases in 2013–2015（62.8%）transformed to other EVs（67.2%）in 2017–2019. The age distribution of EV-A71 infection shifted to the older. The cumulative coverage of the EV-A71 vaccine for children aged six months to five years in Guangxi has increased, while in severe cases, the positive rate declined. After gradually expanded vaccination, EV-A71 associated incidence rate, case-severity rate has decreased, and other serotypes are becoming dominant. Thus, bivalent even polyvalent vaccines are urgently needed to control HFMD.

【HIV/AIDS 患者 2174 例接受抗病毒治疗后生存分析】

第一作者：梁能秀，通讯作者：梁富雄，中文核心，《中国公共卫生》第 37 卷，第 3 期，第 488–492 页。

摘要 目的：了解抗病毒治疗艾滋病病毒感染者 / 艾滋病（HIV/AIDS）患者生存情况，探讨影响治疗患者死亡的危险因素。方法：采用回顾性队列研究方法，收集 2003 年 12 月至 2017 年 12 月 31 日在广西壮族自治区疾病预防控制中心关爱门诊首次接受艾滋病抗病毒治疗的 2174 例患者信息，采用寿命表法计算研究对象的死亡概率、生存概率和生存率，Cox 比例风险模型分析其影响因素。结果：2174 例患者开始治疗时的平均年龄为 35.35±12.38 岁，平均观察时间为 64.34±47.63 个月，截至观察终点 14 年生存率为 89.79%，总病死率为 0.978/100 人年，平均生存时间为 158.27（95% CI=156.46～160.08）个月；Cox 多因素分析结果显示，入组治疗年龄、感染途径、基线 CD4+T 淋巴细胞计数（CD4）是生存时间的影响因素。结论：广西壮族自治区疾病预防控制中心关爱门诊抗病毒治疗患者累积生存概率较高，开始治疗年龄＜30 岁，CD4 细胞计数＜200 个 /μL，感染途径为同性性行为的患者死亡风险较高，建议加强对这类患者的临床诊疗和医学随访。

【2014—2019 年南宁市人源性沙门氏菌监测数据的 S–SSM 和 D–SSM 模型分析】

第一作者：蓝兰，科技核心，《中国预防医学杂志》第 22 卷，第 2 期，第 140–145 页。

摘要 目的：通过分析广西南宁市人源性沙门氏菌的增长情况，为预防和控制沙门氏菌引起的疾病提供科学参考。方法：以南宁市为研究区域，采用 2014—2019 年的人源性沙门氏菌数据，通过构建静态偏离 – 份额分析法和动态偏离 – 份额分析法模型，获取沙门氏菌的区域增长份额、构成偏离份额和区位偏离份额。结果：根据静态偏离 – 份额分析法模型，南宁市鼠伤寒沙门氏菌的总偏离量为 –9.26 株，其增长速度低于广西沙门氏菌总体的增长速度；肠炎沙门氏菌的总偏离量为 6.87 株，其增长速度高于广西沙门氏菌总体的增长速度。根据动态偏离 – 份额分析法模型，南宁市鼠伤寒沙门氏菌和肠炎沙门氏菌各年份的区域增长份额均为正值，它们还有较大的增长空间。结论：南宁市鼠伤寒沙门氏菌没有种类优势而肠炎沙门氏菌具备种类优势。

【2019 年广西市、县（区）两级疾病预防控制机构应急物资储备现状分析】

第一作者：廖显明，通讯作者：林玫，科技核心，《实用预防医学》第 28 卷，第 7 期，第 892–895 页。

摘要 目的：分析广西市、县（区）两级疾控机构应急物资储备现状，为广西卫生应急物资储备科学合理规范化提供依据。方法：采用发放自制调查表和现场抽查核实的方式，对广西市、县（区）两级疾控机构的应急物资储备情况进行调查，采用描述性流行病学分析方法比较市、县（区）两级疾控机构应急物资储备情况差异。结果：共发放问卷 114 份，收回有效问卷 96 份，包括地市级 13 份、县（区）级 83 份。调查的 96 家市、县（区）级疾控机构中，78 家（81.3%）市、县（区）级疾控机构制定有本单位的年度应急物资储备计划。储备生物安全防护、化学（中毒）防护用品、病媒监测、消杀器械和消杀药品的单位分别占 99.0%、36.5%、93.8%、93.8% 和 93.8%。各类物资储备率最高为生物安全防护用品（69.2%），最低为化学（中毒）防护用品（14.3%），市、县（区）级疾控生物安全防护用品、病媒监测设备储备率差异有统计学意义（χ^2=15.999，P=0.017；χ^2=12.065，P=0.014）。护目镜、N95 防颗粒物口罩、蚊媒监测、喷雾器、百消净分别居于各类应急物资储备率的首位。广西仅 16 个（16.7%）疾控机构报告当前应急物资储备能满足实际需求，满足需求最高的种类是消杀药品（64.6%），最低为化学（中毒）防护用品（25.0%）。结论：广西市、县（区）两级疾控机构应急物资储备尚不能满足工作需求，各类应急物资储备存在不足，市、县（区）两级疾控机构应急物资储备情况差异较大。各级疾控机构需按照规范要求实现卫生应急物资储备的规范化和标准化。

2021 年中心发表论文一览表

序号	科所	通讯作者	第1作者	论文题目	期刊名称	期卷页码	期刊级别
1	艾滋病防制所	林玫	庞贤武	Patterns and risk of HIV-1 transmission network among men who have sex with men in Guangxi, China	*Scientific Reports*	第11卷，第1期，第513页	SCI
2	艾滋病防制所	沈智勇	庞贤武	HIV drug resistance and HIV transmission risk factors among newly diagnosed individuals in Southwest China	*BMC infectious disease*	第21卷，第1期，第160页	SCI
3	艾滋病防制所	沈智勇等2位	陈欢欢、李剑军等3位	Immune reconstruction effectiveness of combination antiretroviral therapy for HIV-1 CRF01_AE cluster 1 and 2 infected individuals	*Emerging Microbes & Infections*	第11卷，第1期，第158-167页	SCI
4	艾滋病防制所	蓝光华	吴雨霏	Implementation of HIV non-occupational post-exposure prophylaxis for men who have sex with men in 2 cities of Southwestern China	*Medicine*	第100卷，第43期	SCI
5	广西病毒性肝炎防治研究重点实验室	方钟燎	（合作作者）	Infection with Hepatitis B Virus May Increase the Serum Concentrations of Osteopontin	*Intervirology*	第64卷，第3期，第126-134页	SCI
6	急性传染病防制所	林玫	谭毅	广西新型冠状病毒肺炎疫情流行病学特征分析	华南预防医学	第47卷，第4期，第495-498页	中文核心
7	慢性非传染性疾病防制所	林玫	陆珍珍	艾滋病患者精液和血液中HIV释放和序列差异的研究进展	传染病信息	第34卷，第5期，第468-472页	科技核心
8	急性传染病防制所		康宁	人感染禽流感流行现状及疫苗研究进展	应用预防医学	第27卷，第6期，第569-574页	中文非核心
9	慢性非传染性疾病防制所	林玫	廖显明	2019年广西市、县（区）两级疾病预防控制机构应急物资储备现状分析	实用预防医学	第28卷，第7期，第892-895页	科技核心
10	食品安全风险监测与评价所	赵鹏	蒋玉艳	广西居民重金属镉的膳食摄入水平及其健康风险评估	中国食品卫生杂志	第33卷，第2期，第191-195页	中文核心
11	食品安全风险监测与评价所	林玫	钟延旭	广西近年5起食用"猪活血"中毒事件调查分析	中国食品卫生杂志	第27卷，第3期，第225-226页	科技核心
12	环境卫生与地方病防制所		黎智	广西部分城市公共场所健康危害因素监测结果分析	应用预防医学	第27卷，第6期，第538-541页	中文非核心
13	艾滋病防制所	葛宪民	葛宪民	广西8市HIV抗体阳性母亲使用预防艾滋病母婴传播药物后对18月龄幼儿身体发育不良的9年回顾性研究	实用预防医学	第28卷，第21期，第1457-1461页	科技核心
14	卫生毒理与功能检验所	葛宪民	李彬	抗HIV药物齐夫多定、拉夫米定和克力芝联合用药的急性经口毒性和致突变作用	癌变畸变突变	第33卷，第6期，第466-469页	科技核心

续表

序号	科所	通讯作者	第1作者	论文题目	期刊名称	期卷页码	期刊级别
15	慢性非传染性疾病防制所		陆伟江	广西慢性病综合防控示范区建设的实践与探索	中国慢性病预防与控制	第29卷,第11期,第853—856页	中文核心
16	慢性非传染性疾病防制所		陆珍珍	UPLC-QTOF-MS法探讨温肾清毒方对大鼠生殖器官中依非韦伦浓度的影响	中国中西医结合杂志	第41卷,第11期,第1336—1340页	中文核心
17	急性传染病防制所	康宁	闭福银	2018~2019年广西A(H1N1)pdm09亚型流感病毒抗原性及HA基因特性分析	应用预防医学	第27卷,第6期,第479—482页	中文非核心
18	急性传染病防制所	王晶	闭福银等2位	Genetic characterization of two human cases infected with the avian Influenza A(H5N6)Viruses in Guangxi,2021	china CDC weekly	第3卷,第44期,第923—928页	外文非SCI
19	应急办公室	李永红	李永红	广西突发急性传染病疫情调查处置能力评价体系构建	现代预防医学	第48卷,第20期,第3800—3802页	中文核心
20	环境卫生与地方病防制所	钟格梅	黄江平	饮用水中氯化消毒副产物对人体健康影响研究进展	应用预防医学	第27卷,第5期,第476—478页	中文非核心
21	结核病防制所	梁大斌	赵锦明	广西两县肺结核患者膳食营养及健康状况调查分析	应用预防医学	第27卷,第5期,第413—417页	中文非核心
22	艾滋病防制所	周月姣	谭广杰	广西农村暗娼安全套坚持使用情况及影响因素分析	实用预防医学	第28卷,第10期,第1187—1189页	科技核心
23	急性传染病防制所	陈敏玫	康宁	广西2010—2018年手足口病流行病学及病原学特征分析	中国热带医学	第21卷,第10期,第927—931页	科技核心
24	急性传染病防制所	杨进	廖和壮	Tubex快速检测法与肥达试验在伤寒、甲型副伤寒诊断中的应用比较	应用预防医学	第27卷,第5期,第385—389页	中文非核心
25	环境卫生与地方病防制所	宁锐军	罗兰英	西南某地环境氟暴露对居民健康的影响	职业与健康	第37卷,第19期,第2679—2682页	科技核心
26	艾滋病防制所		葛宪民	广西灵山县人类免疫缺陷病毒阳性孕产妇接受抗逆转录病毒治疗预防母婴传播后对18月龄儿童生长发育的影响	中国现代应用药学	第43卷,第5期,第743—748页	中文核心
27	免疫规划所	陆伟才	黄影	2015—2018年广西疑似预防接种异常反应监测结果分析	应用预防医学	第27卷,第5期,第431—434页	中文非核心
28	微生物检验所	李秀桂	曾献莹	广西鼠伤寒沙门氏菌1,4,[5],12:i:–耐药性及分子特征研究	中国食品卫生杂志	第33卷,第5期,第558—565页	中文核心
29	免疫规划所	卓家同		Delta变异株超短偷袭与超长逃逸及其防控——以真实案例探讨新冠病毒传播的预防与阻击	上海预防医学	第33卷,第9期,第369—374页	科技核心
30	结核病防制所		崔哲哲	运用空间核密度估计和SNP分子分析技术进行结核病发病冷热点地区传播模式探索	现代预防医学	第48卷,第17期,第3205—3209页	中文核心
31	结核病防制所	梁大斌	周凌云	广西两县成人活动性肺结核患者能量、蛋白质摄入状况及影响因素分析	广西医科大学学报	第38卷,第9期,第1813—1818页	科技核心
32	艾滋病防制所	朱秋映	孟琴	2011—2019年广西新报告学生HIV/AIDS特征分析	应用预防医学	第27卷,第4期,第295—298页	中文非核心

续表

序号	科所	通讯作者	第1作者	论文题目	期刊名称	期卷页码	期刊级别
33	理化检验所		雷宁生	2014—2018年广西城市生活饮用水水质全分析监测结果探讨	应用预防医学	第27卷，第4期，第285-289页	中文非核心
34	食品安全风险监测与评价所		姚雪婷	广西野生植物中毒高发区居民食用野生植物行为调查	应用预防医学	第27卷，第4期，第332-334页	中文非核心
35	结核病防制所	崔哲哲		A genome epidemiological study of Mycobacterium tuberculosis in subpopulations with high and low incidence rate in Guangxi, South China	*BMC Infectious Diseases*	第21卷，第1期，第840页	SCI
36	环境卫生与地方病防制所	钟格梅	黄江平	两起诺如病毒污染饮用水致感染性腹泻疫情暴发案例分析	环境卫生学杂志	第11卷，第4期，第385-389页	中文核心
37	微生物检验所	诸葛石养		从业人员金黄色葡萄球菌分离株耐药表型和分子分型研究	现代预防医学	第48卷，第45期，第2846-2849页	中文核心
38	理化检验所	陈展		New variational analysis on the sharp interface of multiscale implicit solvation: general expressions and applications	*Chemical Communications*	第21卷，第1期，第37-64页	SCI
39	综合办公室	（合作作者）	朱金辉	Effects of cotrimoxazole prophylaxis initiation and discontinuation on mortality and attrition rates among HIV patients who initiate ART in southwest China: an observational cohort study	*Biomed Environ Sci*	第34卷，第8期，第646-659页	SCI
40	放射卫生防护所	陈掌凡	董颖	2017—2019年广西部分医用电子直线加速器质量控制检测结果分析	中国辐射卫生	第30卷，第4期，第407-411页	科技核心
41	免疫规划所	刘巍	梁亮	广西中越边境口岸地区1株乙型脑炎病毒全基因组特征分析	中国病原生物学杂志	第16卷，第7期，第841-844页	中文核心
42	急性传染病防制所	居昱	康宁	Detection of Variants of B.1.617 Lineage from Five Returning Chinese Nationals at a Guangxi-Vietnam Border Port—Guangxi Zhuang Autnomous Region, China, April 2021	*China CDC weekly*	第3卷，第30期，第653-655页	外文非SCI
43	环境卫生与地方病防制所		黎勇	2014—2018年广西城市饮用水总硬度监测结果分析	应用预防医学	第27卷，第6期，第483-487页	中文非核心
44	理化检验所		雷宁生	食品中铝的检测技术研究进展	应用预防医学	第27卷，第3期，第280-284页	中文非核心
45	微生物检验所		诸葛石养	餐饮从业人员携带金黄色葡萄球菌耐药性及相关基因研究	中国消毒学杂志	第38卷，第12期，第892-895页	科技核心
46	微生物检验所		蓝兰	广西西江经济带人源性沙门氏菌数据的动态偏离－份额分析	中国热带医学	第21卷，第6期，第552-558页	科技核心
47	寄生虫病防制所	蒋智华	吕国丽	2016—2020年广西壮族自治区华支睾吸虫病监测结果分析	热带病与寄生虫学	第19卷，第3期，第121-126页	中文核心
48	微生物检验所		诸葛石养	金黄色葡萄球菌β溶血素研究进展	右江医学	第49卷，第6期，第473-476页	中文非核心

续表

序号	科所	通讯作者	第1作者	论文题目	期刊名称	期卷页码	期刊级别
49	结核病防制所	梁大斌	周凌云	2017—2019年广西壮族自治区学校结核病疫情流行病学特征分析	结核与肺部疾病杂志	第2卷，第2期，第144—149页	中文非核心
50	艾滋病防制所	李剑军	（合作作者）	广西贵港市某综合医院临床就诊患者HIV检测结果分析	中国艾滋病性病	第27卷，第6期，第657—658页	科技核心
51	急性传染病防制所	（合作作者）	王晶、蒋丽娜	Potential dual outbreak of COVID-19 and HFMD among children in Asia-pacific countries in the HFMD-endemic area	*Biosafety and Health*	第3卷，第3期，第129—130页	外文非SCI
52	艾滋病防制所	沈智勇	刘帅凤等2位	Propensity score matching evaluation of psychological stress and hair cortisol among people living with HIV in China	*Scientific Reports*	第11卷，第6期，第1—9页	SCI
53	艾滋病防制所	李剑军	（合作作者）	2017—2019年广西钦州市部分新报告HIVAIDS感染者病毒亚型及细胞嗜性研究	疾病监测	第36卷，第5期，第441—445页	科技核心
54	理化检验所		王启淳	离子色谱法测定饮用水中亚氯酸盐、氯酸盐和溴酸盐的残留量	化学工程师	第35卷，第5期，第26—28页	科技核心
55	急性传染病防制所	谭毅	王晶	The changes in the epidemiology of Hand, Foot, and Mouth Disease after the introduction of the EV-A71 vaccine	*Vaccine*	第39卷，第25期，第3319—3323页	SCI
56	艾滋病防制所	葛宪民	（合作作者）	广西贺州市2016—2020年存在职业病危害因素的企业和职业人群现状调查	广西医学	第43卷，第9期，第1105—1109页	科技核心
57	艾滋病防制所	（合作作者）	沈智勇、李剑军、陈欢欢等4位	Using longitudinal genetic-network study to understand HIV treatment-as-prevention	*AIDS*	第35卷，第6期，第947—955页	SCI
58	微生物检验所		蓝兰	2014—2019年南宁市人源性沙门氏菌监测数据的S-SSM和D-SSM模型分析	中国预防医学杂志	第22卷，第2期，第140—145页	科技核心
59	营养与学校卫生所	林定文	任轶文	2012和2019年广西农村地区学生贫血状况分析	应用预防医学	第27卷，第2期，第125—127页	中文非核心
60	慢性非传染性疾病防制所	杨进	滕有明	2014—2019年广西65岁及以上老年人伤害死亡原因分析	应用预防医学	第27卷，第2期，第110—113页	中文非核心
61	信息管理科	付志智	宫晨	2016—2020年广西突发公共卫生事件流行特征分析	实用预防医学	第27卷，第2期，第149—151页	中文非核心
62	结核病防制所		崔哲哲	Interaction analysis of Mycobacterium tuberculosis between the host environment and highly mutated genes from population genetic structure comparison	*Medicine*	第100卷，第35期	SCI

续表

序号	科所	通讯作者	第1作者	论文题目	期刊名称	期卷页码	期刊级别
63	结核病防制所	崔哲哲		全基因组测序技术在结核病病原学诊断和监测中应用的研究进展	广西医学	第43卷，第7期，第854—857页	科技核心
64	环境卫生与地方病防制所		罗兰英	血清碘检测方法研究进展	中国地方病防治杂志	第36卷，第2期，第124—126页	科技核心
65	艾滋病防制所	刘帅凤	刘帅凤	早期HAART对育龄妇女抗HIV病毒治疗效果和安全性的影响	实用医学杂志	第37卷，第5期，第616—619页	中文核心
66	理化检验所	刘展华	甘宾宾	广西葛根粉食品安全风险状况研究	中国卫生工程学	第20卷，第6期，第885—887页	中文非核心
67	寄生虫病防制所	蒋智华	唐雯茜	2015—2019年广西壮族自治区国家血吸虫病监测点螺情分析	中国血吸虫病防治杂志	第33卷，第2期，第205—208页	中文核心
68	消杀与媒介防制所	唐小兰	陶春爱	抑菌剂抑菌效果观察及女性抗抑菌产品的现状分析	中国卫生标准管理	第12卷，第6期，第133—135页	中文核心
69	艾滋病防制所	梁富雄	梁能秀	HIV/AIDS患者2174例接受抗病毒治疗后生存分析	中国公共卫生	第37卷，第3期，第488—492页	中文核心
70	预防医学门诊部	梁江明	鲁鸿燕	广西HIV感染儿童乙肝疫苗基础免疫情况回顾性调查分析	广西医科大学学报	第38卷，第3期，第617—622页	科技核心
71	寄生虫病防制所	蒋智华	（合作作者）	广西华支睾吸虫病高流行区横县华支睾吸虫病纵向监测	应用预防医学	第27卷，第1期，第12—15页	中文非核心
72	综合办公室	（合作作者）	朱金辉	Mortality and Attrition Rates within the First Year of Antiretroviral Therapy Initiation among People Living with HIV in Guangxi, China: An Observational Cohort Study	*BioMed Research International*	第2021卷，第1期，第1—10页	SCI
73	微生物检验所		蓝兰	2014—2019年南宁市人源性沙门氏菌监测数据的S-SSM和D-SSM模型分析	中国食品卫生杂志	第22卷，第2期，第140—145页	科技核心
74	寄生虫病防制所	石云良	张伟尉	广西大片吸虫病诊断及患者周边人畜感染和植物污染情况调查	应用预防医学	第27卷，第2期，第117—119页	中文非核心
75	环境卫生与地方病防制所	钟格梅	韦日荣	2017—2019年广西城市供水水质总硬度监测结果分析	实用预防医学	第28卷，第2期，第185—189页	科技核心
76	预防医学门诊部	梁富雄	鲁鸿燕	艾滋病儿童乙肝疫苗免疫效果及与CD4、CD8、HIV RNA的相关性研究	中国社区医师	第37卷，第6期，第121—121页	中文非核心
77	艾滋病防制所	刘帅凤	刘帅凤	早期HAART对无症状HIV产妇机体代谢的影响	热带医学杂志	第21卷，第1期，第48—52页	科技核心
78	急性传染病防制所	（合作作者）	廖驰真	广西宋内志贺菌药敏特性及ESBLs基因检测分析	中国病原生物学杂志	第16卷，第1期，第12—16页	中文核心
79	生物安全防护三级实验室	蒋智华	万孝玲	High prevalence of Clonorchis sinensis infection in Guangxi, Southern China	*Tropical Medicine and Health*	第49卷，第1期，第6页	外文非SCI
80	艾滋病防制所	蓝光华	李荣健	广西某美沙酮维持治疗门诊HCV抗体阳性就诊者病毒载量及相关因素分析	实用预防医学	第28卷，第1期，第29—32页	科技核心
81	预防医学门诊部	罗静霞	（合作作者）	纯化Vero细胞狂犬病疫苗Zagreb和Essen方案接种后的免疫原性和免疫持久性	中华实验和临床病毒学杂志	第35卷，第6期，第612—618页	科技核心

大事记

1月

5日 受自治区疫情防控指挥部疫情防控与医疗救治组会同综合查访组委托，中心急性传染病防制所派员前往防城港市就接收集中外送样本的核酸加测机构的质量安全控制开展专项督查。

5—7日 自治区疫情防控指挥部抽调中心免疫规划所邓丽丽等两名专业技术人员参与开展全区集中隔离点新冠病毒核酸检测质量安全督查。

7—12日 中心急性传染病防制所副所长曾竣赴北海市、南宁市、桂林市，参加国家第12督导组组织开展的新冠肺炎疫情防控督查工作。

8日 中心主任林玫带领综合办公室、信息管理科、艾滋病防制所等6个科所的部分中层干部及技术骨干分别赴中国－东盟信息港股份有限公司、华为技术有限公司广西代表处进行参观交流。

9日 通过中心网站和广西疾控微信公众号，中心发布春节期间和冬春季节新冠肺炎疫情公众个人防控10条建议。

11日 中心急性传染病防制所副所长莫建军一行2人赴凭祥市开展入境人员管理及新冠肺炎疫情防控工作。

12—14日 中心派出寄生虫病防制所专业技术人员陪同自治区卫生健康委疾控处副处长马锐等赴靖西市、宜州区开展血吸虫病防治工作调研。

14日 中心首次启用生物安全三级（BSL-3）实验室后终于成功分离出广西首批新冠病毒毒株，并经核酸检测和全基因组序列测定证实，标志着中心高致病性病原微生物研究能力进入一个新的阶段，中心BSL-3实验室迈进全国具有新冠病毒分离能力的实验室行列。

14日 南宁市新增1例新冠肺炎确诊病例。中心完成对新增阳性病例的实验室复核后，中心主任林玫立即带队前往南宁市第四人民医院进行流行病学调查，第一时间掌握病例行动轨迹，为制定全面流调方案做好准备工作。

16日 中心主任林玫参加自治区卫生健康委召开的疫情防控布置会，与有关领导专家共商防控措施。同时，中心组织区、市综合流调汇总总结布置会，总结前期工作中遇到的问题，指导队员开展下一步流调工作。

16日 中心启动大规模检测应急预案，全力开展新冠病毒核酸检测工作。

20日 中心"八桂学者—艾滋病防控关键技术岗位"研究团队把握艾滋病科学防治重大问题，首次在真实世界中探索抗病毒治疗在社区人群水平减少HIV感染者二代传播的评价方法及其效果，并撰写相关论文在《AIDS》上发表。

21日 中心派出急性传染病防制所专业技术人员赴桂林市开展新冠疫苗外包装核酸检测呈阳性事件现场处置。

22日 中心派出应急办公室专业技术人员到南宁市西乡塘区开展本土新冠肺炎疫情调查处置。

25日 中心党政领导班子及部分职能科室负责人在春节来临之际分组登门慰问中心离退休老干部，送去慰问品和节日的问候。

28日 中心以满分成绩通过世界卫生组织

2020 年度脊髓灰质炎病毒型内鉴定盲样考核。

29 日　中心派出急性传染病防制所副所长莫建军一行 2 人赴桂平市开展新冠肺炎复阳病例现场调查处置。

1 月　中心以满分成绩通过世界卫生组织 2020 年度全球麻疹、风疹网络实验室血清盲样考核。

1—8 月　中心结核病防制所组织开展广西结核病防治"十三五"规划终期评估工作，通过结核病专报系统、现场调查和 5 个专题调查收集数据，并进行全面评估，形成评估报告，上报自治区卫生健康委。

1—12 月　中心与自治区临检中心协同组织广西各级疾控系统 101 家新冠病毒核酸检测实验室参加 8 批次的室间比对，对考核不合格的实验室进行原因分析和指导，提出整改要求，以期规范广西新冠病毒核酸检测室间质量评价工作。

1—12 月　免疫规划所累计组织召开新冠疫苗预防接种异常反应调查诊断专家会 13 次，累计为 28 例新冠疫苗严重疑似预防接种异常反应（AEFI）病例做出因果评估。

2 月

1—2 日　中心党委书记吕炜、中心副主任钟革、中心各党支部书记等一行 29 人组成扶贫工作组，赴广西龙胜马堤乡马堤村开展春节走访慰问及调研活动。

4 日　中心急性传染病防制所所长李永红赴北海市指导开展新冠肺炎防控应急演练并确定演练方案。

5 日　自治区卫生健康委副主任庞军一行到中心调研指导广西公共卫生应急技术中心大楼项目建设工作。自治区卫生健康委规信处监察专员（正处长级）吴小坤，项目办曹香港、谢宇，疾控处处长陆庆林、副处长蓝文展，自治区疾病预防控制中心主任林玫、副主任钟革等出席调研座谈会。

5 日　由自治区卫生健康委组织选拔的援非抗击新冠肺炎工作队出发仪式在南宁举行。自治区疾病预防控制中心结核病防制所副所长崔哲哲作为工作队队员，远赴非洲支援尼日尔新冠肺炎疫情防控工作。

5 日　受南宁轨道交通集团有限责任公司委托，中心对南宁市城市轨道交通 4 号线一期工程、2 号线东延工程开展竣工验收卫生学评价工作，并完成相关卫生指标的检测，检测结果全部符合国家有关标准要求。

7—23 日　中心派出寄生虫病防制所专业技术人员陪同自治区卫生健康委疾控处副处长马锐赴南宁市、上林县及宾阳县对世界卫生组织消除疟疾认证准备工作进行指导。

8 日　中心召开全区新冠肺炎疫情防控工作视频会，总结分析 2020 年广西新冠肺炎疫情防控工作开展情况，分析当前新冠肺炎疫情防控形势，部署新冠肺炎疫情防控工作，并对新冠肺炎疫情防控工作进行再培训。

8 日　中心召开 2020 年度工作总结表彰大会。会议总结了中心 2020 年各项工作尤其是新冠肺炎疫情防控工作及成绩，提出 2021 年工作设想，并对业绩突出的科所和个人予以表彰。

10 日　自治区卫生健康委党组书记、主任廖品琥到中心慰问新冠肺炎疫情防控人员。自治区卫生健康委人事处处长刘勇、办公室副主任黄威随行参加慰问活动。中心党委书记吕炜，中心党委副书记、主任林玫等参加本次活动。

22 日　中心派疫苗临床研究所主要研究者黄腾等一行 9 人赴柳城县疾病预防控制中心开展艾美 13 价肺炎疫苗Ⅰ期临床试验项目启动培训会及入组接种指导工作。

24 日　以自治区卫生健康统计信息中心党支部书记杨光业为组长的考评组一行 3 人对自治区疾病预防控制中心进行党建工作现场考评。中心党委书记吕炜、纪委书记覃柯滔和相关科所负责人迎接检查。

25 日　中心派出寄生虫病防制所专业技术人员赴玉林市开展棘球蚴病病例调查。

3 月

1 日　中心以满分成绩通过世界卫生组织 2019 年度脊髓灰质炎病毒分离职能考核。

2—5 日　中心派出寄生虫病防制所相关人员赴崇左市、防城港市、百色市、凭祥市、东兴市、靖西市对世界卫生组织消除疟疾认证准备工作进行指导。

3日　中心召开2020年度党员领导干部民主生活会。自治区卫生健康委党组成员、副主任庞军，驻自治区卫生健康委纪检组副组长全能，自治区卫生健康委人事处三级调研员唐小丽到会指导，中心领导班子成员、党委委员参加会议，相关科所人员列席。

3日　中心派出急性传染病防制所谭毅主任医师一行2人赴百色市、大新县开展广西现场流行病学培训项目现场带教工作。

3—5日　中心派出急性传染病防制所副所长曾竣一行2人到贺州市开展感染性腹泻报告情况调查。

4日　中心疫苗临床研究所派出3人赴贺州市疾病预防控制中心开展腮腺炎减毒活疫苗Ⅳ期临床试验及EV71灭活疫苗Ⅰ期临床试验项目质量控制督导。

5日　中心以满分成绩通过世界卫生组织2020年度脊髓灰质炎实验室环境监测质量控制测试。

6日　中心派出由微生物检验所等相关科所人员组成的工作队到广西边境地区支援新冠肺炎疫情防控工作，协助当地排查边境防控漏洞和薄弱环节。

8日　中心组织女职工在南湖公园开展三八妇女节健康徒步行活动。中心200多名女职工参加活动。

8日　中心疫苗临床研究所派出项目协调员赴灵川县、兴安县、全州县疾病预防控制中心进行重组人乳头瘤病毒双价疫苗Ⅲ期临床试验技术指导。

9日　中心派出急性传染病防制所副所长居昱一行2人赴百色市参加百色市疾病预防控制中心新冠病毒核酸检测实验室技术验收。

9日　中心疫苗临床研究所副所长莫毅带领项目协调员、质量控制员一行4人赴三江侗族自治县、河池市宜州区、南宁市武鸣区疾病预防控制中心开展合成B型流感嗜血杆菌结合疫苗研究者岗前培训及演练指导工作。

10日　自治区卫生健康委组织自治区疾病预防控制中心等单位组成7个专家组对广西14个设区市、28个县（市、区）共50多家基层医院卫生机构，进行基本公共卫生服务项目绩效考评工作。

11日　中心组织召开2021年国家突发急性传

染病防控队（广西）工作会议，中心各科所65名队员参加会议。会议总结2020年队伍工作情况，部署2021年队伍工作任务。队长、中心主任林玫就队伍工作提出期望和要求。

16日　自治区卫生健康委二级调研员何雪红率领专家组一行7人对中心人类遗传资源工作开展情况进行实地核查。中心党委书记吕炜参加现场核查工作，疫苗临床研究所所长莫兆军、科研与培训科副科长李艳等陪同核查。

16日　中国援科摩罗短期抗疫医疗队在南宁举办出发仪式。中心综合办公室副主任、副主任医师陈玉柱作为医疗队成员赴科摩罗执行为期3个月的国际抗疫合作医疗任务。中心党委书记吕炜参加出发仪式。

17日　中心派出寄生虫病防制所相关人员赴靖西市、平果市、德保县、横州市、宾阳县等5县（市）开展血防站查灭螺技术指导工作，并在横州市进行党组织生活。

18日　中心团委联合自治区江滨医院团委、自治区药用植物园团委等60余人，前往自治区亭凉医院扶绥麻风病院区开展"团建引领绿色发展 植树造林增添新绿"义务植树及学雷锋志愿服务活动。

18日　中心应急办公室等相关科所派出专业技术人员前往防城港市、东兴市开展新冠肺炎无症状感染者风险排查与防控工作。

19日　中心应急办公室派员前往岑溪市第七中学开展诺如病毒腹泻疫情调查处置。

20日　中心结核病防制所联合广西卫生职业技术学院深入金洲社区、凤岭北社区等南宁市5个社区，开展"3·24世界防治结核病日"结核病防治知识系列宣传活动。

20日　中心派出寄生虫病防制所等相关科所人员到南宁市、百色市、平果市开展新冠肺炎疫情防控调研。

23日　中心疫苗临床研究所派员赴全州县、灵川县疾病预防控制中心开展对默沙公司"一项Ⅲ期随机、双盲研究，以4价HPV疫苗作为对照，旨在评价9价HPV疫苗在20～45岁中国女性中的保护效力、免疫原性和安全性"临床试验项目的督导。

24日　中心以线上主题宣传、线下打卡互动的方式，开展第26个"世界防治结核病日"宣传活动。2021年的宣传主题为"终结结核流行,自由健康呼吸"。

24—31日 国家药品监督管理局总局食品药品审核查验中心到贺州市、兴安县等5个市、县疾病预防控制中心,对自治区疾病预防控制中心承接的"重组人乳头瘤病毒疫苗(酵母)Ⅲb期临床试验"开展注册核查工作。

25日 中心党委委员、工会主席周昌明带领中心入党积极分子、党的培养对象等10余人与自治区南溪山医院、自治区工人医院等6家后援单位一同前往龙胜马堤乡马堤村开展义务植树活动。

26日 国家卫生健康委员会、国家中医药管理局公布第九届国家卫生健康突出贡献中青年专家选拔结果。全国疾病预防控制系统有4名同志获此殊荣。自治区疾病预防控制中心林玫同志因在疾病防控等方面业绩突出,荣获第九届"国家卫生健康突出贡献中青年专家"称号。

26日 国家药品监督管理局食品药品审核查验中心组织有关专家赴广西兴安县和贺州市疾病预防控制中心,对自治区疾病预防控制中心承接的上海泽润生物科技有限公司的人乳头瘤病毒双价疫苗(酵母)Ⅲ期和Ⅲb期临床试验进行现场资料注册检查。

27—28日 由广东省疾病预防控制中心刘礼平主任评审员任组长的中国合格评定国家认可委员会评审专家组一行10人,对自治区疾病预防控制中心进行实验室认可复评+变更评审。本次评审共通过实验室检测项目29类共1098项参数58个产品。

29日 中心第一、第二、第三党支部的22名党员在广西国有高峰林场党性教育基地联合开展"庆祝建党100周年,践行初心使命"主题党日活动。中心党委书记吕炜以普通党员的身份参加活动。

29—31日 中心派出应急办公室、急性传染病防制所以及国家突发急性传染病防控队(广西)队员共10余人前往岑溪市开展首轮登革热技术指导工作,正式启动登革热专项调查和技术指导工作。

30日 中心派出寄生虫病防制所专业技术人员赴宾阳县开展肝吸虫病感染情况调查。

30—31日 中心主任林玫带领结核病防制所所长梁大斌一行3人到玉林市和北流市调研指导结核病防治重点工作和新冠肺炎疫情防控工作。

3—6日 应国务院联防联控机制综合组调派,中心派出免疫规划所副所长杜进发先后到海南省、河南省驻点对新冠疫苗接种工作进行技术指导。杜进发出色完成任务,并获得国务院联防联控机制表扬。

3—11日 中心结核病防制所组织成立广西结核病防治综合质量控制专家指导委员会。委员会由广西各市、县疾病预防控制中心结核病防治(院)所、结核病定点医疗机构等相关领域69名专家组成。

4月

1—27日 中心寄生虫病防制所派员赴贵港市、天等县等12个市、县(市、区)开展血吸虫病春季查螺技术指导,并在有螺地区进行螺区拍摄。

6日 中心派出寄生虫病防制所等相关科所人员参与中央生态环境保护督察组驻邕期间新冠肺炎疫情防控工作。

7日 中心疫苗临床研究所副所长黄腾一行3人赴兴安县疾病预防控制中心开展成都安特金生物技术有限公司的13价肺炎球菌结合疫苗Ⅰ期临床研究的基础阶段疫苗血样清点封存指导工作。

9日 中心召开党史学习教育动员部署大会,深入学习贯彻习近平总书记在党史学习教育动员大会上的重要讲话精神。中心党委书记吕炜作党史专题党课报告,中心党委副书记、中心主任林玫作学习动员讲话。

14日 中心副主任黄兆勇带领健康教育与传媒科、免疫规划所等相关科所专家和志愿者参加自治区卫生健康委举办的以新冠疫苗接种知识为主的健康素养知识宣传和健康义诊、咨询活动。

18—25日 中心派出相关科所技术人员参与习近平总书记到广西考察调研活动期间桂林市、全州县的疫情防控工作。

19日 中心党委邀请了中共广西区委党校党史党建部教研部副教授赵晓刚博士到中心进行党史学习教育专题讲座。中心领导班子成员、全体干部职工参加专题讲座。中心党委书记吕炜主持讲座并讲话。

19日 中心派出急性传染病防制所等科所相关技术人员赴钦州市开展外籍船员新冠肺炎病例调查处置工作。

19 日　中心急性传染病防制所王鸣柳主任技师一行 4 人赴钦州市开展网络实验室认可评审工作。

19—22 日　中心寄生虫病防制所派出专业技术人员赴河池市宜州区、大化县、都安瑶族自治县对世界卫生组织消除疟疾认证准备工作进行指导。

20 日　中心召开网络信息安全工作会议，部署中心广西"护网 2021"网络攻防实战演练相关工作。

20 日　中心与上林县人民政府在上林县召开第六届"万步有约"健走激励大赛广西赛区启动会。广西 14 个参赛市、县（区）代表约 600 人参加启动会。广西 398 支参赛队伍共 5238 人参加为期 100 天的比赛。

20 日　自治区人民政府副主席黄俊华到中心实地考察调研新冠疫苗采购管理及调配工作。自治区人民政府办公厅第七秘书处处长覃晓舟随行参加调研活动。自治区卫生健康委主任廖品琥及相关处室负责人陪同参加。

20 日　中心疫苗临床研究所派项目协调员赴宾阳县疾病预防控制中心开展 A 群 C 群多糖结合疫苗Ⅲ期临床试验项目技术指导工作。

21 日　中心疫苗临床研究所先后派出 3 人赴岑溪市疾病预防控制中心开展云南、玉溪沃森生物技术有限公司的 4 价流脑疫苗Ⅲ期临床研究的工作督导、培训以及疫苗临床试验新增现场备案监督检查迎检指导工作。

21—24 日　中心寄生虫病防制所派员参加中国疾病预防控制中心寄生虫病预防控制所土源性线虫病、肝吸虫病防治试点中期评估方案的讨论和制定。

22 日　应急办派员先后赴玉林市、凭祥市开展新冠肺炎病例输入疫情调查处置。

23 日　中心党委召开 2021 年党的工作暨党风廉政建设和反腐败工作会议。会议由中心党委副书记、中心主任林玫主持。中心党委书记吕炜总结了 2020 年中心党的工作和党风廉政建设工作。

25 日　中心举办"全国儿童预防接种日"主题宣传活动。2021 年的宣传主题为"积极预防、主动检测、规范治疗、全面遏制肝炎危害"。

25 日　中心结核病防制所协助自治区卫生健康委召开 2021 年第一季度广西结核病疫情分析电视电话会议，分析通报 2020 年及 2021 年第一季度

广西结核病防治工作进展，部署下一阶段工作。

27 日　中心党委组织各支部党员代表参观李明瑞、韦拔群烈士纪念碑和纪念馆，开展"祭英烈、学党史、践使命"清明祭英烈主题活动。中心党委书记吕炜、中心纪委书记覃柯滔参加活动。

28 日　国家突发急性传染病防控队（广西）在上林县西燕镇开展突发急性传染病疫情防控综合训练。中心派遣 24 名队员、3 名应急协调保障人员和 9 台应急车辆参加综合训练活动。

29 日　中心党委响应南宁市"我为群众办实事　志愿服务满绿城"主题活动号召，组织志愿者参加金洲社区党委组织的卫生环境大扫除活动。中心各党支部均派人参加。

30 日　自治区总工会召开 2021 年庆祝五一国际劳动节暨广西五一劳动奖和广西工人先锋号视频表彰大会。中心被授予"广西五一劳动奖"称号。

31 日　中心急性传染病防制所副所长莫建军一行 2 人到贵港市开展进口碎米外包装核酸检测呈阳性事件调查处置。

4 月　中心组织相关专家在南宁市兴宁区、宾阳县等 10 个点开展营养健康知识知晓率调查工作。调查对象为 18～64 岁常住居民。

4—5 月　按照《自治区对口支援边境口岸地区新冠肺炎疫情防控和医疗救治工作方案》的要求，中心在急性传染病防制所、消杀与媒介防制所等相关科所抽调技术骨干组成工作队，先后 6 批赴凭祥市等广西边境地区支援新冠肺炎疫情抗疫工作。

4—5 月　中心相关专家在自治区卫生健康委疾控处的组织下，与其他单位专家对南宁市青秀区、北海市海城区、桂林市叠彩区开展国家慢性病综合防控示范区现场复审评估工作。

4—12 月　中心结核病防制所对部分重点县区开展督导工作，督促和指导各地落实"十三五"结核病防治规划现场验收、结核病重点人群主动筛查工作和完成病原学阳性率等重点指标。

5 月

7—8 日　中心主任林玫带队赴华中科技大学同济医学院公共卫生学院商讨合作事宜。经双方协商，决定在中心建立预防医学科研教学基地。中心

主任林玫和华中科技大学同济医学院公共卫生学院党委书记陈秋生举行签约仪式。

7—14日　中心寄生虫病防制所派出相关技术人员赴融水县、靖西市开展血防站春季查螺技术指导及钉螺调查。

11日　中心团委联合自治区药用植物园团委等5家区直卫生健康单位团组织共同开展"学党史、强信念、跟党走"五四青年节主题团日活动。

12日　中心举行博士后入站仪式。中心主任林玫和中国疾病预防控制中心专家、"八桂学者—艾滋病关键岗位"团队成员阮玉华研究员出席仪式并讲话。王娜博士的进站给中心的科研团队建设、学科发展带来新的活力。

12—24日　中心疫苗临床研究所副所长莫毅一行15人赴三江侗族自治县、河池市宜州区、南宁市武鸣区疾病预防控制中心开展合成b型流感嗜血杆菌结合疫苗Ⅲ期临床试验项目启动培训及入组接种指导工作。

14日　中心主任林玫、副主任钟革及相关科所人员通过视频方式参加中国疾病预防控制中心举办的第八版新型冠状病毒肺炎防控方案培训。同时，中心组织广西各市及部分县疾病预防控制中心通过视频方式参加培训。

15日　自治区卫生健康委、自治区疾病预防控制中心和广西盐业集团有限公司在百色市举办第28个"全国防治碘缺乏病日"广西现场宣传活动。中心副主任赵鹏参加宣传活动。2021年的宣传主题为"科学补碘，健康一生"。

16日　中心免疫规划所自编自导自演的科普表演参赛节目《预防接种　守护健康》在中华预防医学会联合举办的第一届全国预防接种科普大赛中荣获第一名。

17日　海南省疾病预防控制中心副主任王丹率科研信息处等处室专家一行7人到中心考察交流。中心副主任钟革及综合办公室等科所负责人参加座谈交流。

17日　中心急性传染病防制所副所长曾竣一行3人赴桂林市开展布鲁氏菌病、鼠疫监测指导工作。

19—23日　中心急性传染病防制所派出3名专业技术人员赴百色市开展网络实验室认可评审工作。

20日　中心党委开展党史学习教育"我为群众办实事"实践活动，活动内容分为两部分：一是面向社会群众，包括"建党100年巡讲100场"健康宣传行动等10项；二是面向中心职工，包括中心"整洁工程"行动等5项。

20日　中心第二十党支部党员及入党积极分子到全州县开展业务工作的同时到湘江战役纪念馆开展以"传承红色基因，践行初心使命——重走长征路"为主题的党日活动。

20日　中心召开广西食品安全风险监测分析报告会。会议邀请了国家食品安全风险评估中心、广西中医药大学和广西医科大学等单位的6名专家共同探讨分析广西食品安全状况。

20日　中心党委书记吕炜带领党委办公室等相关科所负责人、党员代表与北海市海城区卫生健康党工委联合开展党史学习教育经验交流和"我为群众办实事"主题实践活动。

20日　中心疫苗临床研究所派员赴兴安县疾病预防控制中心开展北京康乐卫士生物技术股份有限公司发起的重组九价人乳头瘤病毒Ⅰ期临床试验现场建设督导工作。

20—22日　中心急性传染病防制所副所长莫建军一行2人赴来宾市对一例新冠病毒IgM抗体阳性人员开展调查处置工作。

21日　中心第九党支部党员前往全州县湘江战役纪念馆开展"学党史、强信念、守护舌尖上的安全"主题党日活动。

21日　中心组织离退休人员在自治区药用植物园开展"感党恩　跟党走"系列主题活动。中心114名离退休人员参加活动。

24—28日　中心寄生虫病防制所等科所派员赴柳州市及其辖区各县参与2021年高考考点新冠肺炎疫情防控工作。

25日　中心应急办公室派出专业技术人员前往南宁市西乡塘区金陵镇开展境外输入新冠肺炎复阳病例疫情处置工作。

25—27日　中心应急办公室派出专业技术人员前往岑溪市开展登革热蚊媒监测与防控指导。

27日　中心第十六党支部党员到全州县开展以"学党史办实事　建党100年巡讲100场"为主题的健康宣讲活动。

27日　中心急性传染病防制所副所长莫建军

赴桂林市对一起流感暴发疫情进行调查。

31 日　中心在南宁市壮锦广场举行第 34 个"世界无烟日"宣传活动。2021 年的宣传主题是"承诺戒烟，共享无烟环境"。

31 日　中心疫苗临床研究所派员赴贺州市、钟山县疾病预防控制中心开展北京智飞绿竹生物制药有限公司委托实施的"随机、双盲、多中心、安慰剂对照评价福氏宋内氏痢疾双价结合疫苗在中国 6 月龄～5 岁婴幼儿及儿童保护效力，免疫原性和安全性的 Ⅲ 期临床试验"现场评估及指导建设工作。

5 月　中心艾滋病防制所组织自治区艾防专家组，分赴南宁市、东兴市等 5 个艾滋病综合防治示范区开展第四轮全国艾滋病综合防治示范区现场工作督导、调研及技术指导工作。针对现场督导发现的问题，举办集中业务培训。

5—10 月　中心第一、第二等 10 余个党支部党员到广西革命纪念馆、全州县湘江战役纪念馆等开展主题党日活动，探寻革命先烈足迹，汲取奋进力量。

6 月

1 日　中国疾病预防控制中心环境所政策与法规标准室主任程义斌、研究员李永红、北京大学公共卫生学院教授潘小川一行 3 人，到广西开展"我国区域人群气象敏感疾病科学调查"项目现场考察及验收，并在宾阳县疾病预防控制中心调查基地挂牌。

2 日　中心寄生虫病防制所派出专业技术人员赴钦州市开展寄生虫病感染病例调查。

2—4 日　自治区卫生健康委组织以自治区职业病防治研究院邱毅为组长的评审组，对中心进行放射卫生技术服务机构（甲级）资质延续评审。中心通过放射卫生技术服务机构（甲级）资质延续评审。

3 日　中心党委举办首期党史学习微党课暨专题读书班活动。中心党委书记吕炜主持读书班，中心党委副书记、主任林玫，中心党委其他成员及非中共党员中心领导班子成员、各支部记参加学习。

3—23 日　中心寄生虫病防制所派出专业技术人员先后赴靖西市、忻城县等 4 县（市、区）开展血吸虫病监测技术指导，并在靖西市有螺地区进行螺区拍摄。

4 日　中心党委与自治区图书馆党委联合开展党建联建活动。中心党委书记吕炜，中心主任林玫，自治区图书馆党委书记赵晋凯及党委副书记、纪委书记彭松林等出席活动揭牌仪式，在中心设立自治区图书馆图书流动服务点。

4 日　中心开展"学百年党史　汲奋进力量"党史题材优秀影视作品展播活动。中心党委书记吕炜，中心党委副书记、主任林玫，中心党委委员、副主任钟革和中心干部职工共同观看红色电影《大会师》。

10 日　中心党委举办"学史明理铸忠魂　以史鉴今开新局"微党课比赛活动，中心 25 位选手分别代表各自的党支部进行同场竞技。比赛评出一等奖 2 名、二等奖 3 名、三等奖 5 名。

10 日　中心党委举办第二期党史学习微党课暨专题读书班活动。活动由中心党委书记吕炜主持，中心党委副书记、主任林玫，中心其他党委委员、非中共党员中心领导班子成员及各党支部书记参加学习。

10 日　中心第七党支部和钦州市疾病预防控制中心第二党支部共同在钦州市钦南区白石湖实验小学开展"建党 100 年巡讲 100 场"之"碘缺乏病防治知识"现场宣讲活动。

11 日　柬埔寨王国驻华大使馆举行授勋仪式，凯·西索达大使向包括中心梁大斌、谭冬梅两名专家在内的 7 名来自广西的中国医疗专家授予援助柬埔寨抗疫突出贡献"友好合作"勋章。

11 日　自治区卫生健康委党组党史学习教育领导小组一行 3 人到中心开展党史学习教育检查指导工作。中心党委书记吕炜，中心党委副书记、主任林玫，中心党委委员、党政领导班子成员、各党支部书记出席汇报会。

15 日　中心第十二党支部联合第二支部以及结核病防制所部分非党员同志共 21 人前往广西革命纪念馆参观学习革命先烈抛头颅、洒热血、勇往直前的感人事迹。

16—18 日　中心急性传染病防制所副所长曾竣一行 2 人先后赴贵港市、桂平市开展手足口病调研和新冠阳性事件调查处置指导工作。

17日　中心第七党支部前往自治区图书馆义务开展室内环境空气检测以及新冠病毒核酸采样工作。

17日　中心党委举办第三期党史学习微党课暨专题读书班活动。活动由党委委员、中心副主任黄兆勇，党委委员、工会主席周昌明领学。中心党委书记吕炜，中心党委副书记、主任林玫，中心党委、党政领导班子全体成员、各党支部书记参加学习。

18日　中心组织全体干部职工观看学习《生命重于泰山——学习习近平总书记关于安全生产重要论述》电视专题片。

18日　中心邀请了广西信息网络安全协会秘书长、高级测评师冯伟就网络信息安全进行专题讲座。中心领导班子成员及全体干部职工参加讲座。讲座由中心主任林玫主持。

19—21日　中心急性传染病防制所副所长莫建军一行2人赴柳州市开展入境新冠复阳人员疫情调查处置。

19—24日　中心组织开展2021年广西公共卫生医师资格考试实践技能考试。中心抽调100余名技术骨干作为考官、考务人员参与考试工作。

20—26日　中心疫苗临床研究所副所长莫毅一行10人赴三江侗族自治县、河池市宜州区、南宁市武鸣区疾病预防控制中心开展长春海伯尔生物技术有限责任公司的合成b型流感嗜血杆菌结合疫苗Ⅲ期临床试验项目入组接种及检查迎检指导工作。

21日　中心在南宁市举办庆祝建党100周年全区疾病预防控制中心"党史故事大家讲"微党课比赛。自治区疾病预防控制中心及14个设区市疾病预防控制中心28组选手参加比赛。比赛评出一等奖2名、二等奖5名、三等奖6名、优秀奖15名以及优秀组织奖4名。

21—30日　中心结核病防制所组织16名专业技术人员赴南宁市等5个设区市11个县（市、区）开展"十三五"结核病防治规划终期评估验收工作。

22日　自治区卫生健康委召开"百年华诞光辉历程"庆祝中国共产党建党100周年暨"七一"表彰大会。中心吕炜、钟革等9位同志及3个党支部分别获自治区卫生健康委直属机关"优秀共产党员""优秀党务工作者""先进基层党组织"荣誉称号。

22日　中心通过中心官网和广西疾控微信公众号等平台发布重要警示：5月以来，部分省（自治区）陆续出现确诊感染德尔塔（Delta）变异毒株病例，德尔塔来势凶猛，广大群众应更加严密地做好防控措施。

24日　中心党委举办第四期党史学习微党课暨专题读书班活动。读书班由中心党委书记吕炜，中心党委委员、副主任钟革，党委委员沈智勇等领学。中心党委副书记、主任林玫，中心领导班子成员、各党支部书记参加学习。

24—25日　中心在寄生虫病防制所等相关科所抽调人员参与中共广西第十一届委员会第十次全体（扩大）会议新冠肺炎疫情防控工作。

25日　中心副主任赵鹏、中心纪委书记覃柯滔一行14人前往龙胜马堤村开展健康素养知识宣传、健康义诊及走访调研活动。

25日　中心应急办公室、急性传染病防制所等相关科所派员前往凭祥市开展"三非"人员即非法入境、非法居留、非法就业人员新冠肺炎病毒核酸检测阳性事件处置工作。

25日　中心第九党支部党员到南宁市新兴民族学校举行"建党100年巡讲100场"之"守护阳光下的盘中餐"现场宣讲活动。

27日　中心党委召开庆祝建党100周年暨"七一"表彰大会。中心领导班子为"光荣在党50年"老党员代表王树声等9人颁发纪念章，为中心获奖的36名优秀共产党员、10名优秀党务工作者、4个先进党支部的代表颁发证书和牌匾。

28日　自治区党委区直机关工委召开庆祝中国共产党成立100周年暨"两优一先"表彰大会。中心党委副书记、主任林玫获"自治区直属机关优秀共产党员"荣誉称号并作为获表彰代表上台领奖。

28日　中心第一党支部联合广西中医药研究院第一党支部、广西卫生监督所第六党支部前往广西展览馆参观广西脱贫攻坚成就展，并开展"永远跟党走，大力弘扬脱贫攻坚精神"主题党日活动。

29日　中心组织全体干部职工收看庆祝中国共产党成立100周年"七一勋章"颁授仪式。

29日　中心第九党支部与广西伊利冷冻食品有限公司党支部联合开展"凝心聚力谋发展，攻坚克难防风险"党建活动，双方就我国食品安全标准体系等内容进行交流。

30 日　中心党委组织开展关心关爱离退休党员"暖心工程"系列活动。中心党委领导班子成员带领各慰问组对中心党龄达到 50 周年的老党员进行走访慰问。

6—7 月　中心寄生虫病防制所派出专业技术人员赴合山市、天等县等广西 11 个市、县（市、区）开展疟疾媒介监测技术指导工作。

6—8 月　中心结核病防制所组织专家到广西各市、县开展"十三五"规划终期评估现场调查和专题调查工作，根据调查结果起草和讨论修改评估报告，并完成评估报告的上报工作。

6—10 月　中心组织广西 90 家市、县级疾病预防控制中心参加食品安全风险监测能力验证考核。考核项目均取得满意结果。

6—10 月　中心在全区 14 个设区市开展全民健康生活方式行动效果评估调查，每个市抽取两个县（区），一个慢性病综合防控示范区和一个非示范区，每个市完成调查 1000 人，共完成 14000 人问卷调查。

6—11 月　中心第九、第十六等 8 个党支部的党员分别到钦州市、防城港市等地开展"建党 100 年巡讲 100 场"健康宣传活动。

6—11 月　中心第六、第七等 7 个党支部的党员在中心领导的带领下，分别到南宁市、桂林市等地开展"我为群众办实事"系列主题宣传活动。

7 月

1 日　中心组织全体干部职工在中心大礼堂收看庆祝中国共产党成立 100 周年大会直播。中心党委书记吕炜作为全国先进模范人物代表受邀赴京参加庆祝中国共产党成立 100 周年大会。

1 日　中心组织专业技术人员到百色电力有限责任公司开展"我为企业职工送健康"活动。

1—3 日　中心派出急性传染病防制所、应急办公室等相关科所人员赴钦州市开展钦州港一入境船舶船员新冠肺炎病毒核酸检测阳性事件调查处置工作。

2 日　中心第十八党支部组织党员及科室职工到百色粤东会馆、百色起义纪念馆进行参观学习，探寻革命先烈足迹，汲取奋进力量。

5 日　中心第六党支部一行 11 人前往自治区图书馆对疑似有虫患的区域开展"灭虫除害"工作以及党史学习活动。

5—19 日　中心寄生虫病防制所派员赴百色市、田林县和河池市开展疟疾媒介监测技术指导。

6 日　中心结核病参比实验室参加中国疾病预防控制中心组织开展的全国第十二轮抗结核药物敏感性试验熟练度测试，并顺利通过此次考核。

6—10 日　国家突发急性传染病防控队（广西）在百色举行军容军貌训练。国家突发急性传染病防控队（广西）副队长、中心副主任钟革带领 39 名队员参加训练。

7 日　中心寄生虫病防制所派出专业技术人员赴宾阳县开展肝吸虫病感染情况调查工作。

8 日　中心第十六党支部联合防城港市疾病预防控制中心在防城港大海粮油工业有限公司开展"三减三健"健康宣讲活动。

9 日　中心党委召开学习贯彻习近平总书记在庆祝中国共产党成立 100 周年大会上的重要讲话精神专题会议。中心党委书记吕炜，中心党委副书记、主任林玫，中心党政领导班子成员、党委委员、各党支部书记及全体中层干部参加会议。

9 日　中心党委书记吕炜带领部分党支部党员到南宁市青秀区大板二区开展"建党 100 年巡讲 100 场"健康宣传进社区活动。

12 日　中心邀请了中国疾病预防控制中心研究生院副院长、教育培训处处长罗会明教授开展题为"现场流行病学与新冠病毒病防控"的讲座。广西 14 个设区市、8 个边境县疾病预防控制中心领导共 100 余人参加讲座。

12—15 日　中心疫苗临床研究所派出 3 名专业技术人员赴柳州市疾病预防控制中心开展 EV71 灭活疫苗 I 期临床试验项目质量控制督导及问题整改督导工作。

12—16 日　中心寄生虫病防制所派员赴马山县参加西南消除疟疾联防区中期会议并开展防控技术指导工作。

14 日　中心疫苗临床研究所一行 2 人到柳州市疾病预防控制中心对即将开展的"评价龙科马四价重组诺如病毒疫苗（毕赤酵母）在 6 周龄及以上人群中接种的安全性、耐受性和免疫原性的单中心、随机、盲法、多队列、安慰剂平行对照的 I / I1a

期临床试验"项目进行指导。

15日　中心第十八党支部到凌云县下甲镇平怀村开展"建党100年巡讲100场"健康宣传活动，向当地老年人传授健康素养基本知识。

15日　中心纪委书记覃柯滔率领中心第四党支部和第十六党支部联合博白县疾病预防控制中心党支部，到朱锡昂纪念馆开展"学党史，感党恩"党建共建主题党日活动。

16日　自治区科技厅副厅长李克纯带队到中心调研指导传染病防控领域科技创新工作。自治区科技厅基础研究处处长蒙福贵、中心主任林玫、中心副主任黄兆勇及相关科所负责人参加本次调研。

19日　中心急性传染病防制所所长李永红一行3人赴崇左市，对该市及辖区疾病预防控制中心人员就突发公共卫生事件报告与重点传染病开展培训。

21—23日　中心党委书记吕炜带领党委办公室一行赴玉林市、陆川县和博白县疾病预防控制中心调研党组织党建工作。

22—24日　中心协助自治区卫生健康委在忻城县举办广西老年人等重点人群结核病主动筛查工作培训班，正式启动广西20个高疫情地区老年人结核病主动筛查工作。

22—24日　中心代表自治区卫生健康委作为区直机关工委代表队之一，携舞蹈作品《"战役"疾控人》参加"永远跟党走"庆祝中国共产党成立100周年暨第九届全区基层群众文艺会演。

28日　中心在南宁市举行第11个"世界肝炎日"大型宣传活动。中心副主任黄兆勇参加此次活动。2021年的宣传主题为"积极预防，主动检测，规范治疗，全面遏制肝炎的危害"。

28日　中心派出急性传染病防制所、应急办公室等相关科所人员前往钦州市开展入境船舶船员新冠肺炎病毒核酸检测阳性事件调查处置工作。

28—31日　中心寄生虫病防制所派员赴龙胜各族自治县开展肝吸虫病防治试点工作。

29日　中心邀请了加拿大多伦多大学魏晓林教授到中心开展题为"实施性科学和复杂干预设计评价"的学术讲座。中心预防医学、公共卫生等相关专业人员及部分医学院校研究生、实习生共110余人参加讲座。讲座由中心主任林玫主持。

30日　中心第二十二党支部和第二十三党支部共12名党员到龙胜开展"重走长征路"主题教育活动和"建党100年巡讲100场"健康宣讲活动。

30日　八桂学者团队的《广西HIV流行毒株传播规律耐药性和防治关键技术研究及应用》荣获广西科学技术进步奖二等奖。

7月　中心全面启动广西重点地区老年人等重点人群结核病主动筛查工作。结核病主动筛查工作主要在广西忻城县等广西20个高疫情县（市、区）开展。

7月　中心派专业技术人员到北海、桂林等6个市、县开展全国病毒性肝炎免疫效果评价调查，共采集约6000人份血清开展乙肝病毒表面抗原等4项定性检测。

7月　中心组织开展广西各市、县级疾病预防控制中心实验室面积和设备整改工作情况核查，获得84家疾病预防控制中心实验室用房和设备装备相关数据，并报自治区卫生健康委。

8月

1日　中心党委组织开展高龄退役军人走访慰问活动。人事科、离退休人员服务管理科等相关人员及22名退役军人参加座谈会。

2日　在中心副主任黄兆勇的带领下，中心第十八党支部到自治区图书馆开展以"普及健康生活方式　提升全民健康素养"为主题的健康宣讲活动。

2—6日　中心疫苗临床研究所副所长黄腾一行4人赴融安县疾病预防控制中心，对龙科马四价重组诺如病毒疫苗即将开展Ⅱa期临床试验项目启动暨老年组受试者入组工作进行指导。

3—9日　中心应急办公室、急性传染病防制所派出多名专家前往桂林市、阳朔县开展新冠肺炎密接人员排查和阳朔疑似阳性调查处置工作。

3—11日　中心疫苗临床研究所所长莫兆军一行3人赴兴安县疾病预防控制中心开展重组九价人乳头瘤病毒疫苗（大肠埃希菌）在男性中的Ⅰ期临床试验项目启动培训及入组督导。

6日　中心通过视频方式举办广西2015—2020年防治艾滋病攻坚工程效果评估暨"十四五"防治策略专家会。共30名专家参加此次评估会。

9日　中心对南宁市第四人民医院新冠肺炎负压病房开展检测工作，对负压病房的感控管理措施逐项进行检查和指导，并完成检验数据统计分析，出具检验报告。

9—12日　自治区食品药品审评查验中心赴柳州市疾病预防控制中心对中心承接的评价龙科马四价重组诺如病毒疫苗在6周龄及以上人群中接种的安全性、耐受性和免疫原性的单中心、随机、盲法、多队列、安慰剂平行对照的Ⅰ/Ⅱa期临床试验项目进行现场视察。

11日　中心第八党支部党员参观广西红会馆，并开展"学党史、感党恩"主题党日活动。

17日　中心急性传染病防制所派出副所长曾竣一行2人赴容县对一例新冠病毒核酸检测呈阳性事件开展调查处置工作。

18日　右江民族医学院医学检验学院党委书记王俊利一行3人到中心开展实习工作检查交流活动。中心副主任黄兆勇，科研与培训科等科所长、实习生带教老师及实习生参加座谈会。

18日　中心召开新型冠状病毒肺炎疫情防控工作领导小组会议。会议就新冠疫苗接种、重大会议和活动保障、科普宣传、生物安全等进行情况通报和工作部署。

18—25日　中心疫苗临床研究所派出两名专业技术人员先后赴河池市宜州区、南宁市武鸣区对合成b型流感嗜血杆菌结合疫苗Ⅲ期临床研究项目开展入组随访及不良事件核实指导工作。

19日　中心应急办公室派员前往北海市开展入境船舶船员新冠病毒核酸检测阳性事件调查处置工作。

20日　中心工会首次开设干部职工子女暑假托管班。中心约有20名职工子女参加为期6周的暑假托管班。

20—22日　中心第八党支部联合第二十党支部到百色阳圩镇开展"学党史、悟思想"主题党日活动，为当地群众进行健康义诊。

20—30日　在第18届中国-东盟博览会、中国-东盟商务与投资峰会期间，中心派出消杀与媒介防制所副所长马海芳一行3人对重点接待场馆开展环境消毒和病媒生物防制技术指导工作。

21日　中心荣获自治区爱国卫生运动委员会授予的"广西壮族自治区卫生先进单位（2020—2022年）"荣誉称号。中心党委书记吕炜出席授牌仪式。

23日　中心以优秀成绩通过中国疾病预防控制中心乙脑网络实验室职能考核。

24—26日　中心第二十二党支部联合宾阳县疾病预防控制中心党支部到宾阳县肝吸虫病重点流行区武陵镇廖村开展基层群众肝吸虫病防治宣讲和免费驱虫治疗活动。

27日　中心党委召开2021年党风廉政建设和反腐败工作推进会。会议总结了2021年上半年党风廉政建设和反腐败工作，部署下一步党风廉政建设和反腐败工作。

27日　中心组织申报的广西重大传染病防控与生物安全应急响应重点实验室获批为2021年第一批自治区重点实验室。该实验室由中心主任林玫担任实验室主任，艾滋病防制所所长蓝光华担任实验室常务副主任。

30日　中心第九党支部和钦州市疾病预防控制中心第二党支部在中国（广西）自由贸易试验区钦州港经济技术开发区联合开展"建党100年巡讲100场"之"食品安全知识"专题宣讲活动。

31日　广西大学副校长冯家勋一行11名领导专家到中心考察交流，实地参观中心BSL-3实验室。中心主任林玫及BSL-3实验室、质量管理科等科所负责人参加座谈会。

8月　中心寄生虫病防制所派出专业技术人员先后赴平果市、宾阳县等7个市、县（区）开展土源性、食源性寄生虫病监测技术指导工作。

8月　中心后勤服务保障科完成2019年第二、第三、第四批次的固定资产回收报废处置工作，共计处理回收了中心各科所700余件仪器、设备、家具等资产。

8月　中心免疫规划所副所长杨仁聪、刘巍主任技师分别到北海市、防城港市进行新冠疫苗接种工作蹲点督导。

8—9月　中心成立由中心主任林玫担任组长的"两会"疾病防控保障工作领导小组，成立相关工作组和应急处置队伍。中心抽调9名技术骨干参与组建疫情防控工作专班。

8—9月　中心组织开展覆盖广西6个设区市、14个县（市、区）的法定传染病报告质量和管理现状交叉检查工作。共计调查58家单位，调查法定传染病病例 640 例，法定传染病报告率 97.19%。

8—9 月　中心艾滋病防制所对宾阳县等 20 个县（市、区）开展 2021 年广西艾滋病防治数据质量自治区级考评工作，对南宁市、博白县等 5 个市、县的 5 家医疗机构开展丙肝病例报告数据质量核查工作，完成数据整理分析和结果上报工作。

8—12 月　中心组织广西 116 个县（市、区）按季度开展传染病自查工作。各县按时按质完成季度自查工作并报中心，中心及时汇总、统计相关数据上报国家。

9 月

1 日　中心主任林玫率领综合办公室副主任、政策研究室主任许洪波等一行到柳州市开展传染病防控、疾控能力建设及疾控体系改革相关工作调研。

2 日　中心食品安全风险监测与评价所等相关科所一行 5 名专业技术人员赴隆林县处置一起疑似食物中毒事件。经调查，该事件为一起食用受沙门氏菌污染食物导致的食源性疾病暴发事件，无重症病例及死亡病例报告。

3 日　广西民族大学文学院副院长何山燕、马卫华教授到中心开展实习生管理工作座谈交流。广西民族大学文学院有 14 名实习生在中心实习。

3 日　自治区卫生健康委直属机关纪委交叉督导组一行 4 人到中心对党史学习教育、落实巡视巡查整改工作情况等 9 项重点工作进行督导检查。中心党委书记吕炜，中心纪委书记覃柯滔，中心副主任钟革等陪同督导。

5 日　中心第十三党支部联合南宁市武鸣区疾病预防控制中心开展新型疫苗推广应用惠民行动暨党建业务融合交流活动。

5 日　中心疫苗临床研究所所长莫兆军一行 8 人赴南宁市武鸣区疾病预防控制中心开展合成 b 型流感嗜血杆菌结合疫苗Ⅲ期临床研究项目后续随访管理指导工作。

5—8 日　中心急性传染病防制所派出王鸣柳主任医师一行 2 名专业技术人员赴贺州市对国家致病菌识别网广西贺州网络实验室进行现场指导。

6 日　自治区卫生健康委员会食品安全标准与监测评估处处长庞清一行到中心调研指导食品安全与营养健康工作。中心主任林玫、中心副主任黄兆勇以及相关科所业务骨干参加调研座谈会。

7 日　广西卫生科教管理学会发布《关于公布 2021 度广西医药卫生适宜技术推广奖项目的通知》，中心刘巍、覃志英、甘宾宾 3 名专家主持的研究成果分别荣获 2021 年度广西医药卫生适宜技术推广奖一等奖、二等奖、三等奖。

10—13 日　第 18 届中国－东盟博览会、中国－东盟商务与投资峰会在广西南宁市召开。根据上级部门的统一部署，中心组建保障工作领导小组，从各科所抽调多名技术专家和专业人员，保障会期各项疫情防控工作。

11 日　中心食品安全风险监测与评价所、急性传染病防制所等 3 名专业技术人员赴柳州市柳江区某高中开展一起疑似食物中毒事件调查工作。经调查，该事件为一起食用受肠聚集型大肠埃希菌（EAEC）污染食物导致的食源性疾病暴发事件。

13 日　自治区食品药品审评查验中心派出人员赴兴安县对中心承接的重组九价人乳头瘤病毒疫苗（大肠埃希菌）在男性中的Ⅰ期临床试验项目开展现场检查工作。中心疫苗临床研究所所长莫兆军一行 3 人赴兴安县开展迎检工作。

13—19 日　中心寄生虫病防制所派出专业技术人员赴桂平市开展疟疾防控知识技术指导与大藤峡流动人口疟疾监测工作。

14 日　中心综合办公室副主任陈玉柱因在疾控工作中业绩突出，荣获自治区总工会颁发的"广西五一劳动奖章"。

14—15 日　中心主任林玫带队，中心副主任赵鹏、黄兆勇，纪委书记覃柯滔及各党支部委员及党员代表一行 29 人前往龙胜马堤乡马堤村开展乡村振兴工作调研及中秋国庆双节慰问活动。

14—18 日　中心组织相关专家对南宁市邕宁区、宾阳县等广西 20 个县（市、区）的艾滋病病例报告、哨点监测、随访管理等工作数据质量进行考评。

15—17 日　中心疫苗临床研究所派员赴柳城县疾病预防控制中心开展 13 价肺炎球菌多糖结合疫苗单中心、随机、盲法、同类疫苗对照Ⅰ期临床试验项目随访不良事件核实记录指导工作。

16 日 中心第七党支部与钦州市疾病预防控制中心第二党支部联合开展"守护健康，你我同行——地方病防治知识宣传贯彻及超声义诊进社区"主题党日活动。

16 日 中心组织离退休人员开展迎中秋、国庆南湖公园健步走活动。260 多名离退休人员参加活动。

16—23 日 中心寄生虫病防制所派出专业技术人员赴合浦县、融水县开展棘球蚴病病例核实及调查工作。

17 日 中心第八党支部与广西民族医院第五党支部在南宁市西乡塘区北湖东社区联合开展"党课进社区、义诊为群众"主题党日活动。

18 日 南宁市人民政府党组成员刘宗晓带队到中心调研指导。南宁市政府副秘书长刘桂发，南宁市发展改革委、南宁市统计局等部门负责人随行参加调研。中心党委书记吕炜、中心副主任黄兆勇及相关科室负责人参加调研座谈会。

18 日 自治区卫生健康委副主任庞军一行 7 人到中心调研座谈，了解中心在改革发展、重点建设项目建设等方面的情况，探讨推进疾控工作发展思路和方向。自治区卫生健康委疾控处处长陆庆林等随行参加调研。

20—30 日 受上级部门委托，中心急性传染病防制所刘银品主管医师赴厦门市支援当地开展新冠肺炎疫情处置工作。

22 日 中心党委书记吕炜、主任林玫带领中心党政领导班子成员及部分科所负责人分别走访慰问离退休老干部，给他们送去节日的慰问与祝福。

23 日 中心寄生虫病防制所派员赴上林县开展 2021 年中央转移支付地方重点寄生虫病防治项目工作调研。

24 日 自治区卫生健康委党史学习教育巡回指导组第一指导组组长、一级巡视员梁远一行 3 人到中心开展党史学习教育第二轮巡回指导。中心党委书记吕炜、中心副主任方钟燎、钟革，纪委书记覃柯滔及相关科所负责人陪同检查。

24 日 中心受自治区卫生健康委委托，派出专家组在广西 14 个设区市分别选取 1 个县（市、区），每个县（市、区）选取该县疾病预防控制中心、1 家县级医院、1 家乡镇卫生院或社区卫生服务中心进行调研和督查。

25 日 健康报社联合举办第八届互联网＋健康中国大会。"广西疾控"微信公众号获"健康中国政务新媒体平台优质公共卫生机构类健康号"称号。

28 日 中心第十党支部党员到隆安县丁当镇丁当村兰劳屯开展以"远离食物中毒，倡导健康饮食"为主题的宣讲活动。

29 日 中心支援福建省疫情防控队 3 名队员完成抗击新冠肺炎疫情的阶段性任务，平安凯旋，中心主任林玫率队迎接。

9 月 中心通过线上的方式，举办为期 1 个月的以"减油、减盐、减糖"为主题的全民健康生活方式宣传月活动。

9 月 中心与英国布里斯托大学、世界卫生组织驻华代表处、广西医科大学公共卫生学院达成共识，商定《中国东南亚系统营养干预项目谅解备忘录》，推动中国东南亚系统营养干预项目在防城港实施。

9 月 中心寄生虫病防制所派出专业技术人员先后赴河池市金城江区、乐业县等市、县（区）开展土源性、食源性寄生虫病监测技术指导工作。

9 月 中心利用开学季，组织结核病防制所和各地市结核病防治机构专业技术人员 2 万多人次，深入 5000 多所学校开展"结核病防治进校园"服务行动。

9 月 中心组织免疫规划所业务骨干深入兴安县、龙胜各族自治县和容县，通过健康科普巡讲的方式向群众宣传新冠疫苗接种和免疫规划疫苗接种相关知识。

9—10 月 中心在浙江大学举办两期广西疾控系统技术骨干能力提升专题培训班。中心领导班子成员和全体中层干部，广西各市、县（市、区）疾病预防控制中心主要领导 200 余人参加培训。

9—10 月 中心组织生物安全委员会专家对《生物安全管理规范（试行）》进行起草和修订，并要求广西疾控机构新冠病毒核酸检测实验室开展核酸检测管理与质量控制等方面的自查工作。

9—12 月 中心营养与学校卫生所对广西 14 个设区市 31 个县（区）开展学生常见病及健康影响因素监测工作，并按国家要求按时上报监测数据。

10 月

8 日　中心环境卫生与地方病防制所受南宁轨道交通集团有限责任公司委托，对即将投入运营的南宁轨道交通 5 号线一期工程，就车站公共区域和列车车厢空气质量、集中空调通风系统等 12 个公共卫生内容进行竣工验收卫生学评价工作。

9 日　中心召开学习贯彻习近平总书记关于生物安全重要讲话精神暨科所长及支部书记办公会，集体学习新颁布的《安全生产法》。中心领导班子成员、各科所长及党支部书记参加会议。

10 日　中心预防医学门诊部联合广西德乐儿童慈善帮扶中心、社区志愿者约 30 人在艾滋病健康基金会项目支持下，共同举办倡导关爱行动，呼吁社会各界更多地关注女童，特别是受疾病、贫困影响的特殊女童。

11—13 日　中心受自治区卫生健康委委托，派出专家组对第三批国家慢性病综合防控示范区桂林市叠彩区开展实地复审调研。桂林市叠彩区顺利通过国家慢性病综合防控示范区复审。

12 日　国家卫生健康委组织以广东省卫生健康委副主任徐庆锋为组长的专家组一行 7 人对中心 BSL-3 实验室进行飞行检查。自治区卫生健康党组成员、副主任李勇强，科教处副处长凌永平，中心主任、BSL-3 实验室主任林玫，BSL-3 实验室全体人员及相关科所负责人参加此次检查。

12—15 日　中心寄生虫病防制所派出专业技术人员与西藏消除疟疾交叉检查组前往上林县、桂林市、阳朔县开展消除疟疾交叉检查。

15 日　自治区卫生健康委巡查组第二小组一行 7 人在自治区卫生健康统计信息中心副主任张杰带领下，到中心开展网络安全巡查工作。

15 日　中心与广西医科大学附属肿瘤医院主办的"世界乳腺癌宣传日"暨肿瘤防治下基层广西巾帼行动联合公益宣传活动在北海市举行。

16—17 日　中心派出寄生虫病防制所等相关科所专业技术人员参加全国司法考试督考和新冠肺炎疫情防控安全保障工作。

18—21 日　中心寄生虫病防制所派员赴海南省开展南方片区消除疟疾联防区交叉检查。

18—21 日　由国家艾滋病综合防治示范区管理办公室李慧研究员一行 7 名防艾专家组成的国家现场评估组，对广西第四轮全国艾滋病综合防治示范区开展现场评估工作。中心艾滋病防制所所长蓝光华陪同现场评估。

18—29 日　中心寄生虫病防制所派出专业技术人员先后赴都安瑶族自治县、横州市和平南县开展寄生虫病防治技术指导。

21 日　广西积极回应越南政府请求，以自治区人民政府名义向越南捐赠一批新冠疫苗和抗疫医疗物资。中心委派免疫规划所副所长杜进发等 2 人参与此次新冠疫苗捐赠工作。

21 日　中心第二十一党支部联合防城港市疾病预防控制中心党支部到上思县广西上上糖业有限公司开展职业病预防知识讲座。

21 日　中心疫苗临床研究所派出 3 人赴贺州市、钟山县疾病预防控制中心开展"随机、双盲、多中心、安慰剂对照评价福氏宋内氏痢疾双价结合疫苗在中国 6 月龄～5 岁婴幼儿及儿童保护效力、免疫原性和安全性的 III 期临床试验"现场评估及指导建设工作。

22 日　受自治区卫生健康委委托，中心急性传染病防制所派员赴北海市开展 2021 年广西文化旅游发展大会疫情防控指导工作。

25—29 日　中心寄生虫病防制所派出专业技术人员赴梧州市苍梧县开展土源性、食源性寄生虫病监测技术指导工作。

26 日　中心按照自治区新冠肺炎疫情防控指挥部指示精神，组织消杀与媒介防制所所长唐小兰一行 4 名专家到边境地区开展重点场所消毒指导工作。

26 日　中心急性传染病防制所副所长莫建军赴百色市那坡县开展境外输入新冠肺炎病例复阳人员调查处置工作。

28 日　中心党委与北海市疾病预防控制中心等单位的党支部以党建联建模式举办五级党建联建引领慢性病综合防控示范区建设"三高共管"下基层启动活动。

28 日　中心艾滋病防制所副所长朱秋映、梁淑家一行 3 人参加以自治区卫生健康委一级巡视员麦家志为组长的国家评估组，到云南省文山市开展 2021 年第四轮全国艾滋病综合防治示范区现场评估工作。

29 日　中心举办"感党恩　跟党走"党史知

识竞赛活动。中心 22 个党支部组队参赛。通过比拼，中心第七党支部获一等奖，第一党支部、第十九党支部获二等奖，第二党支部、第十二党支部、第二十二党支部获三等奖。

10 月　根据国家艾滋病综合防治示范区办公室统一安排，中心开展广西对云南省、浙江省对广西的现场交叉评估工作，浙江省评估组肯定了广西在第四轮全国艾滋病综合防治示范区的防艾工作，给予南宁市"优秀"、东兴市"合格"等次。

10—11 月　受国务院应对新型冠状病毒联防联控机制综合组指派，中心钟延旭、刘银品作为国家专家组成员，赴贵州省遵义市和江西省上饶市支援当地开展新冠肺炎疫情处置工作。

10—11 月　受国务院应对新型冠状病毒联防联控机制综合组指派，中心周树武主任医师作为国家专家组成员，赴内蒙古额济纳旗支援新冠肺炎疫情防控工作。

10—11 月　中心组织广西各级结核病实验室参加中国疾病预防控制中心组织的全国第八轮结核病分子生物学检测能力验证。广西共有 93 家单位实验室参与考核，并通过国家检测能力验证。

10—11 月　中心质量管理科对 2020 年度管理评审决议进行跟踪落实，并组织开展 2021 年度中心质量体系内部审核，要求各科所对所发现问题进行整改。内审员对整改情况进行跟踪验证。

10—11 月　中心通过会议、座谈、知识问答、张贴海报等多种形式组织开展《中华人民共和国反食品浪费法》学习宣传活动。

10—12 月　中心组织慢性非传染性疾病防制所专家两次赴柳州项目点对项目进行第三次重复调查督导。截至 2021 年 12 月底，柳州项目点如期完成 2700 人的随访任务。

10—12 月　中心派出免疫规划所、应急办公室、急性传染病防制所等相关科所专业技术人员先后到凭祥市、东兴市、桂林市、柳州市、贺州市和崇左市等地区开展新冠病毒核酸检测实验室质量管理督查、生物安全检查和新冠病毒核酸检测能力督查。

11 月

1 日　自治区卫生监督所四级调研员卢华一行

6 人到中心开展传染病防治国家随机监督检查工作。中心副主任方钟燎及综合办公室、质量管理科、免疫规划所等相关科所工作人员陪同检查。

3 日　中心在 2021 年度全国放射卫生技术机构检测能力考核中取得个人剂量监测能力考核优秀、放射性核素 γ 能谱分析能力考核优秀和总 α、总 β 放射性测量能力考核合格的优异成绩。

4 日　自治区科技厅副厅长唐咸来、社会发展科技处处长张士军到中心进行实地调研考察，中心综合办公室、科研与培训科等相关科所负责人参加调研座谈。

4—8 日　中心派出相关科所专业技术人员参与中国国际进口博览会新冠肺炎疫情防控保障专班工作。

8—12 日　中心疫苗临床研究所派员赴岑溪市、全州县疾病预防控制中心开展沃森四价流脑疫苗临床试验项目进展督导。

9 日　中心组织离退休人员 40 余人到广西老年大学参观自治区第九届"多彩金秋"文化活动文艺作品展。

9—29 日　中心派出相关科所专业技术人员参与自治区第十二次党代会新冠肺炎疫情防控专班。

10 日　自治区财政厅社保处处长江庆深、自治区卫生健康委财务处处长韦加饰等一行 7 人到中心开展预算执行督导及调研工作。中心主任林玫、副主任赵鹏、副主任钟革及相关科所负责人参加座谈会。

12 日　中心召开全体中层干部会议。会上，中心主任林玫宣读自治区卫生健康委关于中心领导干部任职决定的相关文件，李广山同志任自治区疾病预防控制中心党委副书记。

12 日　根据自治区卫生健康委的部署，中心组织相关科所专家组成专家组，选取南宁市、桂林市、崇左市、河池市对广西 2021 年基本公共卫生服务项目工作进展情况进行调研和督查。

13—21 日　中心派出相关科所专业技术人员参与自治区代表团赴龙胜各族自治县参加县庆期间新冠肺炎疫情防控技术指导工作。

15 日　右江民族医学院公共卫生与管理学院院长郭蕊一行 5 人到中心开展实习生工作检查交流活动。本次交流活动以座谈会的形式开展。

15—19 日　国家药品监督管理局食品药品审

核查验中心组织有关专家赴广西柳州市，对中心承接的玉溪沃森生物技术有限公司的 23 价肺炎疫苗批间一致性临床研究项目进行数据现场核查。

15—20 日　自治区食品药品审评查验中心赴全州县、灵川县对中心承接的 ACYW135 群脑膜炎球菌多糖结合疫苗Ⅲ期临床试验过程进行监督检查。

16 日　中心联合南宁市第四人民医院、南宁市疾病预防控制中心、青秀区疾病预防控制中心在广西交通职业技术学院举行"万名医生进校园"结核病防治知识宣传活动。

17 日　中心副主任医师钟延旭、主管医师刘银品两名专家完成驰援贵州省、江西省疫情防控任务返回南宁。中心党委副书记李广山率队迎接。

17—20 日　中心派出消杀与媒介防制所副所长马海芳一行 3 人赴防城港市、东兴市指导隔离酒店、口岸、货场等重点场所疫情防控消毒工作及病媒生物监测工作。

19 日　中心召开全体中层干部会议。会上，中心主任林玫宣读自治区卫生健康委关于中心领导干部任职决定的相关文件，其中李红同志任自治区疾病预防控制中心纪委书记。

23—24 日　中心派出 6 名干部组成工作组前往龙胜马堤乡马堤村开展过渡期监测对象和脱贫户帮扶联系工作。

23—24 日　中心农工党支部组织支部部分农工党员前往梧州开展中共党史学习教育活动。农工党广西区委专职副主委何玉庭、组织部部长闭胜、农工党梧州市委会专职副主委兼秘书长刘萍以及中心党委委员周昌明参加活动。

27 日　粤桂卫生应急演练在广东省东莞市举行。广西南宁市、柳州市、桂林市等地的卫生应急队员会同广东省 21 个地市的 210 余名卫生应急队员参加演练。

28 日　中心承接的新型冠状病毒 mRNA 疫苗Ⅲb 期临床试验项目在柳州市启动入组，并完成 1400 名受试者入组工作，免后 14 天采血访视完成率达 99.9%。

30 日　由自治区防艾办主办、自治区疾病预防控制中心和广西大学联合承办的 2021 年"世界艾滋病日"暨防艾禁毒宣传月活动启动仪式在广西大学举行。自治区副主席、自治区防艾委主任黄俊华出席本次活动。

11 月　中心慢性非传染性疾病防制所在南宁市武鸣区、柳州市柳江区等 11 个县（市、区）广西心脑血管急性事件国家级监测点，组织开展新系统账号建立工作，并启动数据上报工作。

11 月　中心寄生虫病防制所派出专业技术人员赴藤县、钦州市钦北区等地开展土源性、食源性寄生虫病监测技术指导，以及赴梧州市等 4 市、县（区）进行疟疾防治技术指导。

11 月　中心以优秀成绩通过 2021 年中国细菌性疫苗可预防疾病实验室网络考核。

11—12 月　根据国务院应对新型冠状病毒联防联控机制综合组统一部署，中心选派急性传染病防制所所长李永红主任医师、何为涛副主任医师两名流行病学专家，赴辽宁省大连市开展疫情防控工作。

11—12 月　中心食品安全监测与评价所派出专业技术人员赴钦州市和贵港市开展居民食物消费量现场调查工作。共计现场入户调查 225 户 967 名调查对象，问卷回收率 100%。

11—12 月　中心开展突发网络信息安全事件应急演练，中心全体职工参加演练。演练内容包括专网通信线路故障、接收不明邮件被木马病毒攻击、网站被非法篡改等 3 个方面。

11—12 月　中心寄生虫防制所派出专业技术人员 3 次赴横州市开展查螺、灭螺技术指导工作。

12 月

1 日　自治区核事故应急委员会对在广西防城港核电厂第二次核事故应急场内外联合演习筹备及正式演习期间做出突出贡献的集体、个人予以表扬，中心获"核应急先进集体"称号。

1—2 日　由中心实验室管理人员、生物安全委员会成员组成的内审组对 BSL-3 实验室进行生物安全内部审核。

2 日　中心以满分成绩通过 2021 年度世界卫生组织组织的脊髓灰质炎病毒型内鉴定盲样考核。

5 日　中心接到上级任务后派出 9 名专业技术人员组成支援队和国家突发传染病防控队的移动检测车奔赴疫区扶绥县，与其他支援队通力合作，24

小时内完成扶绥县第一轮全员核酸筛查，共检测样本约 15 万人，结果均为阴性。

6—14 日　接到自治区疫情防控指挥部紧急调集命令，中心派出微生物检验所、急性传染病防制所等相关科所专业技术人员先后赴崇左市扶绥县和宁明县，支援当地开展新冠肺炎阳性病例的调查处置和全员核酸检测工作。

7 日　广西民族大学文学院副院长陆晓芹、教授陈爱中莅临中心开展实习交流座谈活动。

7 日　自治区卫生健康委举办"感党恩　跟党走"党史知识竞赛，中心廖敏、于洋、赵锦明、李科全组成的疾控卫士梦之队荣获二等奖。中心党委书记吕炜、党委副书记李广山到现场观赛为选手加油。

7—10 日　中心派出消杀与媒介防制所副所长马海芳一行 3 人赴百色市、宁明县等 5 个市、县指导隔离酒店、口岸、货场等重点场所疫情防控消毒工作。

8—9 日　中心结核病防制所在忻城县组织召开来宾市忻城、武宣和象州 3 县老年人等重点人群结核病主动筛查试点工作推动会。

8—10 日　国家卫生健康委科教司一行 6 人组成的专家组对中心 BSL-3 实验室进行新型冠状病毒实验现场评估论证。中心 BSL-3 实验室通过新型冠状病毒实验现场评估论证。

8—10 日　中心派出消杀与媒介防制所所长唐小兰一行赴桂林市参加疫情处置和开展重点场所督查指导工作。

10—26 日　由中心作为组长单位组织实施的全球首个痢疾多糖结合疫苗Ⅲ期临床研究，在广西贺州市、钟山县、三江侗族自治县和鹿寨县陆续启动入组。

13—17 日　国家药品监督管理局赴贺州市疾病预防控制中心开展疫苗临床试验现场核查工作。中心疫苗临床研究所所长莫兆军一行 4 人迎检。

13—24 日　中心免疫规划所组织专家对资源县、蒙山县、平南县等 9 个县（区）免疫规划工作进行综合业务指导检查。

14 日　中心疫苗临床研究所一行 5 人赴柳州市疾病预防控制中心对新型冠状病毒 mRNA 疫苗Ⅲ b 期临床试验项目进行项目技术指导工作。

15 日　中心寄生虫病防制所派出专业技术人员赴平南县开展肝吸虫病防治情况调查。

15—26 日　中心疫苗临床研究所副所长莫毅一行 15 人赴鹿寨县、三江侗族自治县疾病预防控制中心开展"随机、双盲、多中心、安慰剂对照评价福氏宋内氏痢疾双价结合疫苗在中国 6 月龄～ 5 岁婴幼儿及儿童保护效力、免疫原性和安全性的Ⅰ期临床试验"项目入组接种指导工作。

17 日　中心环境与地方病防制所副主任医师陆皓泉完成驰援云南疫情防控工作任务返回南宁，中心党委副书记李广山率队迎接。

17—22 日　中心疫苗临床研究所所长莫兆军、副所长黄腾一行 11 人到柳州市柳江区疾病预防控制中心开展 ACYW135 群脑膜炎球菌多糖结合疫苗Ⅲ期临床试验启动入组指导工作及现场监查工作。

19 日　受自治区疫情防控指挥部联防联控组委托，中心急性传染病防制所副所长曾竣前往崇左市、凭祥市开展境外回国自首人员接收场所选点的调研工作。

19 日　中心派出急性传染病防制所何为涛副主任医师一行 2 人赴凭祥市开展越南代驾司机新冠病毒核酸检测呈阳性事件调查处置工作。

20 日　广西东兴市发生第一例本土新冠肺炎病例，中心高度重视，派出中心主任林玫等领导带领的专家组赴现场处置疫情。中心先后派出 73 名专业人员紧急驰援。

20—21 日　中心秦秋兰、姚雪婷、陆武韬、蒙浩洋 4 名队员在自治区第二届营养职业大赛中获得团队二等奖，个人二等奖 1 人、三等奖 3 人的佳绩。

21—23 日　中心派出相关科所专业技术人员参加自治区党委共建"一带一路"工作会议、第十二届委员会第二次全体会议暨经济工作会议新冠肺炎疫情防控保障工作。

21—24 日　国家药品监督管理局食品药品审核查验中心组织有关专家赴广西贺州市对中心承接的科兴（大连）疫苗技术有限公司的腮腺炎减毒活疫苗Ⅳ期临床试验进行数据现场核查。

22 日　中心派出刘银品主管医师赴西安市支援当地开展新冠肺炎疫情防控工作。

27 日　中心举办 2021 年道德讲堂，中心党委书记吕炜、中心党委副书记李广山、党委委员及全体干部职工参加本次道德讲堂。

27—29 日　受自治区卫生健康委委托，中心组织专家对百色市右江区开展自治区级慢性病综合防控示范区实地复审调研。

30 日　中心组织 BSL-3 实验室开展生物安全意外事件应急演练。演练模拟在新冠病毒分离培养实验操作过程中实验室排风机组故障，导致防护区内负压消失的应急处置。

30 日　中心及全区疾控系统与防城港公安系统驰援东兴疫情防控队伍组织党员队员，在防城港市副市长、公安局局长覃汇和自治区疾病预防控制中心党委副书记、主任林玫的带领下，开展集体重温入党誓词活动。

12 月　中心完成慢性病监测工作报告的编写，内容包括广西 2020 年常住居民年度死亡率及主要死因统计分析报告、广西 2018 年慢性病营养监测报告、广西 2019 年监测点慢性阻塞性肺疾病监测报告 3 个部分。

12 月　根据中心党委安排，中心驰援东兴市队员在疫情发生地江平镇抗疫一线成立临时党支部。临时党支部书记林玫、副书记钟革始终坚持在一线统筹指挥，组织党员同志充分发挥党支部战斗堡垒作用。

12 月　中心寄生虫病防制所派出专业技术人员先后赴桂林市、宾阳县等 5 个市、县开展土源性、食源性寄生虫病监测技术指导工作。

12 月　国家卫生健康委发文，南宁市青秀区、北海市海城区、桂林市叠彩区重新确认为国家慢性病综合防控示范区。

荣 誉

集体荣誉

2021 年中心集体获厅局级以上奖项一览表

序号	获奖单位（科所）	奖项名称	颁奖单位
1	自治区疾病预防控制中心	自治区卫生先进单位（2020—2022年）	自治区爱卫办
2	自治区疾病预防控制中心	广西五一劳动奖	自治区总工会
3	自治区疾病预防控制中心	自治区核应急先进集体	自治区核事故应急委员会
4	自治区疾病预防控制中心	区直医疗卫生宣传报道工作先进单位	自治区卫生健康委、自治区中医药管理局
5	自治区疾病预防控制中心	"感党恩 跟党走"党史知识竞赛二等奖	自治区卫生健康委
6	自治区疾病预防控制中心	唱红歌比赛优秀奖	自治区直属机关工委、自治区卫生健康委
7	自治区疾病预防控制中心	2020 年度党建考评第二名	自治区卫生健康委机关党委
8	自治区疾病预防控制中心	全区防治艾滋病攻坚工程（2015—2020 年）表扬集体	自治区防治艾滋病工作委员会
9	自治区疾病预防控制中心第十一党支部	先进基层党组织	自治区卫生健康委直属机关党委
10	自治区疾病预防控制中心第十二党支部	先进基层党组织	自治区卫生健康委直属机关党委
11	自治区疾病预防控制中心第十四党支部	先进基层党组织	自治区卫生健康委直属机关党委
12	自治区疾病预防控制中心工会	全区模范职工之家	自治区总工会
13	国家突发急性传染病防控队（广西）专业技术人员组	自治区级青年文明号	共青团自治区卫生健康委员会
14	自治区疾病预防控制中心健康促进与宣传教育青年工作队	自治区级青年文明号	共青团自治区卫生健康委员会
15	自治区疾病预防控制中心食品安全风险监测与评价所	自治区级青年文明号	共青团自治区卫生健康委员会
16	自治区疾病预防控制中心健康教育与传媒科	自治区巾帼文明岗	自治区妇联
17	自治区疾病预防控制中心工会	自治区直属企事业工会目标管理考核二等奖	自治区直属企事业工会工作委员会
18	自治区疾病预防控制中心免疫规划所	第一届全国预防接种科普大赛表演类一等奖	中华预防医学会

续表

序号	获奖单位（科所）	奖项名称	颁奖单位
19	自治区疾病预防控制中心	广西第二届营养职业技能大赛团体二等奖	自治区卫生健康委、自治区人力资源社会保障厅、自治区总工会、自治区中医药管理局
20	自治区疾病预防控制中心	2020年度"环境健康宣传系列活动"优秀组织奖	中国疾病预防控制中心环境与健康相关产品安全所
21	自治区疾病预防控制中心寄生虫病防制所	优秀寄生虫病健康教育作品三等奖	中国疾病预防控制中心寄生虫病预防控制所（国家热带病研究中心）
22	自治区疾病预防控制中心免疫规划所	重大传染病相关知识科普宣传优秀案例	健康报社
23	自治区疾病预防控制中心	2021年中国细菌性疫苗可预防疾病实验室网络考核优秀奖	中国疾病预防控制中心传染病预防控制所
24	自治区疾病预防控制中心	2021年乙脑实验室检测质量控制考核优秀奖	中国疾病预防控制中心病毒病预防控制所
25	自治区疾病预防控制中心"广西疾控"微信公众号	健康中国政务新媒体平台优质公共卫生机构类健康号	健康报社

个人荣誉

2021年中心个人获厅局级以上奖项一览表

序号	获奖个人	奖项名称	颁奖单位
1	林玫	自治区直属机关优秀共产党员	自治区党委区直机关工委
2	钟革	优秀共产党员	自治区卫生健康委直属机关
3	朱金辉	优秀共产党员	自治区卫生健康委直属机关
4	林可亮	优秀共产党员	自治区卫生健康委直属机关
5	董爱虎	优秀共产党员	自治区卫生健康委直属机关
6	吕炜	优秀党务工作者	自治区卫生健康委直属机关
7	覃柯滔	优秀党务工作者	自治区卫生健康委直属机关
8	黄玉满	优秀党务工作者	自治区卫生健康委直属机关
9	谢萍	优秀党务工作者	自治区卫生健康委直属机关
10	周健宇	优秀党务工作者	自治区卫生健康委直属机关
11	陈玉柱	广西五一劳动奖章	自治区总工会
12	黄元华	2019—2020年度直属医疗卫生系统优秀共青团员	共青团自治区卫生健康委委员会
13	李迪	2019—2020年度直属医疗卫生系统优秀共青团员	共青团自治区卫生健康委委员会
14	王婕	2019—2020年度直属医疗卫生系统优秀共青团员	共青团自治区卫生健康委委员会
15	梁美篁	2019—2020年度直属医疗卫生系统优秀共青团员	共青团自治区卫生健康委委员会
16	苏奕成	2019—2020年度直属医疗卫生系统优秀共青团员	共青团自治区卫生健康委委员会
17	陈春春	2019—2020年度直属医疗卫生系统优秀共青团员	共青团自治区卫生健康委委员会
18	蓝光华	全区防治艾滋病攻坚工程（2015—2020年）表扬个人	自治区防治艾滋病工作委员会
19	朱秋映	全区防治艾滋病攻坚工程（2015—2020年）表扬个人	自治区防治艾滋病工作委员会
20	梁淑家	全区防治艾滋病攻坚工程（2015—2020年）表扬个人	自治区防治艾滋病工作委员会
21	周月姣	全区防治艾滋病攻坚工程（2015—2020年）表扬个人	自治区防治艾滋病工作委员会
22	陈欢欢	全区防治艾滋病攻坚工程（2015—2020年）表扬个人	自治区防治艾滋病工作委员会
23	李剑军	全区防治艾滋病攻坚工程（2015—2020年）表扬个人	自治区防治艾滋病工作委员会
24	吴秀玲	全区防治艾滋病攻坚工程（2015—2020年）表扬个人	自治区防治艾滋病工作委员会

续表

序号	获奖个人	奖项名称	颁奖单位
25	鲁鸿燕	全区防治艾滋病攻坚工程（2015—2020年）表扬个人	自治区防治艾滋病工作委员会
26	崔哲哲	外交部"春苗行动"突出表现奖	中国驻尼日尔大使馆
27	谭冬梅	友好合作勋章	柬埔寨王国政府
28	雷宁生	思政会党课视频比赛全国十佳	国家卫生健康委
29	黄腾	"党史故事大家讲"一等奖	自治区卫生健康委
30	李晓鹏	"党史故事大家讲"三等奖	自治区卫生健康委
31	梁美篁	"党史故事大家讲"优秀奖	自治区卫生健康委
32	秦秋兰	广西第二届营养职业技能大赛二等奖	自治区卫生健康委、自治区人力资源社会保障厅、自治区总工会、自治区中医药管理局
33	姚雪婷	广西第二届营养职业技能大赛三等奖	自治区卫生健康委、自治区人力资源社会保障厅、自治区总工会、自治区中医药管理局
34	陆武韬	广西第二届营养职业技能大赛三等奖	自治区卫生健康委、自治区人力资源社会保障厅、自治区总工会、自治区中医药管理局
35	蒙浩洋	广西第二届营养职业技能大赛三等奖	自治区卫生健康委、自治区人力资源社会保障厅、自治区总工会、自治区中医药管理局
36	梁亮	2021年乙脑实验室检测质量控制考核优秀	中国疾控中心病毒病预防控制所
37	莫基新	献礼建党百年书画比赛一等奖	自治区直属机关工委

中心表彰

2021年中心表彰先进集体和个人一览表

序号	获奖科所（个人）	奖项名称	颁奖单位
1	艾滋病防制所	2020年度综合目标管理优秀科所	自治区疾病预防控制中心
2	信息管理科	2020年度综合目标管理优秀科所	自治区疾病预防控制中心
3	党委办公室	2020年度综合目标管理优秀科所	自治区疾病预防控制中心
4	团委	2020年度综合目标管理优秀科所	自治区疾病预防控制中心
5	综合办公室	2020年度综合目标管理优秀科所	自治区疾病预防控制中心
6	工会	2020年度综合目标管理优秀科所	自治区疾病预防控制中心
7	财务科	2020年度综合目标管理优秀科所	自治区疾病预防控制中心
8	疫苗临床研究所	2020年度综合目标管理优秀科所	自治区疾病预防控制中心
9	免疫规划所	2020年度综合目标管理优秀科所	自治区疾病预防控制中心
10	急性传染病防制所	2020年度综合目标管理优秀科所	自治区疾病预防控制中心
11	慢性非传染性疾病防制所	2020年度综合目标管理优秀科所	自治区疾病预防控制中心
12	食品安全风险监测与评价所	2020年度综合目标管理优秀科所	自治区疾病预防控制中心
13	环境卫生与地方病防制所	2020年度综合目标管理优秀科所	自治区疾病预防控制中心
14	结核病防制所	2020年度综合目标管理优秀科所	自治区疾病预防控制中心
15	科研与培训科	2020年度综合目标管理表扬科所	自治区疾病预防控制中心
16	人事科	2020年度综合目标管理表扬科所	自治区疾病预防控制中心
17	放射卫生防护所	2020年度综合目标管理表扬科所	自治区疾病预防控制中心
18	微生物检验所	2020年度综合目标管理表扬科所	自治区疾病预防控制中心
19	寄生虫病防制所	2020年度综合目标管理表扬科所	自治区疾病预防控制中心

续表

序号	获奖科所（个人）	奖项名称	颁奖单位
20	营养与学校卫生所	2020 年度综合目标管理表扬科所	自治区疾病预防控制中心
21	第七党支部	"感党恩 跟党走"党史知识竞赛一等奖	中共自治区疾病预防控制中心委员会
22	第一党支部	"感党恩 跟党走"党史知识竞赛二等奖	中共自治区疾病预防控制中心委员会
23	第十九党支部	"感党恩 跟党走"党史知识竞赛二等奖	中共自治区疾病预防控制中心委员会
24	第二党支部	"感党恩 跟党走"党史知识竞赛三等奖	中共自治区疾病预防控制中心委员会
25	第十二党支部	"感党恩 跟党走"党史知识竞赛三等奖	中共自治区疾病预防控制中心委员会
26	第二十二党支部	"感党恩 跟党走"党史知识竞赛三等奖	中共自治区疾病预防控制中心委员会
27	许洪波	2020 年度优秀科（所）长	自治区疾病预防控制中心
28	陈玉柱	2020 年度优秀科（所）长	自治区疾病预防控制中心
29	黄玉满	2020 年度优秀科（所）长	自治区疾病预防控制中心
30	卢文	2020 年度优秀科（所）长	自治区疾病预防控制中心
31	李艳	2020 年度优秀科（所）长	自治区疾病预防控制中心
32	付志智	2020 年度优秀科（所）长	自治区疾病预防控制中心
33	覃珏	2020 年度优秀科（所）长	自治区疾病预防控制中心
34	周为文	2020 年度优秀科（所）长	自治区疾病预防控制中心
35	莫兆军	2020 年度优秀科（所）长	自治区疾病预防控制中心
36	杨进	2020 年度优秀科（所）长	自治区疾病预防控制中心
37	蒋玉艳	2020 年度优秀科（所）长	自治区疾病预防控制中心
38	钟格梅	2020 年度优秀科（所）长	自治区疾病预防控制中心
39	陈欢欢	2020 年度优秀科（所）长	自治区疾病预防控制中心
40	李永红	2020 年度优秀科（所）长	自治区疾病预防控制中心
41	曾竣	2020 年度优秀科（所）长	自治区疾病预防控制中心
42	李杰文	2020 年度优秀科（所）长	自治区疾病预防控制中心
43	朱秋映	2020 年度优秀科（所）长	自治区疾病预防控制中心
44	李晓鹏	2020 年度疾控工作先进个人	自治区疾病预防控制中心
45	秦奎	2020 年度疾控工作先进个人	自治区疾病预防控制中心
46	石萌萌	2020 年度疾控工作先进个人	自治区疾病预防控制中心
47	梁桂荣	2020 年度疾控工作先进个人	自治区疾病预防控制中心
48	卢海金	2020 年度疾控工作先进个人	自治区疾病预防控制中心
49	黄江平	2020 年度疾控工作先进个人	自治区疾病预防控制中心
50	陆皓泉	2020 年度疾控工作先进个人	自治区疾病预防控制中心
51	刘帅凤	2020 年度疾控工作先进个人	自治区疾病预防控制中心
52	邓秋云	2020 年度疾控工作先进个人	自治区疾病预防控制中心
53	陈加贵	2020 年度疾控工作先进个人	自治区疾病预防控制中心
54	李荣健	2020 年度疾控工作先进个人	自治区疾病预防控制中心
55	任美璇	2020 年度疾控工作先进个人	自治区疾病预防控制中心
56	黄莉荣	2020 年度疾控工作先进个人	自治区疾病预防控制中心
57	周树武	2020 年度疾控工作先进个人	自治区疾病预防控制中心
58	何为涛	2020 年度疾控工作先进个人	自治区疾病预防控制中心
59	周荣军	2020 年度疾控工作先进个人	自治区疾病预防控制中心
60	赵锦明	2020 年度疾控工作先进个人	自治区疾病预防控制中心
61	曾献莹	2020 年度疾控工作先进个人	自治区疾病预防控制中心

续表

序号	获奖科所（个人）	奖项名称	颁奖单位
62	蓝兰	2020 年度疾控工作先进个人	自治区疾病预防控制中心
63	冯向阳	2020 年度疾控工作先进个人	自治区疾病预防控制中心
64	覃辉艳	2020 年度疾控工作先进个人	自治区疾病预防控制中心
65	甘永新	2020 年度疾控工作先进个人	自治区疾病预防控制中心
66	周崇兴	2020 年度疾控工作先进个人	自治区疾病预防控制中心
67	王启淳	2020 年度疾控工作先进个人	自治区疾病预防控制中心
68	蒙华毅	2020 年度疾控工作先进个人	自治区疾病预防控制中心
69	梁亮	2020 年度疾控工作先进个人	自治区疾病预防控制中心
70	权怡	2020 年度疾控工作先进个人	自治区疾病预防控制中心
71	唐凯玲	2020 年度疾控工作先进个人	自治区疾病预防控制中心
72	陈华凤	2020 年度疾控工作先进个人	自治区疾病预防控制中心
73	李开文	2020 年度疾控工作先进个人	自治区疾病预防控制中心
74	杨峰	2020 年度疾控工作先进个人	自治区疾病预防控制中心
75	杨俊峰	2020 年度疾控工作先进个人	自治区疾病预防控制中心
76	危文君	2020 年度疾控工作先进个人	自治区疾病预防控制中心
77	梁晖	2020 年度疾控工作先进个人	自治区疾病预防控制中心
78	韩姗姗	2020 年度疾控工作先进个人	自治区疾病预防控制中心
79	黄莹莹	2020 年度疾控工作先进个人	自治区疾病预防控制中心
80	秦熊辉	2020 年度疾控工作先进个人	自治区疾病预防控制中心
81	张顶富	2020 年度疾控工作先进个人	自治区疾病预防控制中心
82	覃心怡	2020 年度疾控工作先进个人	自治区疾病预防控制中心
83	梁煌助	2020 年度疾控工作先进个人	自治区疾病预防控制中心
84	覃志英	2020 年度质量管理先进个人	自治区疾病预防控制中心
85	邓丽丽	2020 年度质量管理先进个人	自治区疾病预防控制中心
86	李剑军	2020 年度质量管理先进个人	自治区疾病预防控制中心
87	卢宇芳	2020 年度质量管理先进个人	自治区疾病预防控制中心
88	韦利玲	2020 年度质量管理先进个人	自治区疾病预防控制中心
89	吕素玲	2020 年度质量管理先进个人	自治区疾病预防控制中心
90	方宁烨	2020 年度安全生产先进个人	自治区疾病预防控制中心
91	秦月	2020 年度安全生产先进个人	自治区疾病预防控制中心
92	陆宝	2020 年度安全生产先进个人	自治区疾病预防控制中心
93	王绍龙	2020 年度安全生产先进个人	自治区疾病预防控制中心
94	周植兴	2020 年度安全生产先进个人	自治区疾病预防控制中心
95	王江伟	2020 年度突发急性传染病防控队伍先进个人	自治区疾病预防控制中心
96	韦景钟	2020 年度突发急性传染病防控队伍先进个人	自治区疾病预防控制中心
97	宁坤明	2020 年度突发急性传染病防控队伍先进个人	自治区疾病预防控制中心
98	莫建军	2020 年度突发急性传染病防控队伍先进个人	自治区疾病预防控制中心
99	韦敬航	2020 年度突发急性传染病防控队伍先进个人	自治区疾病预防控制中心

文件

相关技术文件

2021 年中心部分相关技术文件目录

编号	文件号	内容	发往单位
1	桂疾控〔2021〕18 号	关于印发中心 2020 年管理评审决议的通知	广西疾病预防控制中心各科所
2	桂疾控〔2021〕19 号	关于 2020 年全区免疫规划综合业务检查指导结果的通报	广西各市、县（区）疾病预防控制中心
3	桂疾控〔2021〕20 号	关于规范全区疾病预防控制中心开展新型冠状病毒核酸检测室间质量评价工作的通知	广西各市、县（区）疾病预防控制中心
4	桂疾控〔2021〕23 号	关于印发 2020 年度 BSL-3 实验室管理评审决议的通知	广西疾病预防控制中心各相关科所
5	桂疾控〔2021〕28 号	关于印发 2021 年度实验室质量管理工作方案的通知	广西疾病预防控制中心各科所
6	桂疾控〔2021〕36 号	关于印发 2021 年实验室认可复评审＋变更评审现场评审不符合项整改计划的通知	广西疾病预防控制中心各相关科所
7	桂疾控〔2021〕38 号	关于印发广西碘缺乏病监测方案（修订）的通知	广西各市、县（区）疾病预防控制中心
8	桂疾控〔2021〕40 号	关于公布 2020 年全区艾滋病检测实验室质量考评结果的通知	广西各有关单位
9	桂疾控〔2021〕44 号	关于举办 23 价肺炎疫苗上市后安全性观察及 65 岁以上老年人接种疫苗卫生经济学评价研究项目阶段总结及工作技术培训班的通知	广西各市、县（区）疾病预防控制中心
10	桂疾控〔2021〕49 号	关于印发广西疾病预防控制中心"无烟"管理规定（2021 版）的通知	广西疾病预防控制中心各科所
11	桂疾控〔2021〕62 号	关于印发广西全民健康生活方式行动"三减三健"专项行动技术方案的通知	广西各市、县（区）疾病预防控制中心
12	桂疾控〔2021〕63 号	2021 年广西全民健康生活方式行动效果评估调查方案	广西各市、县（区）疾病预防控制中心
13	桂疾控〔2021〕72 号	关于印发广西疾病预防控制中心项目（课题）净结余资金管理办法的通知	广西疾病预防控制中心各科所
14	桂疾控〔2021〕79 号	关于印发《广西疾病预防控制中心科研诚信管理办法（试行）》的通知	广西疾病预防控制中心各科所

续表

编号	文件号	内容	发往单位
15	桂疾控〔2021〕83号	关于印发2021年广西公共卫生医师资格考试实践技能考试实施方案的通知	广西疾病预防控制中心各工作组
16	桂疾控〔2021〕87号	关于开展《广西"十三五"结核病防治规划》终期评估验收工作的通知	广西各市、县（区）疾病预防控制中心（结核病防治院／所）
17	桂疾控〔2021〕113号	关于印发广西壮族自治区疾病预防控制中心物资使用管理办法（试行）的通知	广西疾病预防控制中心各科所
18	桂疾控〔2021〕131号	关于反馈全区结核病实验室痰涂片室间质量评估结果的通知	广西各市疾病预防控制中心（结核病防治院／所）、结核病防治定点医院
19	桂疾控〔2021〕136号	关于印发2021年广西中央重大传染病防控项目病媒生物监测方案的通知	广西各有关市疾病预防控制中心
20	桂疾控〔2021〕137号	关于印发《广西壮族自治区疾病预防控制中心网站管理办法（2021年修订版）》的通知	广西疾病预防控制中心各科所
21	桂疾控〔2021〕141号	关于转发中国流感疫苗预防接种技术指南（2021—2022）的通知	广西各市疾病预防控制中心
22	桂疾控〔2021〕142号	关于印发《广西壮族自治区疾病预防控制中心知识产权管理办法（试行）》的通知	广西疾病预防控制中心各科所
23	桂疾控〔2021〕149号	关于印发《广西壮族自治区疾病预防控制中心微信公众平台管理办法（修订版）》的通知	广西疾病预防控制中心各科所
24	桂疾控〔2021〕155号	关于印发全区疾病预防控制机构生物安全管理规范（试行）的通知	广西各市、县（区）疾病预防控制中心
25	桂疾控〔2021〕166号	关于2021年10月全区传染病网络直报系统信息报告质量综合评价结果的通报	广西各市疾病预防控制中心
26	桂疾控〔2021〕167号	关于2021年全区疾控系统食品安全风险监测质量控制考核情况的通报	广西各市疾病预防控制中心
27	桂疾控〔2021〕177号	关于印发《采购管理办法（2021修订）》的通知	广西疾病预防控制中心各科所
28	桂疾控〔2021〕179号	关于印发广西疾病预防控制机构新型冠状病毒检测实验室活动手册（试行）的通知	广西各市、县疾病预防控制中心
29	桂疾控〔2021〕184号	关于印发广西结核病重点人群主动筛查工作试点实施细则	广西忻城县、武宣县、象州县疾病预防控制中心